XINXUEGUAN NEIKE JIBING ZHENZHI YU
XINJISHU YINGYONG

心血管内科疾病诊治与新技术应用

主编 杨志宏 王 稳 杨寿山 樊静静 任 勇

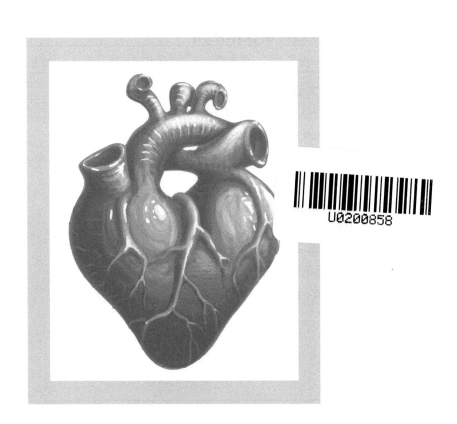

科学技术文献出版社
SCIENTIFIC AND TECHNICAL DOCUMENTATION PRESS
·北京·

图书在版编目（CIP）数据

心血管内科疾病诊治与新技术应用 / 杨志宏等主编. — 北京：科学技术文献出版社，2018.5
ISBN 978-7-5189-4463-7

Ⅰ. ①心… Ⅱ. ①杨… Ⅲ. ①心脏血管疾病—诊疗 Ⅳ. ①R54

中国版本图书馆CIP数据核字(2018)第103336号

心血管内科疾病诊治与新技术应用

策划编辑：曹沧晔　　　责任编辑：曹沧晔　　　责任校对：赵　瑗　　　责任出版：张志平

出　版　者　科学技术文献出版社
地　　　址　北京市复兴路15号　邮编 100038
编　务　部　(010) 58882938，58882087（传真）
发　行　部　(010) 58882868，58882874（传真）
邮　购　部　(010) 58882873
官方网址　www.stdp.com.cn
发　行　者　科学技术文献出版社发行　全国各地新华书店经销
印　刷　者　济南大地图文快印有限公司
版　　　次　2018年5月第1版　2018年5月第1次印刷
开　　　本　880×1230　1/16
字　　　数　465千
印　　　张　15
书　　　号　ISBN 978-7-5189-4463-7
定　　　价　148.00元

前　言

　　医学是一门飞速发展的科学，新的知识、研究成果和临床经验的积累不断提高我们对疾病的认识和治疗水平。随着心内科临床的急速发展，各种心内科疾病的治疗也更加规范化。然而，在临床实践中，同一种疾病在不同个体其临床特征和基础条件也不尽相同，诊断的准确性及治疗的个体化需要更加精确。人又是一个整体，诊断和治疗过程中不能把每个系统孤立起来，病种复杂，一种疾病的诊断、治疗往往涉及多个学科。所以，心内科临床医生需要博采众长，扩大知识面，不断学习与时俱进，才能为患者提供更高质量的诊疗服务。

　　本书重点介绍了心内科实验室检查、常见症状以及心内科常见疾病的诊断要点和治疗方法，针对冠状动脉内支架置入术也做了相关介绍。内容紧密结合临床及现代心内科疾病研究进展，资料新颖，实用性强，可供心内科临床医师、研究生、进修生以及相关科室医护人员阅读参考。

　　在编写过程中，我们参阅了大量国内外最新的相关文献，尽管反复校对、再三审核，由于时间和篇幅有限，加上心内科不断发展，难免存在遗漏和不妥之处，望广大读者给予批评指正，以便日臻完善，谢谢。

编　者
2018 年 4 月

目　　录

第一章

心内科相关实验室检查

第一节　心脏标志物在心血管疾病中的分类及介绍

1954 年，天冬氨酸氨基转移酶（AST）作为首个心脏标志物被应用于临床。半个世纪以来，医学工作者陆续发现许多心脏生物标志物，其中部分心脏标志物已在临床实践中逐步得到应用，心脏标志物为临床提供了方便、非创伤性的诊断检验依据。近十余年来，心脏标志物领域有了飞速的发展，出现一系列新的标志物，推动了心血管疾病诊断水平的提高，尤其是心脏特异肌钙蛋白的检测对急性冠状动脉综合征（ACS）的检测具有重要意义，推动建立诊断急性心肌梗死的新标准。同时引入了危险分层的概念，协助临床制订治疗方案。

目前临床应用的心脏标志物大致可分为 3 类：第 1 类是反映心肌组织损伤的标志物；第 2 类是了解心脏功能的标志物；第 3 类是预测心血管事件危险性的标志物。

一、反映心肌组织损伤的标志物

临床实践中已陆续发现多种反映心肌组织损伤的标志物，包括反映心肌缺血损伤的标志物，如缺血修饰白蛋白（IMA）、髓过氧化物酶（MPO）、CD_{40} 配体等；心肌缺血坏死早期即发病 6 小时内的标志物，如肌红蛋白、脂肪酸结合蛋白、糖原磷酸化酶 BB 同工酶等；心肌组织损伤坏死的确定标志物，如心肌肌钙蛋白等。而天冬氨酸氨基转移酶（AST）、乳酸脱氢酶（LDH）及其同工酶和 β - 羟丁酸脱氢酶等因灵敏度和特异性都相对较差，在心肌损伤的诊断检测中已不再应用或逐步停用。

对于急诊胸部不适疑为心肌梗死的患者，目前临床多根据症状、心电图结合血液心肌损伤标志物如肌酸激酶（CK）、肌酸激酶 MB 同工酶（CK - MB）、肌红蛋白（Mb/Myo）及心肌肌钙蛋白（cardiac troponin，cTn）I 或 T 等进行诊断与鉴别诊断。这些标志物在正常情况下存在于心肌细胞中，心肌梗死发作后释放入血，若在血中发现这些物质水平升高，则表明有心肌损伤存在。相对而言，CK、CK - MB 和 Mb 等心脏特异性稍差一些，若体内其他部位肌肉受损，血中这些标志物水平也可升高。近些年来，cTn（包括 cTnI 和 cTnT）的临床检测越来越受到重视。

心肌坏死标志物的特征见表 1 - 1。

表 1 - 1　各种心肌坏死标志物的特征

标志物	相对分子质量	心脏特异性	优点	缺点	最早升高时间	持续时间
肌红蛋白 myoglobin	18 000	NO	高敏感性，阴性预测价值，早期检测 MI 和再灌注	低特异性，骨骼肌损伤和肾功能不全也升高，心肌坏死后持续时间短	1 ~ 3h	12 ~ 24h
心型脂肪酸结合蛋白 H - FABP	15 000	+	早期检测 MI	低特异性，骨骼肌损伤和肾功能不全也升高	1 ~ 1.5h	18 ~ 30h

续　表

标志物	相对分子质量	心脏特异性	优点	缺点	最早升高时间	持续时间
CK－MB 质量检测 CK－MB mass assays	85 000	＋＋＋	可以诊断再梗死，原诊断心肌坏死的金标准	低特异性，骨骼肌和平滑肌损伤也升高	3～4h	24～36h
CK－MB 同工酶 CK－MB isoforms	85 000	＋＋＋	早期检测 MI	无法直接检测	3～4h	18～30h
心肌肌钙蛋白 T cTnT	37 000	＋＋＋＋	可用于危险分层，心肌高特异性，持续时间长达 2 周	不是心肌梗死的早期指标，对于再梗死需要连续监测	3～4h	10～14d
心肌肌钙蛋白 I cTnI	23 500	＋＋＋＋	可用于危险分层，心肌高特异性，持续时间高达 7 天	不是心肌梗死的早期指标，对于再梗死需要连续监测，尚无参考标准	4～6h	4～7d

（一）心肌肌钙蛋白

临床实践证明，心肌肌钙蛋白（cTn）是目前临床敏感性和特异性最好的心肌损伤标志物，已成为心肌组织损伤（如心肌梗死）最重要的诊断依据。在不能使用 cTn 的情况时，也可以使用 CK－MB 质量（CK－MB mass）检测。

cTn 检测在急性冠状动脉综合征（ACS）中的临床用途主要有：协助或确定诊断；危险性分层；病情监测；预后评估等。在考虑心肌梗死（MI）诊断时，心脏标志物检测结果的评价应结合临床表现（病史、体格检查）和心电图（ECG）检查的结果。cTn 或 CK－MB mass 的检测值高于参考范围上限值的 ACS 患者存在心肌损伤，结合相应的临床表现或 ECG 检测结果，可以考虑诊断为 MI，这些患者应尽快得到有效治疗，以减少危险性。

cTn 的临床应用正在不断增加，据不完全统计，美国约 90% 的实验室已开展 cTn 的检测，3 年中增加了 2 倍，CAP 的 2002 年心肌标志物室间质评中，开展 cTn 检测的实验室数超过了 3 500 个，比 1999 年增加了 1.23 倍，我国的许多医院检验部门也开展了 cTn 检测。

临床现今应用的心肌肌钙蛋白 I（cTnI）或心肌肌钙蛋白 T（cTnT）的检测方法对心肌特异性都已达到 100%，因此外周血中出现任何一种可检测到的 cTn 必然是心肌细胞受损伤的结果。

cTn 可以用高度敏感的免疫化学发光法做定量检测，也可用固相免疫层析法做快速定量检测，但固相免疫层析法的检测灵敏度相对稍差，检测范围相对较窄。

检测 cTnI 或 cTnT 在了解心肌损伤的临床价值相同。检测 cTnT 的试剂生产厂商较少，而检测 cTnI 的试剂很多，并得到了广泛应用。各种 cTnI 分析方法测定结果之间存在明显差异，最大甚至可达 100 倍左右，不同的 cTnI 检测方法有着不同的临界值，这一问题应引起充分关注。最近在 cTnI 参考的标准化方面取得了突破性的进展，已有可能使某些检测 cTnI 方法的测定值具有一致性，但在检测标准化中仍存在不少问题尚未很好地解决。标准化实现之前，参考范围、临床决定限只能因检测方法不同而异。

为使 cTn 临床应用更科学合理，国内外的有关学术团体如中华医学会检验分会、国际临床化学联盟（IFCC）、美国临床生化学会（NACB）、欧洲心肝病学会（ESC）、美国心肝病学会（ACC）、美国心脏学会（AHA）等先后发表许多有关 cTn 临床应用的建议或导则的重要文件。

国内外的有关学术团体对疑为急性心肌损伤时检测 cTn 的标本采集时间的建议几近一致。有临床数据显示，若急性心肌梗死（AMI）后＜60 分钟内得到治疗，病死率约为 1%；若 AMI 后 6 小时才得到治疗，病死率为 10%～12%。假定这呈线性关系，则可推论 AMI 后得到治疗的时间每延长 30 分钟，病死率约增加 1%。因此，上述文件都是提出检测 cTn 的检测周转时间（turn－around time，TAT）应不超过 60 分钟。心脏标志物的检测 TAT 是指从标本采集到临床医生收到检测结果报告的时间。

在临床应用 cTn 的检测时，确定健康人群 cTn 参考范围上限（第 99 百分位值）十分重要，这是判断心肌损伤的临床界点。生产厂商应该提供根据多个实验室联合研究的结果所确定的各自测定方法的 cTn 参考范围上限，医院检测部门也可根据条件，确定各自测定方法的 cTn 参考范围上限。卫生部临床检验中心和全国 6 家医院曾联合进行了 560 例表面健康人调查，上海地区也进行了 358 例表面健康人调查，两项调查得到的 cTnT 参考范围上限值都为 $<0.01\mu g/L$。

对 cTn 的分析精密度要求参考范围上限值的 $CV \leqslant 10\%$，但目前大部分检测方法达不到这一要求。因此，应选用一个能达到检测 $CV \leqslant 10\%$ 的最低检测值作为临界值应用于临床，生产厂商提供的数据与临床应用研究的结果有时不一致，应提倡临床检验部门根据自己的检测条件，确立检测 $CV \leqslant 10\%$ 的最低检测值作为临界值应用于临床实践。

（二）肌酸激酶同工酶（CK – MB）

肌酸激酶具有 3 种同工酶：CK – BB，CK – MB，CK – MM。

CK – MB 是迄今为止诊断心肌梗死最佳的血清酶指标。人体各组织除腓肠肌外，只有心肌含有较高的 CK – MB，可达 40% 以上，故此同工酶对诊断心肌梗死的特异性可高达 100%。心肌梗死发生时，血清 CK – MB 可增高 10 ~ 25 倍，超过 CK 总活力增高的 10 ~ 12 倍。但由于其他组织也有 CK – MB，如肌肉疾病、中毒性休克、创伤、脑血管意外、甲状腺功能低下、急性酒精或 CO 中毒、急性精神病，甚至分娩初期，都可见 CK – MB 升高。不过在这些非心肌梗死疾病中，血清 CK – MB 占总 CK 的百分比平均为 2.5% ~ 7.5%（正常人 <2%），均低于心肌梗死的 7.5% ~ 19.5%（MB 占总 CK 的百分比因测定方法不同而差别很大）。

（三）肌红蛋白（myoglobin，Mb）

Mb 广泛存在于心肌、骨骼肌当中，由于 Mb 相对分子质量小，所以容易较早地释放入血循环。AMI 患者在发病后 2 ~ 3 小时 Mb 即可开始升高，9 ~ 12 小时达到峰值，24 ~ 36 小时后恢复正常。Mb 阴性有助于除外心肌梗死。因此，对于那些发病时间早、临床症状和心电图不典型的疑为 AMI 的患者，应尽早检测 Mb，以免贻误治疗时机。对于入院时已超过 Mb 高峰期者，根据发病时间应辅以 cTn 或 CK – MB 的同时检测，以作出明确的诊断；同时，Mb 也可作为一种评估 AMI 预后和判断梗死面积的一个良好指标。

（四）缺血修饰白蛋白及其他

最近，缺血修饰白蛋白（IMA）这一检测项目，已用于在急诊室就诊的胸痛患者的诊断及鉴别诊断。目前认为 IMA 是评价心肌缺血的较好的生物标志物，检测出 ACS（特别是早期心肌缺血）的灵敏度较高。如果发生缺血，IMA 的水平就会发生变化（升高）。美国食品与药品监督管理局（FDA）已批准此实验项目用于在 cTn 阴性及心电图正常的患者中排除心肌缺血。然而，有些没有缺血证据的患者，也可能有高水平的 IMA。因此，IMA 水平升高的患者，需要进行进一步检查，以确定是否心脏方面存在问题。此外，与 IMA 类似，髓过氧化物酶（MPO）、CD_{40} 配体、妊娠相关血浆蛋白 A 等在评价心肌缺血和 ACS 危险性分类方面也显示较好的价值，但其临床特异性还需更多研究证实。

二、了解心脏功能的标志物

近年来，血浆 B 型利钠肽（B – type natriuretic peptide，BNP）浓度检测在心力衰竭患者的诊断、危险分层和治疗监测方面有非常重要的意义。BNP 属于结构上相同的钠尿肽家族中的一种，钠尿肽家族包括 A 型利钠肽（A – type natriuretic peptide，ANP）、BNP、C 型利钠肽（C – type natriuretic peptide，CNP）、肾利钠肽（renal natriuretic peptide，urodilatin）及树眼镜蛇属利钠肽（dendroaspis natriuretic peptide，DNP），结构上都有一个 17 – 氨基酸二硫化物环。ANP 主要由心房肌细胞分泌；BNP 最初虽是从猪脑组织中分离出来并被称为脑钠肽，但其合成及分泌主要在心室肌细胞；CNP 由血管内皮细胞分泌，有局部扩血管及抗增生作用；肾利钠肽的合成和分泌均在哺乳动物的肾小管，以旁分泌调节肾脏的钠水代谢；DNP 先是从绿色树眼镜蛇的毒液中分离出来，随后发现人血浆中也存在，心力衰竭时其血浆水平也升高。

大量临床研究表明，ANP 和 BNP 是目前重要的了解心脏功能的标志物，正在得到临床的广泛重视，两者分别主要由心房和心室分泌。刺激 ANP 和 BNP 释放的主要因素是心肌张力的增加。ANP 的分泌释放调节主要在心房储存水平，新合成的很少；BNP 的合成、分泌释放调节主要在基因表达水平。ANP 或 BNP 分别与相应的无生物活性的氨基末端（N – terminal pro – A – type natriuretic peptide，NT – proANP 或 N – terminal pro – B – type natriuretic peptide，NT – proBNP）以等摩尔形式同时分泌入血循环。ANP 或 BNP 在外周血中的生物半衰期分别比相应的 NT – proANP 或 NT – proBNP 短，在外周血中的浓度也分别比相应的 NT – proANP 或 NT – proBNP 低。

ANP 或 BNP 的主要生理作用有：增加肾小球滤过，抑制钠重吸收，促进排钠利尿，使血管平滑肌松弛，降低血压，减轻心脏前负荷；抑制肾素 – 血管紧张素 – 醛固酮系统活性；抑制某些其他激素（内皮素、血管加压素等）活性；抑制中枢和外周交感神经系统活性；抗心肌细胞脂肪分解作用、抑制心肌细胞肥大，还可能参与凝血系统和纤溶系统调节，减少内皮功能损伤。

无论是在门诊还是在急诊，在成人的疑似心力衰竭患者当中，除了 X 线胸片、心电图、心脏超声检测以外，血浆 BNP 浓度检测是一种新的、非常有益的检测指标。作为一种新的检测指标，BNP 检测可以区分是否为心力衰竭引起的呼吸困难或水潴留，同时为心力衰竭或其他心脏疾病提供一些有价值的信息。尽管 BNP 检测是一种很好的检测方法，但是，BNP 水平的升高受到年龄、性别、不同个体机能和药物治疗的影响，最好还是不要把 BNP 检测孤立起来，而应该同其他的临床诊断依据相结合。

心脏利钠肽的主要临床用途有：①临床诊断和鉴别诊断。如呼吸困难的鉴别诊断（心源性还是肺源性，图 1 – 1），充血性心力衰竭（CHF）的诊断，高血压心肌肥厚的诊断等。②评价心脏功能。ANP、NT – proANP 或 BNP、NT – proBNP 浓度与心力衰竭程度有关，是判定心力衰竭及其严重程度的客观指标。③心血管疾病预后估计和危险性分层。如心力衰竭的预后评价，预测再患病率和病死率；急性心肌损伤后的预后评价（图 1 – 2），预测再次患病率和病死率、估计心肌缺血损伤范围、ACS 危险性分层。④治疗效果的监测。ANP、NT – proANP 或 BNP、NT – proBNP 的浓度变化与疗效有关，可根据变化调整药物剂量，估计疗效。⑤其他，如高危人群筛查。值得注意的是，检测 BNP 或 NT – proBNP 并不是诊断 CHF 的必要条件，BNP 或 NT – proBNP 的临床应用并不能替代目前常用的实验室检查（如超声心动图、左心室射血分数等）。

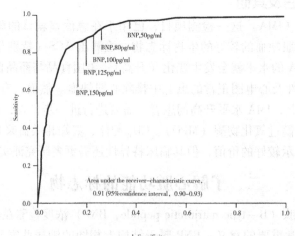

BNP pg/ml	Sensitivity	Specificity	Positive Predictive Value	Negative Predictive Value	Accuracy
50	97%	62%	71%	96%	79%
80	93%	74%	77%	92%	83%
100	90%	76%	79%	89%	83%
125	87%	79%	80%	87%	83%
150	85%	83%	83%	85%	84%

图 1 – 1　BNP 用于鉴别诊断急性呼吸困难（心力衰竭型）患者的 ROC 曲线

目前还没有证据显示 BNP 或 NT－proBNP 可应用于普通人群筛查，以发现是否存在心功能不全。

研究表明，采用 EDTA 抗凝的标本在实验室检测前无须特殊处理；塑料或玻璃材料和样品试管对标本和检测都没有明显影响。NT－proANP、NT－proBNP 和 BNP 在体外的稳定性都可以满足日常检测的要求。标本采集时，患者应取相同的体位（NT－proANP 或 NT－proBNP 较少受体位、运动等血流动力学改变的影响）；为避免昼夜节律影响，采样时间也应一致，以便比较。采集前应休息 10 分钟，因为活动可以使利钠肽增高（ANP 受运动的影响最大）。某些药物（糖皮质激素、甲状腺素、β 受体阻滞剂、利尿药、血管紧张素转换酶抑制剂、肾上腺素激动剂等）会影响利钠肽的量；饮食习惯（钠的摄入）不同、妊娠后期、临床前以及肾脏功能不全时，利钠肽的量可变化。月经周期中利钠肽的量无明显变化。

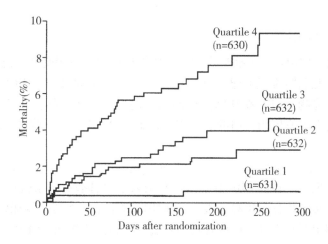

图 1－2　BNP 用于 ACS 患者预后评估

BNP 分别为：5.0～43.6ng/L（quartile 1），43.7～81.2ng/L（quartile 2），81.3～137.8ng/L（quartile 3），137.9～1 456.6ng/L（quartile 4）。各组间 P＜0.001

目前，有 2 种钠尿肽的检测方法应用于美国和欧洲的临床实验室中。第 1 种是采用免疫荧光法进行 BNP 检测（Biosite diagnostics，San Diego），它能够在 15 分钟内完成检测，是一种床旁即时检测（POCT）的方法。这种检测方法得出的检测结果比较可靠，并且适用于急诊等各种紧急情况，当在实验室检测有困难或者需要得到快速的检测结果的情况下，该检测方法就可以满足需要。第 2 种是电化学发光的检测方法，它可以应用在全自动分析仪器上，并且检测时间一般在半小时内。BNP 和 NT－proBNP 的正常值参考范围因为检测方法学不同而不同，并且不同的人群也会有不同的参考值。一般来说，血浆 BNP 的浓度随着年龄的升高而增高，并且女性比男性稍微偏高。建议的 BNP 正常阈值为 0.5～30ng/L，NT－proBNP 正常阈值为 68～112ng/L。在年龄大于 55 岁的患者，诊断心力衰竭的 BNP 阳性阈值为 100ng/L。对于 NT－proBNP，欧洲建议的阳性阈值为男性 100ng/L、女性 150ng/L，美国不分性别把 125ng/L 作为阳性阈值。

一般认为，NT－proBNP 半衰期相对较长，浓度相对较稳定，是较理想的预测标志物；BNP 半衰期相对较短，在了解患者即刻情况时较有价值。商业竞争使各种检测方法不断问世，但免疫分析方法的不同使检测特异性有所不同，应避免不同实验室之间测定结果不一致的问题。

三、预测心血管事件危险性的标志物

预测心血管事件危险性的标志物很多，并不断有新的标志物出现，如 C 反应蛋白（C－reactive protein）、IL－6、血清淀粉样蛋白 A（serum amyloid A）、血管细胞间黏附分子（VCAM）、可溶性 CD_{40}L（soluble CD_{40} ligand）、白细胞计数、组织纤溶酶原激活剂（tissue－plasminogen activator）、小而密 LDL（small dense LDL）、脂蛋白 a（lipoprotein a）、氧化型低密度脂蛋白胆固醇（oxidized LDL）、同型半胱氨酸（homocysteine）、微白蛋白尿（microalbuminuria）、半胱氨酸蛋白酶抑制剂 C（cystatin C）等，这

些标志物的研究大部分还处于实验研究阶段或临床前研究，其临床应用还需要进一步的研究数据支持。

（一）胆固醇

心脏病发作和心力衰竭经常是由动脉粥样硬化所致的心脏动脉中形成栓塞引起。经过40多年的临床实践与研究，人们已经认识到脂质，特别是胆固醇的升高，是将来发生心脏疾病的一类关键的危险因素。临床测定血清总胆固醇（TC）以及低密度脂蛋白胆固醇（LDL－C，也称"坏胆固醇"），高密度脂蛋白胆固醇（HDL－C，也称"好胆固醇"）和三酰甘油（TG）水平对心脏事件的危险评估是非常重要的。当然，有条件的实验室还可以开展血清载脂蛋白 A I 、B 及脂蛋白 a 等项目的临床测定。

研究表明，各种胆固醇成分如氧化型低密度脂蛋白胆固醇、小而密 LDL、脂蛋白 a 等与动脉粥样硬化发病过程密切相关，比天然形式的胆固醇有更强的致病性，并可能作为预测心血管事件危险性的标志物应用于临床。

（二）C 反应蛋白（CRP）

近年来，C 反应蛋白（CRP）等炎症标志物在心血管疾病中的应用受到广泛重视。研究表明，动脉粥样硬化、血栓形成除了是脂肪堆积的过程外，也是一个慢性炎症过程。CRP 是动脉粥样硬化、血栓形成等疾病的参与者和标志物。CRP 在动脉粥样硬化中的可能作用包括：激活补体系统；增加分子间黏附作用；增强吞噬细胞对低密度脂蛋白的吞噬作用；刺激 NO 生成，增强纤溶酶原激活抑制物的表达和活性等。

CRP 对心绞痛、急性冠状动脉综合征和行经皮血管成形术的患者，具有预测心肌缺血复发危险和死亡危险的作用。研究表明，个体的 CRP 基础水平和未来心血管病的关系密切；但 CRP 水平与用于心血管疾病危险评估的一些传统指标如年龄、吸烟、血胆固醇水平、血压、糖尿病等之间没有直接关系。前瞻性研究资料显示，CRP 是比 LDL－C 更有效的心血管疾病预测指标，CRP 在代谢综合征的所有过程中都起着重要的作用，这是 CRP 与 LDL－C 明显不同的另一个显著特点。血脂评价加 CRP 评价可增加心肌缺血复发和死亡危险的预测价值。

由于健康人体内的 CRP 水平通常 <3mg/L，因此筛查一定要使用高敏感的检测方法（hs－CRP，能检测到 ≤0.3mg/L 的 CRP）。hs－CRP 的检测费用远小于其他心血管疾病检查项目的费用，从寿命延长和费用/效果比值这 2 项指标来看，hs－CRP 筛查是高度有效的。美国一些临床医师已将 hs－CRP 检测作为每年健康体检的内容之一。hs－CRP 临床应用时，应注意人群、性别、年龄、生活习惯等的差异，选用的检测方法应注意标准化，使检测结果准确、可靠。目前一般认为，用于心血管疾病危险性评估时，hs－CRP <1.0mg/L 为低危险性，1.0~3.0mg/L 为中度危险性，>3.0mg/L 为高度危险性，如果 hs－CRP >10mg/L，表明可能存在其他感染，应在其他感染控制以后重新采集标本检测。

（三）其他

此外，近来国外 Davidson 等（2008）还推出另一项新的实验室检查，测定脂蛋白磷脂酶 A_2（Lp－PLA_2）水平。Lp－PLA_2 在血管壁内产生氧化分子，它更易于导致动脉粥样硬化和产生不稳定性斑块。Lp－PLA_2 水平的升高预示着有斑块形成和破裂的很大危险性，并且不依赖其他脂类和 CRP 水平。有 Lp－PLA_2 水平升高的患者发生心血管事件的危险性更大，很多针对 CRP 升高的治疗对于高水平的 Lp－PLA_2 也有帮助。

四、心肌标志物的合理应用

目前对于心肌标志物的应用，临床推荐的常用方案是两种标志物的联合使用，即将一种快速升高的早期标志物（如 Mb）与另一种为持续升高且特异性高的确诊标志物（如 cTn）的联合使用。此方案有助于快速鉴别非心肌梗死的胸痛患者，改善急诊科的周转及对患者的管理，特别是明显改善了 ACS 诊断的准确性和适时性，减少了患者的观察时间和费用。当然，对于因胸痛入院后的几个小时（发病6小时后）仍不能确定 ACS 的患者，使用早期标志物是不必要的。在这种情况下，建议单独测定 cTn。

当怀疑患者有心力衰竭时，应检测 BNP 或 NT－proBNP。血浆 BNP 浓度已经成为预示心力衰竭的最主要的指标。由于 BNP 诊断心力衰竭具有较高的阴性预测值，如果 BNP 小于 100ng/L，心力衰竭的可能性不大（图 1-1）。

五、小结与展望

适用于临床的心脏生物标志应该具有较好的诊断、危险性分类和预后估计的价值；对临床诊治患者有较好的指导价值；分析检测方法应敏感、快速、便捷、费用合理。心脏生物标志物的正确应用有助于明确诊断，避免漏诊、误诊或某些患者的盲目住院；有助于尽早进行有效治疗，减少并发症；有助于避免其他更昂贵的检查，从而可以减少医疗资源的浪费，节省相关费用。心脏生物标志物检测结果的解释应结合患者病理生理变化，临床疾病的发展是致病因素和机体的防御-修复机制之间的动态变化过程，生物标志物只是部分反映了这一变化，心脏生物标志物的应用并不能替代认真的临床观察、分析和判断。

展望未来，临床医学科学研究人员将继续找寻更好的心脏标志物；体外诊断（IVD）试剂仪器生产厂商将投入更多力量研发新的可靠的检测项目；临床医生将根据循证医学（EBM）的研究结果，在临床实践中选用最适合的检测项目；检验医学工作者应积极参与这些检测项目的应用选择和评价，特别重视检测标准化，在心脏疾病的早期诊断、病情监测、疗效判断和预后估计等诸多方面共同发挥重要作用。

（杨志宏）

第二节　急诊中的床旁心脏标志物检验技术

一、心肌缺血标志物

急性冠状动脉综合征（ACS）是一组从不稳定心绞痛到 ST 段抬高心肌梗死（STEMI），严重程度互不相同的临床综合征。其中高危患者需要早期治疗，因此必须对这一病症进行早期诊断和危险分层。在所有急诊胸痛患者中，最终有大约 25% 的患者诊断为 ACS。由于 ACS 患者的表现各不相同，要达到这一目标对医生来说确实是一种挑战，尤其是那些非 ST 段抬高的患者。急诊科（ED）医生往往站在这种挑战的第一线，评估和处置这些患者。

在急诊，心脏标志物的检测对诊断急性心肌梗死（AMI）越来越重要，特别是常规 12 导联心电图无特异性的非 ST 段抬高的患者。心脏标志物的检测除了提高诊断的准确性外，还可以对胸痛患者进行危险评估，使急诊和心脏医生能够快速识别和处理可疑 ACS 的高危患者。床旁检验技术（POCT）的发展大大缩短了诊断和治疗的时间。胸痛的诊断流程、胸痛单元和快速的评估方案都已将心脏标志物的检测纳入其中，在提高 AMI 和不稳定心绞痛的诊断准确率的同时，也减少了住院率和花费。

本文将讨论心脏标志物检测在急诊的重要性，以及其在胸痛诊断流程、胸痛单元和快速评估方案中的应用。为了判定这些方案和流程对临床决策的影响，我们将引入似然比（likelihood ratios，LR）这一概念。

（一）急诊患者的胸痛评估

1. 初始评估　急诊胸痛患者的初始评估主要是在患者到达医院的 10 分钟之后，包括初诊 12 导联心电图、病史采集和体格检查。12 导联心电图 ST 段的偏移强烈预示结局不良，这些患者应该接受积极治疗。在急诊患者中，50% 的患者初始 12 导联心电图为非特异性，病史和体格检查排除 AMI 也并不可靠。因此，要提高诊断准确性和判定预后，就需要增加其他的诊断试验。

在急诊评估时，应该尽早完成首次心肌坏死标志物的检测。最常检测心肌坏死的心脏标志物是肌红蛋白、心肌肌钙蛋白 T（cTnT）或肌钙蛋白 I（cTnI）以及肌酸激酶心肌同工酶（CK-MB）。但是，在就诊当时检测这些心脏标志物的敏感性可能很低，其敏感性取决于发生症状到就诊的时间、心肌缺血时间和受累心肌的数量。在急诊进行连续的心脏标志物检测可以大大提高心肌坏死的诊断率。

2. 传统心脏标志物在急诊的应用　包括 CK - MB、心肌肌钙蛋白和肌红蛋白。

（1）CK - MB：CK - MB 主要存在于心肌，在 CK 的 3 种同工酶中，对心肌坏死的检测最具特异性。在心肌发生坏死后 4 ~ 6 小时 CK - MB 开始升高，持续 24 ~ 48 小时。据 Brogan 等（1994）和 Young 等（1997）报道，初诊 CK - MB 诊断 AMI 的敏感性为 23% ~ 57%。多次检测 CK - MB 可提高 AMI 的诊断敏感性，就诊后 3 小时复查 CK - MB 可以使诊断的敏感性提高到 88%，如果及时复查，CK - MB 在就诊后 9 小时的诊断敏感性达到最高。

CK - MB 的特异性很高，Brogan 等（1994）和 Young 等（1997）报道可以达到 97% ~ 99%。在骨骼肌的 CK 中，CK - MB 占到总量的 3% 左右，因此骨骼肌坏死时也会发生 CK - MB 的非特异性升高。计算 CK - MB 占总 CK 的百分比得到 CK - MB 的百分比，可以减少单纯检测 CK - MB 总量的这一局限。CK - MB 升高低于总量的 2.5% 表明为骨骼肌损伤所致。

（2）心肌肌钙蛋白：心肌肌钙蛋白检测的出现使 AMI 的定义也发生了实质性的改变。与 CK - MB 相似，在心肌开始发生坏死的 4 ~ 12 小时，在血液中就可以检测到 cTnI 和 cTnT，24 ~ 48 小时达到峰值。与 CK - MB 不同的是，心肌肌钙蛋白水平的升高可以持续 7 ~ 10 天。

在检测心肌坏死方面，肌钙蛋白比 CK - MB 更具敏感性和特异性，并且被推荐为诊断心肌梗死的心脏标志物。在没有 CK - MB 升高而只有肌钙蛋白升高时，提示"微梗死"，此时坏死心肌的数量相对较少。此外，心肌肌钙蛋白升高是患者死亡和再发梗死等不良心脏事件的强烈预测因子，即使在没有 CK - MB 升高或 ST 段偏移时。通过对高危患者的识别，使得急诊和心脏科医生能够决定哪些患者将可以从积极的 ACS 治疗中得到最大的收益。与肌钙蛋白水平正常的患者相比，心肌肌钙蛋白升高的患者在抗凝治疗、糖蛋白 Ⅱb/Ⅲa 受体抑制剂和早期侵入性血管重建等措施中的获益更大。

首次检测肌钙蛋白诊断心肌梗死的敏感性从 4% 至 66% 不等。连续检测肌钙蛋白能够显著提高心脏标志物对 AMI 的检出能力。Hamm 等（1997）在就诊当时和 4 小时之后检测肌钙蛋白，在非 ST 段抬高的患者中，cTnT 的敏感性从 51% 升至 94%，cTnI 从 66% 上升到 100%。在该研究中，在 4 小时之内连续肌钙蛋白阴性的患者，30 天的心肌梗死和死亡的发生率分别是 1.1% 和 0.3%。心肌肌钙蛋白诊断心肌梗死的特异性为 89% ~ 98%。这些报道中所出现的肌钙蛋白诊断 AMI 特异性的差异也反映了各研究中所采用诊断 AMI 的"金标准"各不相同。

（3）肌红蛋白：肌红蛋白是一种小分子量、非结合的胞质蛋白，存在于心肌和骨骼肌的肌肉组织中。由于肌红蛋白的这些生化特性，AMI 患者在症状出现的 1 ~ 2 小时之后就会有肌红蛋白水平的升高。因此，肌红蛋白水平的升高早于 CK - MB 和肌钙蛋白，使其成为快速建立 AMI 诊断的理想指标。检测肌红蛋白最好在患者症状出现的 6 小时之内。由于肌红蛋白在症状发生的 12 ~ 36 小时之后会很快消失，因此在就诊延误的胸痛患者中的诊断价值有限。

对症状出现后马上就诊的急诊患者，肌红蛋白诊断心肌梗死的敏感性要优于 CK - MB，两者分别为 55% 和 23%。与 CK - MB 和心肌肌钙蛋白一样，连续检测也能提高诊断的敏感性。在 Gibler 等（1987）的研究中，肌红蛋白在 0 小时、3 小时和 6 小时的敏感性分别为 14%，90% 和 100%。肌红蛋白水平的升高也具有预后价值。在 De Lemos 等（2002）的一项对非 ST 段抬高的 ACS 患者的研究中，肌红蛋白升高的水平与 6 个月的病死率升高有关。由于肌红蛋白普遍存在于骨骼肌中，因此，骨骼肌损伤的患者也会出现肌红蛋白水平升高。由于肌红蛋白的特异性有限，因此，一般只将 CK - MB 和心肌肌钙蛋白推荐为肯定而又明确的心脏标志物。

（4）心肌坏死标志物对 ACS 急诊分层的作用：在临床上，在遇到一个症状与 ACS 相关但又无法确诊的患者时，医生就往往使用"怀疑或可能 ACS"这一概念。根据就诊时的 12 导联心电图将 ACS 患者分为两大类：对那些心电图上出现新发的 ST 段抬高的患者，就诊断为 ST 段抬高的心肌梗死（STEMI）；而对那些 ST 段压低、T 波改变或心电图无特殊的患者，则诊断为非 ST 段抬高的 ACS（NSTEACS）。NSTEACS 又包括不稳定心绞痛（UA）和非 ST 段抬高心肌梗死（NSTEMI）。临床上引入非 ST 段抬高的 ACS（NSTEACS）主要是根据对 STEMI 和 NSTEACS 治疗上的不同所决定的。不稳定心绞痛（UA）和 NSTEMI 两者更为接近，有着共同的发病机制和临床表现，但严重程度不同。需要指出的是，NSTEMI

比 UA 缺血的程度更为严重，持续的时间更长，并且导致不可逆的心肌损伤（心肌坏死）。临床上通过检测心肌坏死标志物来鉴别两者（图 1 - 3）。

3. 90 分钟快速判断方案　通过联合使用多个心脏标志物可以克服单个心脏标志物检测中的许多缺陷。1999 年国际临床生化学会（National Academy of Clinical Biochemistry）推荐了一个心脏标志物的联合快速检测方案来评估怀疑 ACS 而无 ST 段偏移的胸痛患者。该方案包括了早期高敏的心脏标志物和晚期特异的心脏标志物。早期高敏是指在症状发生 6 小时之内血液浓度一定增加；晚期特异是指在症状发生的 6~9 小时后血液浓度还可能升高。

血浆肌红蛋白和心肌肌钙蛋白的联合检测进行初始评估正好可以满足这一推荐。McCord 等（2001）使用 POCT 设备在 0 和 90 分钟检测肌红蛋白和 cTnI，2 种标志物联合检测对 AMI 的敏感性和特异性分别为 97% 和 59.7%（+LR 为 2.41，－LR 为 0.05），表明 cTnI 和肌红蛋白均阴性可以显著减少后续为排除 AMI 而进行的重复检测。血浆肌红蛋白水平升高，但 cTnI 正常，则需要连续进行心脏标志物的检测。

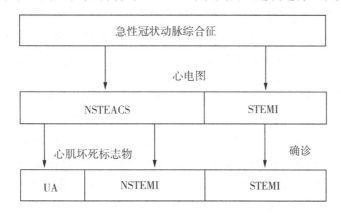

图 1 - 3　心肌坏死标志物对 ACS 的急诊分层

Ng 等（2001）建立了一套联合检测 cTnI、肌红蛋白和 CK - MB 的判定方案（图 1 - 4）。将心电图不能确诊的患者分成不稳定心绞痛可能性大（probable），可能不稳定心绞痛（possible）和持续 6 小时以上的非心源性胸痛。在就诊当时（0 分钟）、30 分钟、60 分钟和 90 分钟检测心脏标志物，并把心脏标志物阳性的患者收住院。90 分钟后，cTnI 阳性并且肌红蛋白增加大于 25%，诊断 AMI 的敏感性为 94%，特异性为 98%（+LR 47.0，－LR 0.06）。90% 的急诊处置都能够在 90 分钟内做出决断。对出院的患者进行 30 天的随访，仅有 0.2% 的患者后来诊断为 AMI，2% 的患者最后因为不稳定心绞痛而住院。

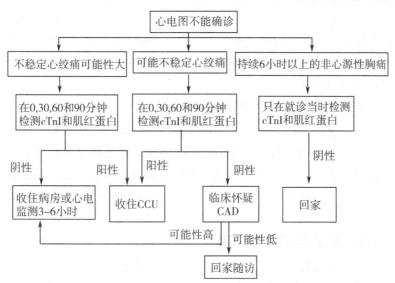

图 1 - 4　Ng 及其同事在加州大学圣地亚哥分校（UCSD）建立的快速判定方案

4. 心脏标志物检测方法的差别　在这些心脏标志物中，心肌肌钙蛋白和 CK－MB 的敏感性在很短的时间内就得到了证实，同样也很快证实了肌红蛋白的特异性。与非心脏原因引起标志物的改变不同，心肌坏死标志物在心肌坏死时呈指数上升。

（1）肌红蛋白：采用"肌红蛋白的水平随时间而升高"这一评估指标要优于其使用"绝对浓度的升高"这一指标，但与此有关的研究结果各不相同。Brogan 等（1994）对肌红蛋白水平阳性的定义是指在 0 或 1 小时的测量水平高于诊断折点值，其对 AMI 诊断的敏感性为 55%，特异性为 98%（＋LR 27.5，－LR 0.46）。在此定义中增加了"肌红蛋白在 1 小时后升高 400ng/L"这一条后，其诊断敏感性上升到 91%，其特异性仍可保持为 96%（＋LR 22.75，－LR 0.09）。与之相对的是，Montague 等（1995）对肌红蛋白阳性的定义是在 0 或 2 小时的测量水平高于诊断折点值。这一方法诊断 AMI 敏感性为 100%，特异性为 77%（＋LR 4.34，－LR 0）；在将肌红蛋白阳性值的标准提升 1 倍之后，其诊断敏感性下降为 64%，特异性上升至 98%（＋LR 32，－LR 0.37）。同样，Ng 等（2001）报道在就诊时（0分钟）和 90 分钟之后肌红蛋白水平升高，诊断 AMI 的敏感性是 70%，特异性为 80%（＋LR 3.5，－LR 0.38）。在 90 分钟时肌红蛋白水平升高 >25%，诊断的特异性上升为 98%，但诊断敏感性下降为 29%（＋LR 14.5，－LR 0.72）。这些结果的差异是因为所使用的免疫测定法的不同、选取的诊断折点值差异以及采取的阳性值标准不同所致。

（2）CK－MB 和肌钙蛋白：CK－MB 的水平在 2 小时内升高是另一项快速而又准确的 AMI 诊断方法。Fesmire 等（2000）研究了 CK－MB 和 cTnI 在 2 小时内的改变与诊断 AMI 的关系。初始的研究表明，CK－MB 在 2 小时的改变 >1.5μg/L 对 AMI 诊断的敏感性为 87.7%，特异性为 95.8%（＋LR 20.08，－LR 0.13）。联合连续心电图检查可使诊断敏感性上升为 94.0%，特异性保持 93.5%（＋LR 14.46，－LR 0.06）。他们还采用了不同的免疫检测方法重复该研究，以肌钙蛋白作为 AMI 的诊断"金标准"。在随后的研究中，2 小时 CK－MB 的增加 >0.7μg/L 诊断 AMI 的敏感性为 93.2%，特异性为 98.5%（＋LR 62.13，－LR 0.07）。他们同时也发现 CK－MB 2 小时的变化要优于肌红蛋白。Kontos 等（1999）研究了 CK－MB 3 小时内的变化。他们定义的阳性标准是 CK－MB 在 0 或 3 小时的测量水平高于 AMI 的诊断折点值，CK－MB 在 3 小时内增加 3μg/L 或 CK－MB 在 3 小时内增加 1 倍。采用这一标准诊断 AMI 的敏感性为 93%，特异性为 98%（＋LR 46.5，－LR 0.07）。

也有一些关于 cTnI 在 2 小时内的变化的研究。Fesmire 等（2000）报道，cTnI 在 2 小时后升高 0.2μg/L 诊断 AMI 的敏感性为 61.4%，特异性为 96.5%（＋LR 17.54，－LR 0.4）。cTnI 在 2 小时后的升高也与 30 天内不良心脏事件的危险增加有关。通过直观比较，Fesmire 等（2000）观察到 CK－MB 在 2 小时的改变的意义优于 cTnI 在 2 小时的改变。

由于以上临床试验的结果杂乱，因此，以心脏标志物为基础的诊断流程也没有得到广泛采用。由于心肌坏死后期心脏标志物释放到血流的速度减慢，因此，这些方法的准确性取决于症状发生的时间。此外，不同的折点值、诊断的敏感性和特异性都取决于所使用的免疫方法。但是，联合其他一些检查可能会显示这些检查在急诊的应用价值。

（二）新的缺血标志物：急诊室的潜在角色

最近出现了一些新的心肌缺血和（或）斑块不稳定的标志物，如人钴结合人血白蛋白（human serum albumin cobalt binding）、心型脂肪酸结合蛋白、C 反应蛋白以及髓过氧化物酶。尽管它们在急诊的作用还并不清楚，但它们对建立 ACS 的诊断和预后的判定具有潜在的应用价值。这些心脏标志物代表了另一种病理生理过程，无须心肌坏死的存在。许多这些新的心脏标志物在心肌缺血时会升高，对识别那些早期就诊 ACS 患者可能非常有用。

（三）心脏标志物在胸痛方案中的作用

通常来说，肌红蛋白、心肌肌钙蛋白和 CK－MB 只能检测心肌坏死，无法准确地检测无梗死心肌缺血。在过去的十几年里，将心脏标志物的连续检测、连续心电图和心脏激发试验相结合，建立了多种急诊胸痛诊断方案。通过将这 3 种诊断方法联合，能够既快速而又准确地识别和诊断 AMI 和不稳定心绞痛，同时降低了住院率，减少了成本效益比。

由于需要一些必要的时间，因此在传统的急诊室中完成这些检查并不是一件容易的事情。胸痛中心的建立使得急诊观察的时间延长到6~9小时，而在中国的三级甲等医院似乎无须考虑这一点。胸痛中心的成员由急诊医生和护士组成，胸痛中心任务的完成有赖于参与科室的备用资源，以及急诊医生和护士、心脏科医生、内科医生和放射科医生的通力合作。

在大多数方案中，胸痛患者在普通急诊就要开始初始评估。急诊医生必须根据病史、体格检查和初始12导联心电图来确定ACS的危险。低到中危的患者是胸痛中心的主要入住人群，要转送到胸痛中心接受进一步的评估；那些明显不是心源性胸痛的患者可以立即离院回家；对初始评估为高危的患者，特别是那些心电图就能诊断的患者，需要即刻收住院。一般完成胸痛方案的时间为6~9小时。除了连续的心脏标志物和心电图检测，还要使用静息心肌灌注显像（MPI）、运动试验和负荷超声以及负荷核素显像。具体选择哪种方法取决于该诊断方法的可行性和可靠性。随着计算机显像技术和互联网的发展，甚至可以轻松地进行远程会诊。

二、心力衰竭标志物

心力衰竭是由心脏结构改变或功能障碍所导致的临床综合征，主要表现为心室充盈障碍和射血分数减低。心力衰竭的诊断主要根据临床症状和体征，但仅仅依靠这些表现在临床上很容易造成误诊，尤其是在急诊的情况下。

在过去的10年中，B型利钠肽（BNP）和氨基末端BNP前体（NT-proBNP）的检测对呼吸困难患者的鉴别诊断、诊断和排除心力衰竭以及重症心力衰竭患者的急诊监测方面显示出了其特别的价值，同时，它们在心力衰竭患者的危险分层、预后的判定以及监测治疗效果和门诊患者的随访方面都有重要意义。在此将主要讨论这些心力衰竭标志物在急诊的应用，并简述心力衰竭患者心肌肌钙蛋白升高的临床意义。还有一些新的心力衰竭的标志物，如C型利钠肽、内皮素1（ET-1）、高敏CRP（hs-CRP）、心肌营养素1（cardiotrophin-1）和髓过氧化物酶（MPO）等，由于还没有大规模地为临床接受，因此暂不述及。

BNP检测在临床上具有下列几个方面的优点：①可以用于快速的床旁即时检测；②受年龄和肾功能的影响较小；③有统一的折点值。由于NT-proBNP的水平除了与肾功能相关之外，并且其折点值受患者年龄影响，其诊断阈值出现由125ng/L到75岁后的450ng/L的跳跃性改变。在65~85岁的患者当中，就出现了NT-proBNP对充血性心力衰竭（CHF）的诊断"灰区"，对于这一类患者，NT-proBNP检测的结果就会给医生和患者造成迷茫。此外，NT-proBNP的半衰期为120分钟，在血液中的代谢周期大约为12小时；BNP的半衰期为22分钟，其血液代谢周期为2小时。此外，已有研究证实，BNP能够精确地反映2小时内肺毛细血管楔压的变化。

（一）急诊呼吸困难的鉴别诊断

在急诊的患者中，我们往往很难鉴别呼吸困难是由肺部原因还是心脏原因所致。一方面是"呼吸困难"这一症状的特异性不高，如一些有呼吸困难相关疾病患者，或者是机体代谢功能减低的中老年人和肥胖患者，都会发生呼吸困难。而心力衰竭的临床体征，如颈静脉怒张、第三心音、肺部啰音和水肿等，在很多CHF患者当中都不一定会出现。而常规实验室检查、心电图和胸部X线，也仅仅在阳性的患者才有意义，很难与实际患者诊断相符。超声在急诊的应用也很有限，呼吸困难的患者不一定有足够的时间等到进行心脏超声的检查，并且超声所得出的检查结果图像有可能还会受到肥胖或肺部疾病一些因素的影响。因此，对CHF患者进行诊断的新的血液学的方法呼之欲出。

1. 呼吸困难患者的急诊策略 大多数利钠肽的早期研究都集中在BNP或NT-proBNP在有心力衰竭症状患者的诊断方面。几个前瞻性多中心的临床试验研究了血中BNP或NT-proBNP的检测对急诊心力衰竭患者的初始评估价值。在多中心的呼吸困难研究（breathing-not-property study）中，采用100ng/L作为BNP的诊断折点值，诊断心力衰竭引起的呼吸困难的敏感性为90%，特异性为76%，诊断准确率为81%，在入选的样本为1 586名到急诊就诊的患者中，这一结果要优于单纯的临床判断。根据这项研究的结果，一项随机对照试验比较了包括 BNP 和单纯临床判断 2 个诊断策略，结果表明，在急诊进行 BNP 检测能够改善急性呼吸困难患者的诊断和治疗，缩短了出院时间，并且减少了总的治疗费用。

NT - proBNP 的检测也得到了同样的结果，在监护病房中对普通患者的 NT - proBNP 检测也能提高心力衰竭诊断的准确性。急诊科呼吸困难患者 ProBNP 检测研究（proBNP investigation of dyspnea in the emergency department，PRIDE）也同样证实 NT - proBNP 具有相同的作用，他们一共检测了 600 个到急诊的呼吸困难患者的 NT - proBNP，在 NT - proBNP 诊断折点值 >450ng/L（<50 岁）和 >900ng/L（>50 岁）对心力衰竭的诊断具有很高的敏感性和特异性；<300ng/L 是急性心力衰竭的最佳排除指标（阴性预测值为 90%）。

2. 临床诊断界值的应用决策　目前急诊 BNP 水平检测普遍采用两个折点值：低值的阴性预测值高，能够排除心力衰竭；高值的阳性预测值高，可以诊断心力衰竭。如图 1 - 5 所示，BNP 水平的折点值为 100ng/L 和 400ng/L，折点值与年龄和性别无关，但与肾脏疾病和肥胖有关。肾病患者肾小球滤过率小于 60mL/min 时，采用 200 ~ 225ng/L 的折点值（而不是 100ng/L）诊断心力衰竭更为准确。相反，肥胖的患者选择 BNP 水平的折点值要低，对严重肥胖的患者（定义为体重指数大于 35kg/m²），推荐采用 BNP 的折点值为 60ng/L 来排除心力衰竭，而以 200ng/L 来诊断心力衰竭。

75% 的急性呼吸困难患者的 BNP 水平或者是低（<100ng/L），或者是高（>400 或 500ng/L）。对于 BNP 水平在两头的患者，BNP 水平非常有助于快速准确诊断。还有 25% 患者的 BNP 水平落在诊断的灰区，还需要进行其他检查，以排除肺栓塞、肺炎以及其他疾病。

总的说来，在急诊科 BNP 数值分成 3 个范围：低值、高值和灰区。BNP 水平小于 100ng/L 的患者，其心力衰竭可能性很小，必须根据他们的就诊情况考虑其他诊断和治疗；BNP 水平大于 400ng/L 的患者，则心力衰竭的可能性会非常大，BNP 水平非常高的患者，急性死亡的风险也高，需要采取更为积极的治疗；BNP 值位于 100 ~ 400ng/L 灰区的患者，必须要接受其他急诊检查。

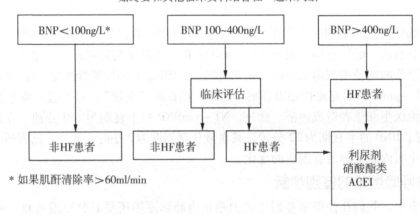

图 1 - 5　BNP 测定值的临床应用决策

（二）急诊重症监护室的应用

在急诊和危重疾病的治疗护理过程中，都要求用到床旁检验（POCT）技术，以便临床能够根据即时检测的结果及时地对患者进行治疗。Davis 等检测了 52 位急性呼吸困难患者的 ANP 和 BNP，结果表明，BNP 检测的结果优于左室射血分数（LVEF）和 ANP 检测。

在一个 ICU 患者的研究中，对急性失代偿的 CHF 患者进行了 48 小时的每 4 小时血流动力学和 BNP 水平的监测。肺毛细血管楔压前 24 小时从（33 ± 2）mmHg 下降到（25 ± 2）mmHg，而 BNP 的水平从（1 472 ± 156）ng/L 降到（670 ± 109）ng/L，这些改变出现在最初治疗的 2 ~ 4 小时。肺毛细血管楔压下降改变幅度与 BNP 下降的幅度有良好的相关性（r = 0. 73，P < 0. 05），BNP 最初的下降幅度为每小时（33 ± 5）ng/L。显示急性失代偿心力衰竭的患者，血中 BNP 浓度的变化与肺毛细血管楔压的改变有关。

虽然 BNP 水平和其他相关检测指标例如心排血量、静脉血氧饱和度、静脉压等之间没有太多的关联意义，但可以作为右心功能评估的补充参数。

（三）心肌肌钙蛋白检测在心力衰竭患者中的临床意义

血液中肌钙蛋白阳性表示心肌坏死，这一点在急性冠状动脉综合征（ACS）的患者中已经得到了广泛的应用。对急诊心力衰竭的患者进行肌钙蛋白检测已经成为急诊医生排除心肌缺血所致的心力衰竭的检查常规。但是对晚期心力衰竭患者或患者处于心力衰竭的失代偿阶段时，一些心力衰竭患者会出现短暂或持续的 cTnI 或 cTnT 水平升高而没有任何明显的心肌缺血。血清肌钙蛋白水平升高与长期预后不良有关。几个临床试验进一步表明连续血清肌钙蛋白水平的升高提示进行性心肌坏死，与不良预后强烈相关。

三、小结

可以急诊应用的心脏标志物的种类很多，目前主要集中在心肌坏死标志物和心力衰竭标志物。心肌坏死标志物在急诊主要用于胸痛的患者诊断或排除 AMI，而心力衰竭标志物则主要用于急诊的呼吸困难患者诊断或排除心力衰竭。随着医学实践的发展，以后会逐渐出现心肌缺血标志物，甚至会出现其他一些新标志物，如呼吸道感染标志物、脓毒症标志物，急诊也必将成为这些标志物检测的主要内容之一。随着床旁检验（POCT）技术的发展，这些标志物的检测将更简单、方便、快速，达到迅速指导临床医生决策的目的，有助于急诊患者的诊断、危险分层和处置，必将有广阔的急诊应用前景。

（杨志宏）

第三节　心肌损伤的酶学标志

一、肌酸激酶及其同工酶

（一）肌酸显色法测定肌酸激酶总活性

1. 原理　磷酸肌酸和二磷酸腺苷（ADP）在肌酸激酶（creatine kinase，CK）催化下，生成肌酸和三磷腺苷。肌酸与二乙酰（2，3 - 丁二酮）及 α - 萘酚结合生成红色化合物。在一定范围内，红色深浅与肌酸量成正比，据此求得血清中 CK 活性。Mg^{2+} 为激活剂，半胱氨酸供给巯基，氢氧化钡和硫酸锌沉淀蛋白并中止反应。

2. 主要试剂　如下所述。

（1）混合底物溶液：预先配制 Tris - HCl 缓冲液（pH7.4）、12mmol/L 磷酸肌酸溶液（ - 25℃保存）、4mmol/L ADP 溶液（ - 25℃保存）。临用前将三溶液等量混合，然后按每 9mL 混合液中加入盐酸半胱氨酸 31.5mg，调 pH 至 7.4，置 - 25℃或冰盒中保存，可用 1 周。若空白管吸光度太高，表明有游离肌酸产生，不能再用。

（2）配制沉淀剂：50g/L 硫酸锌溶液和 60g/L 氢氧化钡溶液。

（3）配制显色剂：先配制碱储存液（含 NaOH 60g/L 和 Na_2CO_3 128g/L），临用前再以碱储存液为溶剂配制 40g/L α - 萘酚溶液；配制 10g/L 的 2，3 - 丁二酮溶液作储存液，临用前蒸馏水作 20 倍稀释。

（4）配制 1.7mmol/L 肌酸标准液，在冰箱保存可用数月。

3. 操作步骤　见表 1 - 2。

表 1 - 2　肌酸显色法测定 CK 操作步骤

	测定管	标准管	空白管
血清（mL）	0.1		
肌酸标准液（mL）		0.1	
蒸馏水（mL）			0.1

	测定管	标准管	空白管
混合底物液（mL，需37℃预温）	0.75	0.75	0.75
混匀，37℃水浴30分钟			
氢氧化钡溶液（mL）	0.5	0.5	0.5
硫酸锌溶液（mL）	0.5	0.5	0.5
蒸馏水（mL）	0.5	0.5	0.5
充分振荡混匀后离心（2 000r/min×10min），取上清液继续如下步骤			
上清液（mL）	0.5	0.5	0.5
α - 萘酚溶液（mL）	1.0	1.0	1.0
2，3 - 丁二酮溶液（mL）	0.5	0.5	0.5
混匀后，37℃水浴15～20分钟			
蒸馏水（mL）	2.5	2.5	2.5
混匀后在540nm波长，空白管调零比色			

单位定义：1mL 血清在 37℃与底物作用 1 小时产生 1μmol 肌酸为 1 个 CK 活力单位。若将此单位乘以 1 000/60（或 16.7），即为国际单位（U/L）。

结果计算如下：CK 单位 =（测定管吸光度/标准管吸光度）×标准管中肌酸含量（μmol）× [1/反应时间（h）] × [1/样品量（mL）] =（测定管吸光度/标准管吸光度）×3.4。

4. 参考范围 成人血清：8~60U/L。

5. 评价 如下所述。

（1）肌酸与 α - 萘酚溶液及 2，3 - 丁二酮产生红色化合物的反应并非肌酸所特有，精氨酸、胍乙酸及肌酐均可起反应。在肾衰竭及某些代谢病时，此类物质含量较高，应注意做血清空白对照。实验所用 α - 萘酚应为白色或略带黄色之结晶，如颜色过深，应在乙醇中重结晶后再用。

（2）本法的线性范围在 200U/L，当血清 CK 活力超过 200U/L 时，需用已知较低 CK 活性的血清稀释后再作，经计算得出结果。如用生理盐水稀释，CK 活性将随血清稀释倍数的增加而增加，因为血清中存在内源性的抑制剂。

（二）酶偶联法测定总 CK

1. 原理 在 CK 的催化下，磷酸肌酸与 ADP 反应生成肌酸和 ATP；随即在己糖激酶（HK）催化下，生成的 ATP 使葡萄糖磷酸化为 6 磷酸葡萄糖（G - 6 - P）；再在 6 - 磷酸葡萄糖脱氢酶（G_6PDH）催化下，G - 6 - P 与 $NADP^+$ 反应，生成 6 - 磷酸葡萄糖酸和 NADPH；在 340nm 波长下，监测 NADPH 的生成速率，即代表总 CK 活性。反应过程如下：

$$磷酸肌酸 + ADP \xrightarrow{\text{肌酸激酶（pH 6.7）}} 肌酸 + ATP$$

$$ATP + 葡萄糖 \xrightarrow{\text{己糖激酶}} 6 - 磷酸葡萄糖（G - 6 - P）+ ADP$$

$$G - 6 - P + NADP^+ \xrightarrow{G_6PDH} 6 - 磷酸葡萄糖酸 + NADPH + H^+$$

2. 主要试剂 由试剂盒提供，各厂家试剂盒可能会略有不同。试剂 1 主要含咪唑缓冲液（pH 6.7）、D - 葡萄糖、醋酸镁、五磷酸二腺苷、N - 乙酰半胱氨酸、己糖激酶、G6PDH、ADP、AMP、$NADP^+$ 等（N - 乙酰半胱氨酸供给巯基，保持 CK 活性中心必需基团不被氧化；Mg^{2+} 作激活剂；血清中 Ca^{2+} 是 Mg^{2+} 的竞争性抑制剂，EDTA 可消除 Ca^{2+} 的影响，且有利于试剂的稳定；AMP 和五磷酸二腺苷可抑制腺苷酸激酶的活性）。试剂 2 为磷酸肌酸。

3. 操作步骤 如下所述。

（1）以半自动分析仪为例，操作如下

1）取 2mL 试剂 1 与 100μl 血清置测定管中，混匀，37℃水浴 5 分钟。

2）加入 500μl 已预温的试剂 2，混匀，移入比色杯中，立即放入 37℃恒温比色槽。

3）待延滞时间 150 秒后，在 340nm 波长处，连续监测吸光度变化速率（读数时间 150 秒），以线性反应期吸光度的增加速率，计算血清中 CK 的活性。

（2）如为自动分析仪上机操作，则严格按说明书要求设置参数。

4. 计算 CK（U/L）=（$\Delta A/min$）×（$10^6/6\,220$）×26 =（$\Delta A/min$）×4 180。

式中 6 220 为 NADPH 在 340nm 的摩尔吸光度，26 为反应液总体积与血清用量的比值。$\Delta A/min$ 为平均每分钟吸光度变化值。

5. 参考范围 ①成年男性血清参考范围为：38 ~ 174U/L；②成年女性血清参考范围为：26 ~ 140U/L。

6. 评价 如下所述。

（1）酶偶联法测定血清肌酸激酶活性灵敏、快速，为 IFCC 推荐方法。

（2）最好采用血清标本，勿用柠檬酸盐、EDTA 和氟化物作抗凝剂，否则会影响测定结果。黄疸和脂血可干扰测定。

（3）红细胞中虽不含 CK，轻度溶血对测定无影响，但中度和重度溶血时，红细胞释放的腺苷酸激酶（AK）可催化 $2ADP \rightarrow ATP + AMP$，红细胞中还会释放 ATP 及 6 - 磷酸葡萄糖等干扰测定，影响结果。其余同肌酸显色法评价 2。

（三）免疫抑制法测定肌酸激酶 MB 同工酶

1. 原理 预先加入抗肌酸激酶 M 亚基抗体，完全抑制 CK - MM 和半抑制肌酸激酶 MB 同工酶（creatine kinase - MB，CK - MB）的活性，在后续反应中，仅肌酸激酶 B 亚基催化磷酸肌酸与 ADP 的反应。其后续反应及测定原理同前述的酶偶联法测定总 CK。但测得的是肌酸激酶 B 亚基的活性，结果乘以 2 即为 CK - MB 的活性。

2. 主要试剂 由试剂盒提供，各厂家试剂盒可能会略有不同。试剂 1 主要含咪唑缓冲液（pH 6.5）、葡萄糖、醋酸镁、五磷酸二腺苷、N - 乙酰半胱氨酸、己糖激酶、G6PDH、ADP、AMP、NADP⁺、抗肌酸激酶 M 亚基抗体等。试剂 2 主要为磷酸肌酸、咪唑缓冲液（pH 8.5）。

3. 操作步骤 按说明书要求设置参数，上全自动生化分析仪进行测定。

4. 计算 计算公式同前，所得结果为 CKB（U/L）。

CK - MB（U/L）= CK - B（U/L）×2

5. 参考范围 成人血清参考范围为 0 ~ 10U/L，或 CK - MB 活力占总 CK 活力的 5% 以内。

6. 评价

（1）本法是假定标本中无 CK - BB 或 CK - BB 活性极低，若某些疾病致 CK - BB 异常升高，则可使 CK - MB 测定结果假性偏高，有的甚至高于 CK。

（2）巨分子 BB（免疫球蛋白复合物）会被当作 B 亚基测定，如 CK - B 的活性超过总 CK 活性的 20%，应怀疑有巨分子 BB 存在。

（3）线性范围为 500U/L，其余评价同酶偶联法评价（2）和（3）。

（四）全血快速定性检测 CK - MB 质量（CK - MB mass）

1. 原理 CK - MB 质量（CK - MB mass）可用固相免疫层析法试条快速测定。

2. 操作步骤 吸取肝素化或 EDTA 抗凝的全血 150μl 加入样本孔，由于膜的作用将血细胞同血浆分离（3 分钟内），定量的血浆随即迁移，标本中的 CK - MB 同染料标记的 CK - MB 抗体结合，形成的复合物被固定在测定线上的抗 CK - MB 抗体捕获而显色。过量的标记抗体继续移动在质控区结合形成沉淀线。阳性检测结果会出现两条沉淀线，阴性结果只有一条质控线。如在规定时间内，没有质控线出现，则视为无效，必须重新测定。

3. 评价 如下所述。

（1）此项试验同其他的 CK 同工酶无交叉反应，胆红素、血红蛋白和三酯酰甘油不影响结果。

（2）目前已经有 ELISA 方法定量检测 CK - MB 的试剂盒，抗干扰和特异性进一步增强，并可较精确定量。

二、乳酸脱氢酶及其同工酶

（一）比色法测定乳酸脱氢酶总活力

1. 原理 乳酸脱氢酶（lactate dehydrogenase，LD）催化 L - 乳酸脱氢，生成丙酮酸。丙酮酸和 2，4 - 二硝苯肼反应，生成丙酮酸二硝基苯腙，在碱性溶液中呈棕红色。其颜色深浅与丙酮酸浓度呈正比，由此计算酶活力单位。

$$乳酸 + NAD^+ \xrightarrow{LD/pH > 9.5} NADH + H^+ + 丙酮酸 \xrightarrow{2，4 - 二硝基苯肼} 丙酮酸二硝基苯腙$$

2. 主要试剂 如下所述。

（1）底物缓冲液（含 0.3mol/L 乳酸锂，pH 8.8）。

（2）11.3mmol/L NAD 溶液，4℃保存可用 2 周。

（3）1mmol/L 2，4 - 二硝基苯肼溶液。

（4）0.5mmol/L 丙酮酸标准液。

3. 操作步骤 按如下进行操作。

（1）血清 0.01mL（另设立对照管）+ 底物缓冲液 0.5mL→37℃水浴 5 分钟→测定管加 NAD 溶液 0.1mL，对照管不加→37℃水浴 15 分钟→2，4 - 二硝基苯肼 0.5mL，以及 NAD 溶液 0.1mL（对照管不加）→氢氧化钠溶液 5.0mL 终止反应→室温放置 5 分钟后，波长 440nm，比色杯光径 1.0cm，用蒸馏水调零，读取各管吸光度。以测定管与对照管吸光度之差值查标准曲线，求得酶活力。

（2）标准曲线按表 1 - 3 制作。

表 1 - 3 标准曲线绘制步骤

加入物	B	1	2	3	4	5
丙酮酸标准液（mL）	0	0.025	0.05	0.10	0.15	0.20
底物缓冲液（mL）	0.5	0.475	0.45	0.40	0.35	0.30
蒸馏水（mL）	0.11	0.11	0.11	0.11	0.11	0.11
2，4 - 二硝基苯肼	0.5	0.5	0.5	0.5	0.5	0.5
			37℃水浴 15 分钟			
0.4mmol/L 氢氧化钠溶液（mL）	5.0	5.0	5.0	5.0	5.0	5.0
相当于 LD 活力（金氏）单位	0	125	250	500	750	1 000

室温放置 5 分钟，波长 440nm，比色杯光径 1.0cm，用 B 管调零，读取各管吸光度，并与相应的酶活力单位数绘制标准曲线。

（3）金氏单位定义：以 100mL 血清，37℃作用 15 分钟，产生 1μmol 丙酮酸为一个单位。

4. 参考范围 190～437 金氏单位。

5. 评价 如下所述。

（1）乳酸锂、乳酸钾、乳酸钠都可作为乳酸脱氢酶底物，其中乳酸锂为稳定性较好的固体，容易称量，故常选用。后两种为水溶液，如保存不当易产生酮酸类物质，抑制酶反应，且含量不够准确，所以一般不选用。

（2）除二乙醇胺缓冲液外，也可用 Tris 或焦磷酸缓冲液。金氏法以前用 pH10 的甘氨酸缓冲液，但甘氨酸对 LD 有抑制作用，所以现一般改用二乙醇胺缓冲液，这样 LD 增高时的检出率加大。

（3）血清含有较多的免疫球蛋白时，IgA、IgG、IgM 可与 LD 形成复合物，对 LD 活性产生抑制作用，使测得活性降低。

（4）因红细胞内 LD 浓度为血浆中的 360 倍左右，因此轻微溶血即可引起 LD 浓度增加，为防止 LD 从红细胞中逸出，标本必须在采集后 2 小时内离心；离心不彻底的抗凝血，因血浆中富含血小板，同样可引起 LD 假性升高。由于 LD-4 和 LD-5 对冷敏感，所以常规分析的血清应该储存在室温下，室温下血清可稳定至 7 天。

（二）连续监测法测定 LD 总活力

1. 原理　LD 催化的反应如下：

$$L-乳酸 + NAD^+ \underset{b}{\overset{a}{\rightleftharpoons}} 丙酮酸 + NADH + H^+$$

当 pH 在 8.8~9.8 时，正向反应（a）发生，此时在 340nm 处测得的 NADH 的吸光度增加，其增加的速率与标本中 LD 的总活力成正比关系。IFCC 推荐在 30℃时测定正向反应，也可于 37℃测定，测定正向反应是全自动生化分析的主要方法。

当 pH 在 7.4~7.8 时，逆向反应（b）发生，在反应过程中，丙酮酸还原成乳酸，同时 NADH 氧化成 NAD$^+$，引起 340nm 处吸光度下降，其下降速率与标本中 LD 活性呈正比关系。

2. 主要试剂　如下所述。

（1）正向反应（a）的主要试剂：pH 范围：8.9 ± 0.1；Tris-HCl 50mmol/L；L-乳酸锂（MW96.01）50mmol/L；NAD（酵母，MW 663.4）6mmol/L。另外以 1mL 乳酸锂 Tris 缓冲液（含 Tris 52.5mmol/L，乳酸锂 52.5mmol/L）加 4.2mgNAD$^+$配制底物应用液。

（2）逆向反应（b）的主要试剂：pH 范围：7.5 ± 0.1；Tris-HCl 50mmol/L；NAD（酵母，MW 663.4）0.2mmol/L；EDTA-Na$_2$ 5mmol/L；丙酮酸 1.2mmol/L。

3. 操作步骤　按以下步骤进行操作。

（1）正向反应（a）的主要操作步骤（以半自动分析仪为例）

1）血清稀释度：血清 50μl，加 37℃预温底物应用液 1.0mL，立即吸入自动分析仪，血清稀释倍数为 21。

2）主要参数：系数：3 376；孵育时间：30 秒；连续监测时间：60 秒；波长：340nm；吸样量：0.5mL；温度：37℃。

3）计算：LD（U/L）= ΔA/min × 3 376。

（2）逆向反应（b）的主要操作步骤

1）在光径 1.0cm 比色杯中，加入血清 50μl 和 NADH-Tris-EDTA 缓冲液 2.0mL，混匀，37℃预温 5 分钟（消除血清标本中内源性 α-酮酸对 NADH 的消耗）。再加入 0.2mL 已预温的丙酮酸溶液，混匀，记录 340nm 波长处吸光度的下降速率（-ΔA/min）。

2）计算：LD（U/L）= AA/min × 7 234。

4. 参考范围　①LD-L 法：109~245U/L；②LD-P 法：200~380U/L。

5. 评价　如下所述。

（1）正向反应以 L-乳酸锂和 NAD 为底物，为乳酸→丙酮酸的反应（简称 LD-L 法）；逆向反应以丙酮酸和 NADH 为底物，为丙酮酸→乳酸的反应（简称 LD-P 法）。作为 IFCC 的推荐方法，LD-L 法的主要优点有：乳酸盐和 NAD 底物液的稳定性比丙酮酸盐和 NADH 底物液的稳定性好，前者冰冻保存可稳定 6 个月以上，后者只能保存数天；LD-L 法的线性范围也较宽，重复性比 LD-P 法好。

（2）由于逆向反应速度比正向反应速度快，且测定方法不同，参考范围也有所不同，LD-P 法的参考值约为 LD-L 法的 2 倍。

（3）LD-P 法中，如有微量金属离子存在，NADH 的稳定性较差，此时可于试剂中加入 EDTA 以螯合金属离子，增加 NADH 的稳定性。

（4）关于内源性 α – 酮酸对 NADH 的消耗问题（LD – P 法），有学者认为需要 3 ~ 5 分钟预孵育期，但也有学者认为内源性反应不会显著改变 $\Delta A/min$ 的值，各实验室最好通过预试验确定。

（5）其余同比色法评价（4）。

（三）选择性测定 LD 同工酶 LD₁

1. 原理　LD 是由 H 亚基和 M 亚基组成的四聚体，共有五种 LD 同工酶（LD isoenzyme）。LD_1 的组成为 H_4，通过选择性抑制 M 亚基，即可检测 LD_1。

（1）化学抑制法：将 1, 6 – 己二醇或高氯酸钠加入到含样本的反应液中，选择性地抑制含 M 亚基的 LD 同工酶，由于 LD_1 由 4 个 H 亚基组成，因此只有 LD_1 不被抑制，可被测定。

（2）免疫抑制法：将抗 M 亚基的抗体加入，与含 M 亚基的同工酶形成免疫复合物，离心移去免疫复合物，上清液中只有唯一不含 M 亚基的 LD_1 被测定。

2. 主要试剂　除化学抑制剂或免疫抑制剂外，其余试剂同比色法或连续监测法。

3. 操作步骤　除先行抑制外，其余步骤同所选方法（比色法或连续监测法）。

4. 参考范围　①化学抑制法：15 ~ 65U/L；②免疫抑制法：18 ~ 34U/L。

5. 评价　免疫抑制法的特异性较化学抑制法好，且经离心去除沉淀后再行下一步测定，对后续测定影响较小，所以该法较理想，但抗体较贵。其余评价同比色法或连续监测法。

（四）琼脂糖凝胶电泳分离 LD 同工酶

1. 原理　LD 由 M 和 H 亚基组成，H 亚基含较多的酸性氨基酸，在碱性缓冲液中带有较多的负电荷，因此含 H 亚基多的 LD 同工酶在电泳时迁移快，加之各同工酶分子形状不同，它们在琼脂糖凝胶中电泳后可分离成五条区带，从阳极到阴极分别为 LD_1、LD_2、LD_3、LD_4、LD_5。经酶染色后用光密度计扫描，即可计算出各同工酶百分比。

2. 主要试剂　如下所述。

（1）基质 – 显色液：①乳酸溶液：85% 乳酸 2.0mL 用氢氧化钠调 pH 至 7.0；②1g/L 的吩嗪甲酯硫酸盐溶液；③1g/L NBT 溶液；④10g/L NAD⁺ 溶液。临用前分别顺次吸取四种溶液 4.5mL、1.2mL、12mL、4.5mL，混匀即为基质 – 显色液。

（2）其余试剂：如电泳缓冲液、固定漂洗液等，均按电泳常规试剂配制。

3. 操作步骤　常规制作 5g/L 琼脂糖凝胶板，根据 LD 总活性大小加样 20 ~ 40μl。电泳条件为：①电压：75 ~ 100V；②电流：8 ~ 10mA/板；③电泳时间：30 ~ 40 分钟。

将基质 – 显色液与经沸水融化的 8g/L 琼脂糖凝胶液，按 4 : 5 的比例混合制成显色凝胶，避光置于 50℃ 水浴中备用。电泳结束后，取下凝胶板置于铝盒中，立即用滴管吸取显色凝胶液约 1.2mL 滴于电泳板上，使其自然铺开，完全覆盖。待显色凝胶液凝固后，置铝盒于 37℃ 水浴中保温 1 小时。显色完毕后，常规固定和漂洗凝胶，置光密度计中于 570nm 处扫描，即可求出各区带的百分比。

4. 参考范围　①LD_1：（28.4 ± 5.3）%；②LD_2：（41.0 ± 5.0）%；③LD_3：（19.0 ± 4.0）%；④LD_4：（6.6 ± 3.5）%；⑤LD_5：（4.6 ± 3.0）%。

5. 评价　如下所述。

（1）基质 – 显色液中的递氢体对光敏感，所以显色液需避光保存和使用，否则显色后凝胶板的背景色深；NBT 被大量用来证实同工酶的活力，但非脱氢酶也可导致非特异染色，在相当于 LD_1 和 LD_3 的位置出现干扰。

（2）LD 同工酶电泳时可观察到电泳谱带变宽的现象，如电泳谱带宽度为 $LD_1 > LD_2 > LD_3 > LD_4 > LD_5$，则为 H 亚基的 H′ 变异；如 $LD_1 < LD_2 < LD_3 < LD_4 < LD_5$，则为 M 亚基的 M′ 变异。LD 同工酶变异往往可造成对测定结果的错误解释。

（3）其余评价与普通琼脂糖电泳相同。

三、糖原磷酸化酶及其同工酶BB

（一）比色法测定糖原磷酸化酶

1. 原理　根据糖原分解第一步的逆反应，糖原磷酸化酶（glycogen phosphorylase，GP）催化如下反应：

$$糖原 + 葡萄糖 - 1 - 磷酸 \xrightarrow{糖原磷酸化酶} 糖原（n + 1） + 磷酸$$

通过测定反应液中磷酸的含量来确定酶活性。

2. 主要试剂　如下所述。

（1）混合缓冲液（pH 8.6）：40mmol/L甘氨酰甘氨酸，30mmol/L巯基乙醇，8mmol/L EDTA。

（2）3.3%糖原溶液，83mmol/L的葡萄糖-1-磷酸，5mmol/L AMP。

（3）2%十二烷基磺酸钠，35mmol/L硫酸溶液，氨基萘磺酚酸。

3. 操作步骤　按以下步骤进行操作。

（1）于试管中依次加入下列溶液：待测血清250μl，混合缓冲液250μl，3.3%糖原溶液300μl，83mmol/L葡萄糖-1-磷酸溶液200μl，5mmol/L AMP液200μl。

（2）37℃水浴4分钟、64分钟、124分钟后，分别取反应混合液200μl，加入2%十二烷基磺酸钠1.2mL，35mmol/L硫酸溶液1.2mL，以及氨基萘磺酚酸后混匀，室温下显色30分钟，在700~730nm波长处读取吸光度值。

（3）单位定义：以每毫升血清每分钟生成的磷酸mmol数表示其活性（即mU）。

4. 参考范围　各实验室自己建立。

5. 评价　本法以反应生成的磷酸为目标物来指示糖原磷酸化酶的活性，因此在试剂配制和分析中，应注意含磷酸基团物质的干扰。

（二）ELISA法测定糖原磷酸化酶同工酶BB

1. 原理　应用双抗体夹心酶标免疫分析法测定标本中人糖原磷酸化酶同工酶BB（glycogen phosphorylase-BB，GP-BB）水平。用纯化的抗体包被微孔板，制成固相抗体，往包被抗体的微孔中依次加入人GP-BB、生物素化的抗人GP-BB抗体、HRP标记的亲和素，经过彻底洗涤后用底物四甲基联苯胺（TMB）显色。TMB在过氧化物酶的催化下转化成蓝色，并在酸的作用下转化成最终的黄色。颜色的深浅和样品中的GP-BB呈正相关。

2. 主要试剂　由试剂盒提供，主要包括酶联板、样品稀释液、检测稀释液、底物溶液、浓洗涤液、终止液等。

3. 操作步骤　各试剂在使用前需平衡至室温。分别设空白孔、标准孔、待测样品孔，严格按试剂盒说明书操作。用酶标仪在450nm波长处测量各孔的吸光度值。

以标准物的浓度为横坐标（对数坐标），吸光度值为纵坐标（普通坐标），在半对数坐标纸上绘出标准曲线，根据样品的吸光度值由标准曲线查出相应的浓度，再乘以稀释倍数；或用标准物的浓度与吸光度值计算出标准曲线的直线回归方程式，将样品的吸光度值代入方程，计算出样品浓度，再乘以稀释倍数即可。

4. 参考范围　为1.6~19μg/L。

5. 评价　如下所述。

（1）如标本中待测物质含量过高，应先稀释后再测定，最后乘以稀释倍数。

（2）洗涤过程应充分，否则易造成假阳性。

（杨志宏）

第四节　心肌损伤的蛋白标志

一、肌钙蛋白

（一）胶体金法测定血清肌钙蛋白

1. 原理　采用固相层析－双抗体夹心技术定性检测人血清（浆）心肌肌钙蛋白 I（cardiac troponin I，cTnI）。检测卡的检测线处包被有固化的 cTnI 单克隆抗体，质控线处包被有抗 IgG 抗体。检测时，将血清（浆）滴入加样孔后，如标本中含有一定浓度的 cTnI，则与膜中的胶体金标记的 cTnI 抗体结合形成复合物，该复合物通过毛细管作用向前移动，当移行至检测线处，被检测区内包被的未标记的抗 cTnI 特异抗体所捕捉，形成一条可见的紫红色带。

试剂盒提供配套的检测板、滴管等。

2. 操作步骤　按以下步骤进行操作。

（1）把试剂盒、样品平衡至室温后，取出检测卡，于样品孔内滴加 100 ~ 150μl 血清（浆），15 分钟内观察结果。

（2）结果判断：①阳性：在检测线和质控线处均出现紫红色带。如早于 15 分钟出现，也可判定为阳性。②阴性：质控线处出现紫红色带，检测线处无明显的紫红色带。阴性结果必须等到 15 分钟方可判断。③无效：标本加入 15 分钟后，在质控线处无紫红色带，则无论检测线处是否有紫红色带，均为无效，应重新检测。

3. 评价　如下所述。

（1）本法方便、快捷，适合作床旁检测。但必须注意各试剂厂家的灵敏度不一致，差别较大，一般为 0.3ng/mL，但也有 1.0ng/mL 的，在报告结果应予说明。

（2）待测样品最好用血清，不用抗凝血浆。EDTA 是 Ca^{2+} 螯合剂，可促使 cTnI－TnC 复合物的解离，使游离型 cTnI 增加，游离型 cTnI 易降解；肝素带有负电荷，可与 cTnI 结合形成复合物，影响抗原－抗体反应，进而引起结果错误。

（3）如检测线处包被的是心肌肌钙蛋白 T（cardiac troponin T，cTnT）单克隆抗体，则测定的为 cTnT。目前主张只测其中一种，以下均以 cTnI 为例。

（二）免疫比浊法测定血清肌钙蛋白 I

1. 原理　将特异抗体结合于胶乳颗粒表面，标本中的 cTnI 与胶乳颗粒表面的抗体在反应缓冲液中结合，相邻的胶乳颗粒彼此交联，浊度增加，引起 500 ~ 600nm 处的吸光度增加，该增加幅度与标本中的 cTnI 含量成正比，以此定量 cTnI。

2. 主要试剂　由试剂盒配备，可能会略有不同。试剂 1 主要为含增敏剂和表面活性剂的缓冲液；试剂 2 为结合有特异抗体的胶乳颗粒。

3. 操作步骤　以半自动分析仪为例，操作步骤如下（如为全自动分析仪，则按说明书要求进行参数设置和测定）：

（1）取 150μl 试剂 1 与 25μl 血清置测定管中，混匀，37℃水浴 3 分钟。

（2）加入 90μl 试剂 2，混匀，移入比色杯中，立即放入 37℃恒温比色槽。

（3）在 500nm 波长处，待延滞时间 100 秒后，开始读数，连续监测吸光度变化速率，读数时间为 120 秒。以线性反应期吸光度的增加速率进行多参数曲线拟合，根据参考工作曲线得出结果。

4. 参考范围　95% 单侧上限为 0.8μg/L。

5. 评价　如下所述。

（1）纤维蛋白或其他颗粒物质可造成假阳性，故标本于使用前需 4 000r/min 离心 10 分钟，以确保去除该类干扰物。TB > 680μmol/L、Hb > 3.9g/L、TG > 17.1mmol/L 可干扰测定，应予避免。

（2）类风湿因子可与抗体结合导致胶乳聚集，出现假阳性。某些人体内存在的异种动物蛋白的抗体，如抗鼠抗体、抗兔抗体等也可与抗体结合，造成假阳性。

（3）目前 cTnI 测定尚未实现标准化，无法溯源至统一标准，因此各方法间无法进行直接的数值比较。其余评价同胶体金法评价（2）和（3）。

（三）ELISA 法测定血清肌钙蛋白 I

1. 原理　双抗体夹心 ELISA 法。

2. 主要试剂　由试剂盒配备，可能会略有不同，主要包括：抗 cTnI 抗体包被板、抗体-酶结合物、孵育缓冲液、浓缩洗液、终止液和显色剂、cTnI 标准品等。

3. 操作步骤　严格按照试剂盒说明书操作，主要包括如下步骤：混合→孵育结合→加酶孵育→显色与终止。最后在酶标仪上于 450nm 波长下测定吸光度值，根据标准品绘制标准曲线，然后根据标准曲线计算未知样品中 cTnI 浓度。

4. 参考范围　$0 \sim 0.15 \mu g/L$。

5. 评价　如下所述。

（1）本试剂盒用于检测血清样品，肉眼可见的溶血、脂浊会影响测定。

（2）应在标本采集 6 小时内进行检测，如不能及时进行，应将血清存于 $-20^{\circ}C$ 或更低温度，可保存 3 个月，但应避免反复冻融。

（3）用孵育缓冲液稀释具有较高浓度 cTnI 的血清，不可用蒸馏水稀释。

二、肌红蛋白

（一）ELISA 法测定血浆（清）肌红蛋白

1. 原理　样品中的肌红蛋白（myoglobin，Mb）和酶标记 Mb 竞争结合 Mb 特异抗体，酶标记 Mb-Mb 抗体复合物中的辣根过氧化物酶作用于底物（$OPD-H_2O_2$）产生有色物质，颜色深浅与样品中 Mb 浓度成反比，查半对数坐标曲线即得样品 Mb 的浓度。

2. 主要试剂　由试剂盒提供，可能会略有不同，主要包括：包被液、酶标记 Mb 溶液、底物溶液、稀释液、Mb 标准品。

3. 操作步骤　严格按照试剂盒说明书操作，主要包括如下步骤：抗体包被→加样与酶标抗体→显色终止与测定。最后在酶标仪 E 于 492nm 波长下测定吸光度值，以系列 Mb 标准的吸光度为普通坐标，以浓度为对数坐标绘制半对数标准曲线，然后根据样品吸光度值即可得出样品中 Mb 的浓度。

4. 参考范围　$2.5 \sim 22.8 ng/L$。

5. 评价　如下所述。

（1）该法灵敏度高、特异性强、操作简单，可同时检测多个样本，检测的线性范围也较宽，可达 $1000 \mu g/L$。唯一的缺点是耗时稍长。

（2）血清肌红蛋白上午 9 时最高，下午 $6 \sim 12$ 时最低。因此，连续监测时应注意定时采集标本，以免受生理节律的影响。

（3）理想的标本应该是新鲜采集的血清，最好无溶血、脂浊。分离后的血清可于 $2 \sim 8^{\circ}C$ 保存 1 天。不能及时测定的标本最好分装成小管，于 $-20^{\circ}C$ 冰冻保存，避免反复冻融。理想的血清标本最好不用促凝剂或抗凝剂，样品采集管中的分离胶也会干扰分析，标本采集后待其自然凝固或适度孵育后离心即可。

（二）胶乳增强免疫透射比浊法测定血浆（清）肌红蛋白

1. 原理　将抗人 Mb 抗体包被至大小均匀的聚苯乙烯胶乳颗粒上，当待检血清与胶乳试剂在缓冲液中混合时，标本中的 Mb 与胶乳颗粒表面的抗体结合使反应混合液浊度增加，引起 570nm 处的吸光度值升高。通过绘制 Mb 浓度吸光度标准曲线，即可求出 Mb 的浓度。

2. 主要试剂　由试剂盒提供，可能会略有不同，试剂 1 为甘氨酸缓冲液，试剂 2 为包被有抗人 Mb

抗体的胶乳颗粒。

3. 操作步骤　全自动分析主要测定参数如下：①分析方法：两点终点法；②测光点：20～34；③样品/R1/R3：11/110/80；④主波长/次波长：570nm/800nm。

4. 参考范围　①血清：0～70μg/L；②尿液：0～5μg/L。

5. 评价　本法最低检测限为20ng/mL，检测范围为20～750ng/mL。TB 680μmol/L、Hb 5g/L，以及1.5%的脂肪乳对本法无干扰。其余评价同ELISA法评价（2）和（3）。

（三）放射免疫分析法测定血浆（清）肌红蛋白

1. 原理　同RIA分析原理。

2. 主要试剂　由试剂盒提供，可能会略有不同，主要包括：抗血清、$^{125}I-Mb$、Mb标准溶液、PR分离剂等。

3. 操作步骤　严格按照试剂盒说明书操作，以$B/B_0\%$为纵坐标，相应的标准Mb浓度为横坐标绘制标准曲线。根据样品管的$B/B_0\%$，从标准曲线上查得Mb浓度。

4. 参考范围　13～45μg/L。

5. 评价　RIA法灵敏度高，最低检测范围可为2μg/L，特异性强，操作简便快速；但有放射性污染的危险。其余评价同ELISA法评价（2）和（3）。

三、脂肪酸结合蛋白

（一）ELISA法测定心脏型脂肪酸结合蛋白

1. 原理　采用非竞争夹心酶联免疫吸附的原理，应用2株针对心脏型脂肪酸结合蛋白（heart fatty acid binding protein，FABP-H）不同表位的单克隆抗体，测定FABP-H含量。

2. 主要试剂　由试剂盒提供，可能会略有不同，主要包括：FABP-H单克隆抗体、封闭液、洗涤液、底物液。

3. 操作步骤　严格按照试剂盒说明书操作，主要包括如下步骤：包被→封闭→加样→加抗体→显色与终止。最后在酶标仪上于492nm/620nm波长下测定吸光度值，绘制标准曲线，然后根据标准曲线得出未知样品中FABP-H浓度。

4. 参考范围　成人血浆FABP-H：1.57～8.97μg/L。

5. 评价　如下所述。

（1）该法线性范围较宽，可达0～25ng/mL。特异性好，与肌红蛋白、肌球蛋白无交叉反应。血浆标本的批内CV为7%，批间CV为7.9%；尿液标本的批内CV为5%，批间CV为9.6%。

（2）血液标本用枸橼酸钠抗凝，静脉血1.8mL加109mmol/L枸橼酸钠溶液0.2mL，3 000r/min离心5分钟取血浆待测或置入-20℃冻存。如为尿液，应新鲜采集。

（二）时间分辨荧光免疫法测定脂肪酸结合蛋白

1. 原理　以F31型单克隆抗体作为捕获抗体，用Eu标记F12型单克隆抗体作为标记抗体，于时间分辨荧光计上测定荧光强度，其强度值与血清中FABP含量成正比。

2. 主要试剂　F31型单克隆抗体，F12型单克隆抗体，LANFLA增强液和洗涤液。

3. 操作步骤　包被（每孔加入100μl F31型单克隆抗体标记包被反应板，4℃过夜后，洗涤3分钟×3次）→加样（标本100μl加入包被后的微孔板中，室温放置30分钟，洗涤3分钟×3次）→加抗体（各孔加F12型单克隆抗体100μl，室温放置30分钟，洗涤3分钟×3次）→增强与测定（每孔加增强液100μl，混匀后于时间分辨荧光计上测定荧光强度，并自动计算、打印出结果）。

4. 参考范围　为0～2.0μg/L。

5. 评价　本法灵敏度高，最低检测浓度为1μg/L，测定范围为1～300μg/L。

（杨志宏）

第五节　肾素－血管紧张素－醛固酮系统的检验

一、RIA 法测定血浆肾素活性

1. 原理　由于肾素在体内作用于底物——血管紧张素原并产生血管紧张素 I（Ang I），因此测定血浆肾素活性（renin activity，RA）实际上是测 Ang I 的产生速率。即双份血浆，一份直接测定其 Ang I 浓度，为对照管；另一份在 37℃ 温育一定时间后，再测定其 Ang I 浓度，为测定管。根据测定管和对照管的 Ang I 浓度，计算出 Ang I 的产生速率，即为 RA。Ang I 含量测定采用放射免疫技术，其原理与普通放射免疫原理一致。

2. 主要试剂　商品化试剂盒一般包括抗 Ang I 抗体、^{125}I 标记 Ang I、Ang I 标准品、缓冲液、分离剂等。有些试剂盒还包括特殊的抗凝剂。

3. 操作步骤　采用均相竞争法直接测定血浆中的 Ang I，严格按照试剂盒说明书操作，注意放射性污染。各管经 γ 计数后，通过绘制标准曲线，求出各管 Ang I 的结果。根据对应测定管和对照管的 Ang I 浓度差值，计算 RA，一般采用 37℃ 孵育 1 小时所产生的 Ang I 来表示 RA。公式如下：

RA =（测定管 Ang I － 对照管 Ang I）/孵育时间

4. 参考范围　①普通饮食（卧位）：0.05 ~ 0.79ng/（mL·h）；②低钠饮食（卧位）：0.00 ~ 5.86ng/（mL·h）。

5. 评价　如下所述。

（1）肾素活性是以 Ang I 产生速率来表示的。标本采集时采用加酶抑制剂来阻断转换酶的活性，从而达到准确测定的目的。标本采集的抗凝剂和酶抑制剂包括：EDTA、8-羟基喹啉和二巯丙醇，详见试剂盒说明书。低温离心分离血浆后，可于 -20℃ 保存 2 个月。

（2）β-阻断剂、血管扩张剂、利尿剂、甾体激素、甘草等均影响体内肾素水平，测定 RA 一般要在停药 2 周后；若用利血平等代谢缓慢的药物，则应在停药 2 ~ 3 周后。不宜停药的患者可改服胍乙啶等降压药。

（3）肾素分泌呈周期性变化，有较多的影响因素：高钠饮食时分泌减少，低钠饮食时分泌增多；卧位时分泌下降，立位时分泌升高；同一体位时早晨 2 ~ 8 时为分泌高峰，中午至下午 6 时为分泌低谷；肾素的分泌随年龄的增加而减少；肾素的分泌还随女性的月经周期而变化，卵泡期最少，黄体期最多。

二、RIA 法测定血管紧张素 II

1. 原理　RIA 法测定血管紧张素 II（angiotensin II，Ang II）同放射免疫分析基本原理。

2. 主要试剂　商品化试剂盒一般包括抗 Ang II 抗体、^{125}I 标记 Ang II、Ang II 标准品、缓冲液、分离剂等。有些试剂盒还包括特殊的抗凝剂。

3. 操作　严格按照试剂盒说明书操作，注意放射性污染。

4. 参考范围　21.5 ~ 50.1pg/mL。

5. 评价　本法直接测定血浆中 Ang II 含量，采用加酶抑制剂来阻断血管紧张素酶的活性，以达到准确测定的目的。其余评价同 RIA 法测定血浆肾素活性的评价。

三、RIA 法测定醛固酮

1. 原理　RIA 法测定醛固酮（aldosterone，Ald）同放射免疫分析基本原理。

2. 主要试剂　商品化试剂盒一般包括抗 Ald 抗体、^{125}I 标记 Ald、Ald 系列标准品、缓冲液、阻断剂、分离剂等。

3. 操作步骤　严格按照试剂盒说明书操作，注意放射性污染。

4. 参考范围　①普通饮食（卧位）：59.5 ~ 173.9pg/mL；②低钠饮食（卧位）：121.7 ~ 369.6pg/mL。

5. 评价　如下所述。

（1）采用肝素抗凝血浆测定，每1mL标本中加肝素注射液（12 500U）10μl。应避免溶血，严重溶血可使结果升高2倍。

（2）实验中采用二抗－PEG分离，最好使用圆底试管，沉淀更容易集中。

（3）血浆钾、钠离子水平的变化对于血浆Ald水平影响很大，在钾、钠离子相对稳定的状态下测定Ald水平才有意义。

（杨志宏）

第二章

心内科常见症状

第一节　呼吸困难

呼吸困难（dyspnea）是指患者主观上自觉呼吸不畅或呼吸费力，常被描述为"气短"、"气促"；客观上表现为患者用力呼吸，并伴呼吸频率、深度和节律的改变。引起呼吸困难的原因有心源性、肺源性、代谢性以及神经精神性几类，且各具特点。由于健康人在重体力负荷时也可出现呼吸困难，所以只有当安静状态或一般情况下，不引起呼吸困难的体力活动时出现的呼吸困难方属病理性呼吸困难。呼吸困难是一种主观症状，各人的耐受性有较大的差别。在呼吸功能受限程度相同的情况下，有些患者几乎完全不能活动，而另一些患者却可坚持相对正常的活动。

引起心源性呼吸困难的主要病理生理基础，是左心衰竭或二尖瓣病变引起的肺静脉和毛细血管内压力升高。由于肺内血液或肺间质内液体量增加，而肺内空气含量相对减少使肺的顺应性下降，这无疑增加了呼吸肌的负荷，使患者感到呼吸费力，肺血管内压力增加所引起的反射性呼吸加快也增加了呼吸困难的程度。这类因肺瘀血而引起的心源性呼吸困难，一般表现为呼吸浅表而快。相反地，肺气肿患者因气道阻塞而致呼吸困难，患者以呼吸深大为主，而呼吸频率增快不明显。此外，心源性呼吸困难除非伴发于肺水肿，一般情况下，动脉血气分析无变化，而肺气肿所致呼吸困难时，血气分析结果大多异常。详细的病史和体格检查是鉴别上述两类呼吸困难的最主要的依据。

心源性呼吸困难又因疾病性质或程度不同，而有以下几种类型。

（一）劳力性呼吸困难

劳力性呼吸困难是左心衰或二尖瓣病变时最早和最常见的症状，其呼吸困难的程度与体力负荷的轻重有关。在询问病史中应了解患者在何种程度的体力负荷下出现呼吸困难，如上楼、爬山、负重行走或跑步等。在评定呼吸困难程度时，还应注意结合患者的精神状态及其耐受性。如有些明显二尖瓣狭窄的患者，主诉仅有轻度呼吸困难，其原因部分是由于在病情逐渐发展的长期过程中，患者已不自觉地将自身的体力活动限制在可耐受的范围内，因而不致出现明显的呼吸困难。

与心源性呼吸困难不同，肺源性呼吸困难早期出现于某些妨碍胸部扩张的动作时，如穿衣、脱衣、下蹲系鞋带等，而且其发展过程相对缓慢。

少数情况下，短暂发作性劳力性呼吸困难实际上相当于心绞痛发作。这是由于劳力负荷造成严重的心肌缺血，导致左心室功能暂时下降，而使呼吸困难的症状比胸痛的症状更明显。此类患者诉说呼吸困难的部位常与心绞痛的部位一致。

（二）端坐呼吸

端坐呼吸（orthopnea）是另一类型的心源性呼吸困难，当其伴发于劳力性呼吸困难时，表明左心功能不全已较明显，或有严重的二尖瓣狭窄。安静休息时即有呼吸困难，平卧时呼吸困难加重，患者为减轻这一症状常自发取坐位或高枕卧位。这样可使静脉回心血量减少，继之可使肺瘀血减轻。与这一机制相同，有些患者还可有卧位性咳嗽。

支气管哮喘或其他严重肺部疾患时，也可出现端坐呼吸，这种情况可能是因为坐位时横膈低位，有利于肺的扩张，使呼吸困难减轻。更重要的是取端坐体位有利于咳出分泌物而明显缓解呼吸困难。

（三）急性心源性呼吸困难

这类呼吸困难常发生于急性左心衰竭或急性心律失常时，是左、右心排血量之间急剧失衡所致。右心排血量维持不变或有所增加，而左心又不能将其所接纳的血液全部排出，这样就使血液淤滞在肺中。呼吸困难常骤然发生，或夜间出现（夜间阵发性呼吸困难），或白天发生，均可发展至肺水肿。急性肺水肿的病理生理机制是急性静脉瘀血而有渗液进入肺实质。其表现有三种常见的临床类型。

1. 夜间阵发性呼吸困难　夜间阵发性呼吸困难（paroxysmal noctumal dyspnea）见于左心衰已较明显时，仅在夜间出现。一般在入睡后 1~2h 发生，患者常常因憋气而突然惊醒，伴窒息感。常被迫坐起甚至走到窗口以便吸入更多空气，有时这种呼吸困难伴有咳嗽或喘鸣。这是由肺瘀血挤压了小支气管使之狭窄所致。有时还伴有心悸、眩晕或压榨性胸骨后疼痛，持续 10~30min，之后症状消失，患者重新上床，一般可安静入睡至天明。当呼吸困难发作时，患者面色苍白或轻微发绀，皮肤湿冷。特别严重的夜间阵发性呼吸困难可发展至肺水肿。

从原则上说，夜间阵发性呼吸困难的发生机制与其他的心源性急性呼吸困难相似。夜间发作的特征性机制，尚未能充分了解。除了夜间平卧睡眠时肺内血容量增加外，睡眠时肾上腺素能活力下降、左心室收缩力减弱，夜间迷走神经张力增加、小支气管收缩，平卧时横膈高位、肺活量减少以及夜间呼吸中枢处于抑制状态等也是影响因素。

2. 心性哮喘　心性哮喘可以是劳力性呼吸困难、端坐呼吸以及夜间阵发性呼吸困难的表现形式，急性左心衰当小支气管壁高度充血时，即可出现哮喘样发作。有时与支气管哮喘难以鉴别。如果自幼即有哮喘发作史则多为支气管哮喘。中年首次发作哮喘则首先考虑为心源性，但是慢性支气管哮喘的患者也可同时有心脏疾病，也就是同一患者既有呼吸系疾病又有左心衰竭，这必须依靠详细地询问病史及体格检查。对有些病情复杂的病例，甚至需要进行血气分析，肺功能测定或心导管检查等方能确定是心源性或支气管性哮喘。

3. 急性肺水肿　这是心源性呼吸困难中最为严重的一种类型，是急性重度左心衰竭的表现，常伴发于急性心肌梗死、高血压危象、二尖瓣腱索或乳头肌断裂时。此外，高度二尖瓣狭窄的患者劳力负荷过重时，由于肺静脉压突然增高也可出现肺水肿。快速心房颤动心室率过快时，左心室充盈受限，也可导致肺水肿。慢性心力衰竭的患者由于保护性机制，使肺内小动脉发生组织学改变，可防止在心力衰竭加重时血管内液体向肺泡内渗出。所以左心衰及二尖瓣病变早期比晚期更容易发生肺水肿。肺水肿的严重程度可有所不同，但所有肺水肿的患者均有呼吸困难。如果水肿仅限于肺间质内，听诊可无水泡音，而 X 线胸片可资证明。最严重的肺水肿时，患者似骤然被自己的呼吸道分泌物所淹溺，处于极度痛苦的状态下，自己可以听到胸内如壶中开水沸腾，并不断有白色或粉红色泡沫状痰从口、鼻中涌出。患者面色苍白并有发绀，皮肤湿冷。症状持续时间长短不一。处于这样的紧急关头，如不采取紧急抢救措施，患者难免一死。

（四）潮式（Cheyne – Stokes）呼吸

1818 年 Cheyne 首先描述了这种节律异常的呼吸。呼吸暂停约十数秒钟后，出现慢而微弱的呼吸，继之逐渐加深加快，然后再逐渐减慢以至停止，如此周而复始。这种潮式呼吸是脑部受损的一种表现，也可出现于严重的左心功能不全时，缺血性与高血压性心脏损害患者更为多见，而这类患者通常也合并脑血管病变。但脑源性与心源性潮式呼吸的病理生理基础不尽相同，对脑部疾病而言，是因为呼吸中枢处于抑制状态，对正常的二氧化碳和 O_2 分压不能产生调节效应。所以呼吸中枢抑制到一定的程度时引起呼吸暂停，而呼吸暂停后潴留的二氧化碳又可刺激呼吸中枢而激发数次呼吸。心源性潮式呼吸主要是由于血液从左心室至脑的循环时间延长，因而干扰了呼吸的反馈调节机制。此外，颈动脉窦反射异常和低氧血症也参与了作用。

（五）其他的心源性呼吸困难

有些特殊的心脏病其呼吸困难的机制尚不十分清楚，如左向右分流量较大的先天性心脏病（室间隔或房间隔缺损、动脉导管未闭等），其呼吸困难是由于肺内血流量增多——多血肺，还可能有反射性机制参与。右向左分流的发绀型先天性心脏病时的呼吸困难，可能是低氧血症引起的反射性呼吸加快。右心衰时，可能有胸水、腹水压迫或同时存在的左心衰及肺部疾患等因素参与。

左心房黏液瘤或左心房内球形血栓常在坐位时或某一特殊体位时，突发呼吸困难，而卧位时可较轻。这是由于坐位或某一特殊体位时，黏液瘤或球形血栓恰好堵塞在二尖瓣口，使左心房血流至左心室受阻。法洛四联症（fallot tetrad）时的呼吸困难可在蹲踞位时减轻。这是由于这一体位可增加体循环阻力，而使右向左的分流量减少。

肺栓塞也属于心血管病急症之一，其呼吸困难的发生更为突然，呼吸困难程度与劳力负荷无关，常伴有惊恐、心悸、胸痛和咯血。由于肺栓塞大多数情况下并无器质性心脏病基础，栓子多来自下腔静脉系统，临床诊断较困难，很易误诊为急性心肌梗死。

（杨志宏）

第二节　胸痛

胸痛（chest pain）是心血管疾病常见症状之一。对于胸痛症状应了解以下有关的内容：起始情况、疼痛部位、放射区域、疼痛性质、严重程度、持续时间、诱发因素（如体力负荷、精神紧张、进食等）、缓解因素（如休息、体位改变等）及是否伴有呼吸困难、出汗、眩晕或心悸等。有些患者对胸痛的感觉描述为压迫感、窒息感或胸部不适等。可有严重胸痛症状的心血管疾病主要有4种：缺血性心脏病、急性心包炎、肺栓塞及主动脉夹层。

（一）缺血性心脏病

缺血性心脏病的胸痛包括稳定型心绞痛和急性冠脉综合征（acute coronary syndrome），其发生是由冠状动脉粥样硬化使冠脉狭窄或痉挛，或冠脉阻塞、斑块破裂和出血所致。心血管专科医师对患者的胸痛症状应认真耐心地询问，以判明是稳定型心绞痛或急性冠脉综合征。

1. 心绞痛　典型稳定型心绞痛的特点可归纳如下：疼痛的部位为胸骨下段后（患者在描述其症状时常以手握拳置于胸骨区），疼痛可放射，主要向左肩及左臂尺侧放射；疼痛性质多为压榨感、紧缩感，有时为烧灼感；疼痛持续 1~10min，大多为 3~5min；疼痛常因劳力负荷所诱发，特别是在寒冷时或进餐后；休息和含服硝酸甘油可使疼痛缓解。心绞痛除上述典型表现外，临床上尚有较多不典型的表现，有时甚至十分离奇，如心绞痛的部位在骶部、大腿或身体的某一处瘢痕。疼痛性质不典型及发作无规律的现象更为多见。

2. 急性冠脉综合征　包括不稳定型心绞痛、ST 段抬高型心肌梗死和非 ST 段抬高型心肌梗死。不稳定型心绞痛可由稳定型心绞痛发展而来，也可直接出现或在急性心肌梗死之前发生。除疼痛性质与典型心绞痛相似外，一般程度更严重，与劳力负荷可无关系，静息状态下也可发生，持续时间较长但一般短于 20min。ST 段抬高型心肌梗死表现为突然发生的、持久而剧烈的胸痛，诱因多不明显，且常发生于安静时，持续时间可长达 30min 或更长，休息或含服硝酸甘油不能使疼痛缓解。患者常有濒死感伴呼吸困难、大汗、乏力、恶心和呕吐，同时心电图示 ST 段明显抬高，血清心肌坏死标志物浓度升高并有动态变化。非 ST 段抬高型心肌梗死是指具有典型的缺血性胸痛症状，持续时间超过 20min，血清心肌坏死标志物浓度升高并有动态演变，但心电图无典型的 ST 段抬高而是表现为 ST 段压低、T 波异常或 ST－T 正常等非特征性改变的一类心肌梗死，其胸痛症状与 ST 段抬高型心肌梗死不尽相同。

当患者具有冠心病的危险因素，且主诉为典型的劳力性胸骨后疼痛时，诊断为心绞痛的准确率是较高的。如果没有明显的冠心病危险因素，胸痛也不典型，则心绞痛的可能性不大。具有明显冠心病危险因素者，即使胸痛不典型也不能轻易否定心绞痛的诊断。冠心病的危险因素如高龄、男性、高血压及冠心病的家族史以及本人有高血压、血脂异常、糖尿病、吸烟史等均与冠心病发病有一定关系，在病史中均应注意询问。

还有一点也不能忘记，既往没有冠心病的年轻人有时也可以出现心肌缺血性胸痛，这种情况多见于严重贫血、阵发性心动过速心率极快时、主动脉瓣病变、肥厚型心肌病等，如有怀疑，应对相关的病史进行仔细询问。

（二）急性心包炎

急性心包炎的胸痛主要是由于壁层心包受炎症侵犯所致，或炎症侵及邻近的胸膜之故。疼痛部位较局限，通常位于胸骨及胸骨旁区，可放射至颈、背或上腹部，由于左侧横膈胸膜受侵犯，疼痛可放射至左肩部，但很少波及左上臂。疼痛性质多为锐痛，但其程度差异甚大，一般持续数小时至数天，可在吞咽、深呼吸及仰卧位时加剧。当前倾坐位时疼痛可缓解；应用止痛消炎药物也可使疼痛减轻。发病前有上呼吸道感染病史，有助于诊断。若体检听到心包摩擦音，可以诊断。

（三）肺栓塞

大面积的肺栓塞其疼痛性质、部位与不稳定型心绞痛或急性心肌梗死十分类似，但一般更为剧烈，放射更为广泛，可在呼吸时加剧。含服硝酸甘油不能使疼痛缓解。常伴有呼吸困难、咳嗽、咯血、心动过速及低血压，严重者出现休克及猝死。其疼痛可能是由于右心室压力突然增高，使冠脉血流量减少，而氧耗量反而增高，导致心肌缺氧所致。也有人认为肺动脉的扩张也可能是引起疼痛的因素之一，这一机制也常用以解释肺动脉高压时的胸痛。巨大肺栓塞时，患者常有胸膜性胸痛和少量咯血等症状。

（四）急性主动脉夹层

主动脉夹层疼痛常突然暴发，持续而异常剧烈。其疼痛部位依主动脉壁内层断裂的部位不同而异。主动脉夹层最常发生于主动脉弓或降主动脉，此时疼痛多局限于前胸，并放射至背部，有时以背部疼痛为主而放射至项部、颈部或手臂。如果主动脉夹层在数小时或数日内继续扩展，则疼痛将扩展至腹部、腰部和下肢。对于慢性高血压患者、妊娠妇女及马方综合征（Marfan syndrome）的患者应多考虑这种可能性，少数患者疼痛不十分剧烈而以突发呼吸困难及昏厥为主要表现。

以上几种心源性胸痛的鉴别见表 2-1。

表 2-1　几种心源性胸痛的鉴别

	稳定型心绞痛	不稳定型心绞痛	心肌梗死	急性心包炎	肺栓塞	急性主动脉夹层
部位	胸骨后可波及心前区	胸骨后可波及心前区	胸骨后可波及心前区	心前区及胸骨后	胸骨下端	前胸部或背部
放射	左肩、左臂尺侧或达下颌、咽及颈部	左肩、左背上方、左臂尺侧或达下颌、咽及颈部	左肩、左背上方、左臂尺侧或达下颌、咽及颈部	颈、背、上腹、左肩	广泛	颈、背部、腹部、腰部和下肢
性质	压榨感、紧缩感	胸痛阈值降低、程度加重、次数增加	胸痛的程度较心绞痛更剧烈	锐痛	剧烈痛	胸痛突然暴发、剧烈，呈撕裂样
时间	3~5min	通常 <20min	数小时或更长	持续性	持续性	持续性
诱因	劳力、情绪激动、寒冷、进餐	轻体力活动或休息时发作	不常有	吸气、吞咽、咳嗽加剧	右心室压力增高所致	常患高血压或马方综合征
缓解方式	休息、硝酸酯缓解	硝酸酯缓解作用减弱	休息和硝酸酯不能缓解	前倾坐位可缓解	硝酸酯不能缓解	硝酸酯不能缓解
伴随临床表现	有时可出现第4心音和乳头肌功能不全的表现	第4心音和乳头肌功能不全的表现明显，可出现一过性心功能不全的表现	呼吸短促、出汗、烦躁不安和濒死感；恶心、呕吐和上腹胀	心包摩擦音	呼吸困难、咯血、低血压，急性右心衰和肺动脉高压的表现	下肢暂时性瘫痪、偏瘫和主动脉关闭不全的表现，双上肢血压和脉搏不对称

（五）其他原因引起的胸痛

除了上述引起胸痛的疾病外，还有一些心源性和非心源性疾病可引起胸痛。在鉴别诊断时应予以考虑。

（1）扩张型心肌病和二尖瓣脱垂患者常诉胸痛，其机制不明。疼痛性质可类似典型心绞痛，也可类似功能性胸痛。

（2）肋软骨炎或肌炎引起的胸壁疼痛，这类胸痛常伴有肋软骨或肌肉的局部压痛。身体活动或咳嗽时可使疼痛加重。

（3）左侧胸部带状疱疹，在出疹前其胸痛有时可误诊为心肌梗死，但随之出现的疱疹可使诊断当即明确。

（4）功能性或精神性胸痛，忧郁症的患者也可有胸痛，常同时伴有叹息样呼吸、过度换气、手足发麻，称之为心血管神经症。这种胸痛常局限于心尖部，持续性钝痛，长达数小时或十数小时，伴有心悸，兼有针刺样短暂锐痛。心前区常有压痛。胸痛发作间期常有神经衰弱、疲倦无力等症状。情绪不稳定，止痛药不能使疼痛完全缓解，但休息或活动或镇静剂，甚至安慰剂可使疼痛部分缓解。

胸腔内其他脏器或组织的疾病，上腹部脏器的疾病有不少也有胸痛症状。值得一提的是食管痉挛及反流性食管炎其胸痛症状常易与心绞痛混淆。尽管有不少检查手段有助于鉴别多种不同原因的胸痛，但毫无疑问询问病史是最重要、最有价值的方法。特别是对胸痛性质及其伴随症状的综合分析常可得到重要的鉴别线索。

（王　稳）

第三节　心悸

心悸（palpitation）是心血管病的主要症状之一，是患者感觉到自身心跳增强或加速的不舒服感觉，也是患者就诊的常见原因。患者描述心悸的感觉各有不同，如心悸、心脏下沉感、心脏振动感、撞击感、停顿感及心搏不规则等。心悸的轻重很大程度上取决于患者的敏感性。对这一主诉应进一步询问其诱发或加重因素，诸如运动、进食、情绪激动、饮酒及服用药物的影响等。

（一）不伴有心律失常的心悸

这种心悸十分常见。有些只是对正常心搏的感知，特别当左侧卧位时更明显，多见于紧张和敏感的正常人。情绪易激动者常有窦性心动过速使之感到心慌，并多伴有焦虑、呼吸深大、手足发麻、颤抖等。与阵发性心动过速不同，窦性心动过速起始和终止都是逐渐而隐袭的。心率一般为 100 ~ 140 次/分。

正常人在剧烈运动时出现的心悸是由于窦性心动过速及高动力循环状态所致。

（二）心律失常所致的心悸

心悸是心律失常患者的常见症状，心悸时心率可快可慢，心律亦可不规则。各种类型的期前收缩、快速性心律失常、缓慢性心律失常或心律不规则均可引起心悸；但有心律失常不一定都有心悸症状。

根据长程心电图的监测，心脏正常的人群，大多有偶发的房性期前收缩或室性期前收缩，但不一定都有心悸症状。因室性期前收缩而有心悸者随年龄增高而增加。各种类型的器质性心脏病均可伴发期前收缩，但临床上功能性期前收缩更为多见。有期前收缩者常主诉有心搏脱漏或停顿感，有时描写为心脏冲向喉部或下沉的感觉，少数患者感到有连跳。

阵发性室上性心动过速时，其心慌的症状呈突发突止的特点，心率一般超过 160 次/分；心律规则，持续时间可长达数小时，也可能仅数分钟。颈动脉窦按摩、Valsalva 动作、作呕或呕吐等刺激迷走神经的动作一般可使心慌症状终止。

阵发性心房颤动发作时心慌更为严重，心跳快而极不规则，伴有脉搏短绌是其特点。心房扑动在临床上较为少见，心率常为 150 次/分左右，可以规则也可以不规则，心率成倍地增加或突然减半是其特征。

室性心动过速发作时，心室率增快可引起心悸，且常伴有昏厥或昏厥前症状，可能还会发生猝死。

心率缓慢时，也可出现心悸，多由房室传导阻滞或窦房结病变引起。

由于伴随于心律失常的心悸症状大多数情况下不是持久性的，所以当患者就诊时往往不是正值心律失常发作之际。请患者描述心悸的感觉，发作心悸时心跳的节律和速率，有时有助于判断心律失常的性质。常规心电图及长程心电图对心律失常的诊断价值最高。心脏电生理检查对阵发性心动过速的诱发复制率极高，确诊率可达90%左右。

（三）血流动力学改变所致的心悸

由于每搏血量增加，心肌收缩力增强，可使患者经常存在心悸感，特别在二尖瓣或主动脉瓣关闭不全时，心内、心外有分流时，或心动过缓时心悸感常较明显。此外，高动力循环状态，如妊娠、甲亢及嗜铬细胞瘤时均可有此症状。

由于心功能不全，每搏血量减少，心率代偿性增快，常表现为轻度活动后即出现心悸。

（王　稳）

第四节　昏厥

昏厥（syncope）是由于一过性脑部供血不足所致的突然和短暂的意识丧失伴自主体位丧失，一般能很快恢复正常。如果患者尚未达到意识丧失的程度，但出现头晕、心悸、胸闷、气短、乏力、面色苍白、出汗、站立不稳、视物模糊、听力下降及消化道症状，则称之为昏厥先兆。其供血不足的病理生理基础不外乎是心脏泵血不足或是周围血管异常反应——血管扩张、血容量相对不足，或者两者兼而有之。由明显的失水、失血等造成的低血容量休克伴昏厥不在本节内讨论。昏厥的病因多种多样，大体上可分为以下几类：①神经介导性昏厥：主要包括血管迷走性昏厥（vasovagal syncope）、颈动脉窦综合征（carotid sinus syndrome）和其他反射性昏厥；②心源性昏厥；③脑源性昏厥；④直立性低血压（orthostatic hypotension）；⑤血液成分异常，如低血糖和重度贫血。另有一些昏厥虽经各种检查仍诊断不明。从治疗及预后的角度来看，心源性昏厥最为重要；但从临床发病率来看，血管迷走性昏厥最为多见。

（一）神经介导性昏厥

指多种因素触发的过强的神经反射，引起低血压和心动过缓，从而导致昏厥发作。

1. 血管迷走性昏厥　是临床上最常见的昏厥，占昏厥患者的30%～50%。多见于年轻体弱的女性，常反复发生，但无器质性疾病，也无特定性诱因。情绪激动、恐惧、久站、见到血、疼痛、天气闷热、空气污浊、过度疲劳等情况下均可发作，过去均列入"不明原因"性昏厥。自1986年Kenney采用直立倾斜试验（head upright test，HUT）用于诊断血管迷走性昏厥以来，国内外对血管迷走性昏厥患者的体位、血压、心率与昏厥的关系进行了大量临床研究，将血管迷走性昏厥分为三种类型：血管抑制型，直立倾斜试验中诱发昏厥时以血压降低为主；心脏抑制型，昏厥时表现为心率突然减慢甚至出现心脏停搏；混合型，昏厥时心率和血压均明显下降。尽管血管迷走性昏厥发生的病理生理机制尚未完全明了，但这类患者在直立倾斜位时出现血压下降及（或）心动过缓，并再现昏厥发生的症状是明确的。目前临床上已将倾斜试验作为诊断血管迷走性昏厥最可靠的手段。

2. 颈动脉窦综合征　是指对颈动脉窦刺激的过度神经反射导致心动过缓和（或）血压下降，从而引起昏厥。常见诱因为局部动脉硬化、炎症、外伤、肿物、衣领压迫、颈部肌肉加压、转动头部、揉压颈部或其他刺激颈动脉窦的动作等。颈动脉窦综合征在老年人中多见，心血管和神经系统检查往往正常，昏厥发作前常无预兆，以心脏停搏和心动过缓为特点，做颈动脉窦按摩试验可资诊断。

3. 情境性昏厥　情境性昏厥（situational syncope）与咳嗽、排尿、排便和吞咽等相关，其发生机制相似，分别通过反射弧将通路上的胸腔、膀胱和胃肠道内压力感受器经脑神经与中枢（孤束核、髓质血管减压部位）连接，反射性地引起传出通路中的迷走神经张力增高，从而引起心率减慢和心输出量降低，最终导致昏厥发作。

4. 疼痛性昏厥　舌咽神经或三叉神经痛引起的喉部和面部疼痛可导致昏厥发作；触摸扁桃体、耳、咽、喉的引发点产生疼痛刺激也可引起昏厥。其发生机制可能为：疼痛刺激由相应神经传入，反射性地引起血管舒缩中枢抑制，周围血管扩张，回心血量减少，心输出量减少，脑部供血不足导致昏厥发作。

（二）心源性昏厥

指由心脏疾病造成心输出量暂时减少导致一过性脑供血不足而产生的昏厥。常见的原因可归纳如下。

1. 心律失常　缓慢性心律失常：如严重窦性心动过缓、房室传导阻滞、心室停搏或病窦综合征等；快速性心律失常：如室性心动过速、心室扑动、心室颤动、阵发性室上速、心房颤动、心房扑动、心脏遗传性离子通道病（先天性长 QT 综合征、Brugada 综合征）、起搏器功能不良、药物的促心律失常作用等。如果在一阵心悸后出现昏厥，常提示为快速性心律失常中止时，在正常窦性心律恢复之前有短暂的窦性停搏或严重心动过缓。

2. 器质性心脏病或心肺疾病　心瓣膜口狭窄或流出道梗阻：如严重的主动脉瓣狭窄、肺动脉或肺动脉瓣狭窄、肺栓塞、法洛四联征、肥厚型梗阻性心肌病、心房黏液瘤、二尖瓣脱垂等；泵衰竭：如急性心肌梗死或心肌缺血等；其他心脏疾病：如急性主动脉夹层、心包疾病、心脏压塞等。体位改变或体力负荷突然加重可使这类患者心输出量突然减少，血压明显降低导致昏厥发作。

心源性昏厥一般发生极为突然，无头昏不适等前驱症状，持续时间甚短，可有外伤及大小便失禁。意识恢复后，除原有心脏病症状外，常无其他明显症状。

（三）脑源性昏厥

脑血管病变、痉挛而发生一过性、短暂脑供血不足，也可发生昏厥，如短暂性脑缺血发作（TIA）、锁骨下窃血综合征、脊椎基底动脉供血不足等均可造成一过性昏厥。双侧颈动脉严重狭窄也可引起昏厥。

（四）直立性低血压

直立性低血压也叫直立性低血压。当患者突然改变体位，如从卧位或蹲位快速站立时，血液因重力作用而积聚在下肢，由于患者存在着自主神经功能障碍，外周血管不能相应收缩，静脉回心血量下降，心搏出量减少，血压过度下降（>20/10mmHg），大脑灌注不足，因而发生昏厥。直立性低血压常见于老年患者、服用抗高血压和抗抑郁药及利尿剂的患者，继发于糖尿病和滥用酒精的自主神经功能受损的患者也易出现直立性低血压。

（五）血液成分异常引起的昏厥

脑储备糖的能力差，但耗能大，血糖过低会引起头昏、乏力、冷汗、神志恍惚甚至昏厥；贫血时血液中红细胞减少，血氧浓度降低引起脑缺氧，也可发生昏厥。此外，过度换气导致二氧化碳排出过多、血液中二氧化碳含量下降和低碳酸血症，继而引起外周血管扩张、回心血量减少和大脑供血不足；低碳酸血症还可引起脑血管收缩和血红蛋白对氧的亲和力增强、大脑供氧量降低，进而导致昏厥发作。此外，昏厥在临床上还应与其他引起意识障碍的疾病相鉴别，如癫痫、癔症发作、前庭病变等。

对昏厥的诊断，首先要判断是否确有意识丧失，如对外界刺激的感知，是否有摔倒、受伤及二便失禁等。经过详细询问病史，包括诱发因素、前驱症状、昏厥持续时间、恢复过程、意识恢复后的心率、自我感觉以及伴随症状等常可提供诊断线索。例如：血管迷走性昏厥多与疼痛、恐惧、听到噩耗、情绪激动、站立时间过久、环境闷热等有关；"情境性"昏厥多与排便、排尿、咳嗽、吞咽有关；突然转动颈部发生昏厥提示颈动脉窦综合征；活动上肢而发生昏厥提示锁骨下窃血综合征；由卧位直立时突然晕倒提示直立性低血压。运动、劳力时发生昏厥则可见于多种疾病如肥厚型心肌病、主动脉瓣狭窄、先天性长 QT 综合征等。

病史结合体格检查一般可对昏厥的原因做出初步判断。进一步明确诊断常需做特殊检查，特别是疑为心律失常所致的昏厥除一般心电图及超声心电图之外，需做长程心电图，甚至心脏电生理检查。对疑为血管神经性昏厥者，应行倾斜试验。

（王　稳）

第五节　发绀

发绀（cyanosis）是指皮肤和黏膜呈现蓝色的异常外观，其主要是由于血液中还原血红蛋白含量的增多，少数情况下异常血红蛋白的增多也可引起发绀。发绀既是一种症状，也是一种体征，除非发绀已十分明显，一般体格检查时容易被忽视。

毛细血管血液中还原血红蛋白含量的多少取决于两个因素：其一是动脉血内氧的浓度，其二是组织从毛细血管中摄取氧量的多少。因此，毛细血管血液中还原血红蛋白增加，可能是由于动脉血氧不饱和，此型发绀称之为中心性发绀；也可能是由于组织从血中摄取过多的氧，此型发绀称之为周围性发绀。正常情况下，动脉血氧饱和度为 100%，还原血红蛋白仅为 0.75g/dl，血液流经毛细血管，组织摄取了部分氧气，在静脉血液中的还原血红蛋白即升高至 4.75g/dl。由此看来，发绀与静脉内氧含量的关系更大。当临床上判断有发绀时，其毛细血管内血液的还原血红蛋白含量至少达到了 4g/dl。

（一）中心性发绀

中心性发绀主要见于右向左分流的先天性心脏病患者。一般当分流量大约相当于 30% 的左心搏出量时即可出现发绀，这部分分流的血液不经过肺部的气体交换，致使动脉和毛细血管内的血液氧饱和度不足。换句话说，即循环血流中还原血红蛋白的含量增加。

在先天性心脏病中，以下三种情况可导致右向左分流而引起发绀：①当右心流出道有狭窄而同时有一大的间隔缺损时，血流倾向于经过缺损口从右向左分流（如法洛四联症、肺动脉口闭锁等）；②较大的间隔缺损，原有左向右分流（如室间隔缺损），随着时间的推移，逐渐形成肺血管的阻塞性改变，而使分流倒向，出现发绀；③有一个左、右共用的心腔，在血流进入动脉系统以前，氧饱和与氧未饱和的血液混合在一起（如单心室），可出现发绀，但如无肺动脉阻塞性改变，同时肺血流量较大时，动脉血氧饱和度可达 82%~88%，可以没有或仅轻度发绀。

除了右向左分流的先天性心脏病以外，中心性发绀也可见于严重的呼吸系统疾病，如呼吸道阻塞、肺部疾患（肺炎、阻塞性肺气肿、弥漫性肺间质性纤维化、肺瘀血、肺水肿）、胸膜疾患（大量胸腔积液、气胸、严重胸膜肥厚）及肺血管病变（原发性肺动脉高压、肺动静脉瘘）等，其发病机制是由于呼吸功能衰竭，肺通气或换气功能障碍，经过肺的血液不能得到充分氧合，导致体循环毛细血管中还原性血红蛋白增多，从而发生发绀。

中心性发绀具有以下两大特点可资与周围性发绀鉴别：①中心性发绀患者常有杵状指（趾），这是十分重要的鉴别体征；②中心性发绀时动脉血氧饱和度一般均低于 85%，并伴有红细胞增多。发绀在体力负荷时明显加重。

确定为中心性发绀后，应进一步判断其为心源性还是肺源性。单纯的心源性中心性发绀，一般没有严重的呼吸困难，除非有急性肺动脉栓塞或急性肺水肿。而肺源性发绀毫无例外均有严重的呼吸困难。此外，如为肺源性发绀给予纯氧吸入 5~10min 后，发绀可明显减轻，甚至消失。心源性者则无此反应。对心源性发绀只有采取降低肺血管阻力的措施或输入含有溶解性氧的液体时，方可使发绀略有减轻。

（二）周围性发绀

周围性发绀系因通过皮肤的血流减少或缓慢所致，常出现在肢体末梢及身体下垂部位，如肢端、耳垂及鼻尖。以下几种情况可导致周围性发绀：当体循环瘀血、周围血流缓慢、氧在组织中被过多地摄取时，如右心衰、缩窄性心包炎。局部静脉病变（血栓性静脉炎、下肢静脉曲张）等；当肢体或末梢动脉收缩或阻塞时，如雷诺现象（Raynaud phenomenon）是典型的周围性局限性发绀；由于心输出量减少、循环血容量减少、周围组织血流灌注不足及缺氧所致，如严重的休克；当血红细胞数与血红蛋白含量显著增高时，如真性红细胞增多症。周围性发绀以肢端及暴露部位更为明显。在温度保持较高的部位如结膜、唇内面、颊内面和舌头常无发绀。而中心性发绀在这些部位也无例外。此外，周围性发绀常伴皮肤苍白发凉，当搓揉和加温后，局部发绀可消失。

中心性与周围性发绀的鉴别见表2-2。

表2-2 中心性与周围性发绀的鉴别

	中心性发绀	周围性发绀
动脉氧饱和度	低于75%~85%	基本正常
发绀的分布	全身性（包括口腔内黏膜），发绀部位暖和，周围血管扩张	局限于四肢末端、鼻尖、外耳、口唇等；发绀部分较凉，周围血管收缩
对吸入100%氧的反应	肺源性发绀减轻	无反应
对体力活动的反应	发绀可加重	发绀可减轻
同时存在的情况	右至左分流的先心病，肺动静脉瘘，弥漫性肺脏疾病，如严重肺气肿等	休克、充血性心力衰竭（后者发绀主要为周围性，中心性因素也参与）

（三）混合性发绀

肺心病的发绀是中心性和周围性混合性发绀。中心性发绀是因肺部疾患所致，周围性发绀则因晚期心输出量不足所致。

有些少见的血红蛋白异常疾病也可引起类似发绀的皮肤色泽改变，应注意鉴别，如硫变血红蛋白血症（因食入乙酰苯胺、乙酰氧乙苯胺、苯胺、磺胺等引起）、中毒性高血红蛋白血症（如大量食用含亚硝酸盐的蔬菜，或少数情况下由于长期应用硝普钠或亚硝酸盐类药物）、先天性高血红蛋白血症（患儿自幼即有发绀，有家族史而无心肺疾病）。此外尚需与色素沉着病如银质沉着病或血色沉着病等鉴别。

（王　稳）

第六节　水肿

水肿（edema）是由于体内液体过量积聚在细胞外组织间隙中的表现，患者外观浮肿，如在骨表面用指压皮肤，可见压痕持续数秒不消失，水肿既是一症状，也是一体征。

严重的心力衰竭、肾病综合征和肝硬化患者均可出现水肿，根据病史、物理检查和简单的实验室检查可对其进行鉴别。水肿是右心衰竭较晚期的症状，但在右心衰竭导致体循环静脉压力增高以前，往往已可因水、钠潴留而使体重增加，一般在细胞间隙内积聚的液体超过5L时方可见到显性水肿。故在心性水肿出现以前，患者常先有少尿及体重增加（3~5kg）。

无论病因如何，引起心性水肿的因素主要有二，一是静脉压升高，二是水、钠潴留，后者是由于肾脏排钠减少。而影响水钠潴留的因素很多，目前尚未能一一阐明。醛固酮增加可能是引起水、钠潴留的因素之一，而醛固酮增加又是心输出量减少导致肾血流量减少的代偿反应。有些研究表明，当心力衰竭进入慢性期时，醛固酮的分泌逐渐恢复至正常水平，此时应用血管紧张素转化酶抑制剂阻断血管紧张素Ⅰ转换为血管紧张素Ⅱ，其有利的作用主要是减少心脏的后负荷（扩张血管），而并不在于消除刺激醛固酮分泌的因素。大多数晚期心力衰竭患者有效血循环量减少（尽管整个血容量是增加的），促使抗利尿激素增加，这对水的潴留和稀释性低钠（尽管体内总钠量增加）起一定的作用。

临床上心力衰竭患者白天水肿明显而夜间可减轻，其水肿部位与重力有关。门诊患者水肿主要见于双下肢（脚和踝部），卧床患者则主要表现在腰骶部。当水潴留进一步增加时，可发展为全身性水肿，面部水肿常较晚出现，可能提示伴有肾功能不全或上腔静脉阻塞。

（一）心性水肿的特点

（1）心性水肿总是伴有静脉压升高，后者的主要体征是颈静脉搏动增强及怒张，肝脏充血肿大并有压痛,肝颈静脉回流征阳性。

(2)心性水肿部位与重力有关,好发于身体下垂处,且为双侧对称性,如双下肢,除非患者长时间保持侧卧体位。

(3)大多数右心衰竭的病因为二尖瓣病变及肺心病,所以在心性水肿出现以前,一般均先有呼吸困难。少数情况下,全心疾病首先影响右心者,如心肌病、缩窄性心包炎等则出现水肿前可无呼吸困难症状,但大多数全心疾病常同时波及左、右心,所以呼吸困难和水肿常同时出现。

(二)水肿的特殊形式

1. 腹腔积液 腹膜腔内积液是晚期右心衰竭的另一种表现,常先有或同时有腹壁水肿。心源性腹腔积液几乎毫无例外地先有下肢水肿,仅仅在缩窄性心包炎或三尖瓣疾患时可以先有腹水或腹水比下肢水肿更突出。此时应高度重视与肝性腹水相鉴别,观察颈静脉,判断有无体循环静脉压升高,将对鉴别诊断有重要帮助。

2. 胸水 胸膜腔内积水主要来自壁胸膜的渗漏。由于胸膜上的静脉同时引流至体循环及肺循环,所以只有当体循环和肺循环静脉压力均升高时,方有胸水形成。所以,胸水常见于同时有左、右心衰时。心力衰竭时出现的胸水常为双侧性,而以右侧为多。少数单侧胸水也均在右侧,如果出现左侧的单侧胸腔积液,心力衰竭所致的可能性极小。

如果胸水是由于心力衰竭所致者,在 X 线上常同时有上叶肺静脉影增粗,以及出现 Kerley 水平线。表明有慢性肺静脉压增高。

(王　稳)

第七节　咯血

咯血(hemoptysis)是指痰中带血丝或血块,血虽来自呼吸系统,但由于心肺关系极其密切,不少情况下,心脏疾患是咯血的病因,如下所示。

(1)急性肺水肿,红细胞从瘀血的血管中进入肺泡,典型的表现为咳大量粉红色泡沫痰。

(2)严重二尖瓣狭窄,肺动脉高压导致肺动脉与支气管静脉系统形成侧支循环,支气管内的血管扩张,进而破裂而发生大口咯鲜血色血液。

(3)肺梗死,肺动脉梗死组织坏死出血,血液进入肺泡可出现痰中带血或咯血。

(4)各种心脏病所致慢性左心功能不全,肺瘀血均可有痰中带血或暗红色血痰。

(5)主动脉瘤偶可破入支气管而引起极大量的咯血,可致患者迅即死亡。

以上所列举的各类心脏疾患可导致不同程度的咯血,临床上应特别注意与呼吸系统疾病所致的咯血相鉴别,详细的病史对确定咯血的病因有着重要的作用。如患者是否有长期慢性咳嗽、咳痰,吐大量脓痰以及长期低热史,这些对诊断支气管炎、支气管扩张或肺结核有参考价值。咯血量的多少对确定病因也有重要的参考价值,如反复发生的小量咯血多见于慢性支气管炎、支气管扩张、肺结核或二尖瓣狭窄,此类患者有时也可出现大量咯血;中等量咯血可见于肺动静脉瘘破裂。中老年患者不明原因的反复咯血应怀疑肿瘤的可能,伴有急性胸痛的咯血提示肺动脉栓塞伴肺梗死;先天性心脏病患者出现咯血和发绀时提示艾森门格综合征(Eisenmenger syndrome)。伴有严重呼吸困难的咯血常提示心脏疾患所致,高血压、冠心病常是导致左心功能不全的病因,病史中不可疏忽。体格检查也十分重要,如单纯二尖瓣狭窄时,心尖部舒张期杂音局限且音调低沉,常容易疏漏应特别注意。

(王　稳)

第八节　咳嗽

咳嗽(cough)是心肺系统最常见的症状之一。肺部和支气管的各种感染、肿瘤及过敏反应等均可引起咳嗽。心血管疾病所致的咳嗽多由于肺静脉高压、间质性和肺泡性肺水肿、肺梗死及主动脉瘤压迫支气管等原因引起。肺静脉高压引起的咳嗽常继发于左心衰或二尖瓣狭窄，先有刺激性干咳，而后有浆液性痰、血泡痰，患者多于夜间睡眠 1~2h 后突然憋醒，发生刺激性咳嗽。肺水肿所致咳嗽多由左心功能不全或快速静脉补液过量引起，患者表现为连续性咳嗽、咳出粉红色泡沫痰，并出现夜间阵发性呼吸困难，双肺可闻及水泡音。当患者出现咳嗽伴胸痛、咯血及呼吸困难等症状时应想到肺梗死的可能。主动脉瘤压迫气管和支气管时可引起咳嗽和气急，咳嗽往往带有金属音。当咳嗽伴发劳力性呼吸困难时，常提示慢性阻塞性肺病或心功能不全；而当患者有过敏和（或）喘鸣病史时，咳嗽常常伴发支气管哮喘。如果咳嗽合并声嘶而又无上呼吸道疾病的病史时，可能为扩大的左心房和肺动脉压迫左喉返神经致其麻痹所致。此外，某些心血管常用药如血管紧张素转化酶抑制剂卡托普利、依那普利等可引起部分患者咳嗽，有文献报道其发生率高达 15.4%，且多为干咳，晚上或仰卧位时加重。咳嗽在服药后 24h 至数月内发生，治疗期间可持续存在，停药数日后症状可消失。

痰的性状也有助于判断不同病因的咳嗽。咳嗽咳出粉红色泡沫痰常因肺水肿引起；而痰中带血丝则提示肺结核、支气管扩张、肺癌或肺梗死等疾病。

（杨寿山）

第三章

冠心病

第一节　总论

一、概述

冠状动脉疾病（coronary artery disease，CAD），简称冠心病，是一种最常见的心脏病，是因冠状动脉痉挛，狭窄或闭塞，引起心肌供氧与耗氧间不平衡，从而导致心肌缺血性损害，也称为缺血性心脏病（ischemic heart disease，IHD）。引起冠状动脉狭窄的原因绝大部分为冠状动脉粥样硬化所致（占95%以上），因此习惯上把冠状动脉病视为冠状动脉粥样硬化性心脏病。冠心病目前是我国居民致残、致死的主要原因之一。本病多见于40岁以上的男性和绝经期后的女性。近年来，我国冠心病发病有增多趋势。

二、冠心病的发病机制及危险因素

（一）发病机制

冠心病的发病机制也即动脉粥样硬化的发病机制，目前尚不十分清楚，比较公认的几个学说：内皮损伤－反应学说；脂质浸润学说；免疫反应学说；血栓形成学说等。

目前观点看，动脉粥样硬化是一种慢性炎症性疾病。内皮损伤或血清胆固醇水平过高导致大量以低密度脂蛋白（low－density lipoprotein－cholesterol，LDL）为主的脂质颗粒沉积于动脉内皮下；这些沉积的脂质颗粒随后被修饰标记并吸引血液中的单核细胞、淋巴细胞等迁移至内皮下；迁移至内皮下的单核细胞转化为巨噬细胞并大量吞噬修饰的脂质颗粒，但超过高密度脂蛋白（high－density lipoprotein－cholesterol，HDL）等把胆固醇向内膜外转运能力，则巨噬细胞形成的泡沫细胞破裂、死亡；大量死亡的泡沫细胞聚集形成脂池并吸收动脉中层的平滑肌细胞迁移至内膜，随后平滑肌细胞由收缩型衍变为合成型并产生大量胶原和弹力纤维等包裹脂池形成典型粥样硬化病变。

（二）危险因素

尽管动脉粥样硬化发生机制并不十分清楚，但流行病学研究显示，有些因素与动脉粥样硬化的发生发展有明显相关性，称为危险因素。

1. 高血压病　收缩压或舒张压升高与冠心病发病危险性之间有明显的相关性，而且收缩压升高比舒张压升高的危险性更大。9项前瞻性研究，包括42万人的回顾性分析表明，平均随访10年后，在舒张压最高的20%人中冠心病事件的发生率是舒张压最低的20%人群的5～6倍。舒张压每增高1kPa（7.5mmHg），估计患冠心病的危险性增加29%。且血压越高，持续时间越长，患冠心病的危险性就越大。降压药物使高血压病患者的血压降低0.8kPa（6mmHg），冠心病事件减少14%。我国冠心病患者中50%～70%患有高血压病，而全国的成人高血压病患者达2亿，患病率达18.8%。

高血压病引起动脉粥样硬化的可能原因：①由于对动脉壁的侧压作用，动脉伸长等导致动脉壁机械损伤，使胆固醇和 LDL 易侵入动脉壁；②由于血管张力增加，使动脉内膜伸张及弹力纤维破裂，引起内膜损伤，并刺激平滑肌细胞增生，壁内黏多糖、胶原及弹力素增多；③由于引起毛细血管破裂，使动脉壁局部血栓形成；④使平滑肌细胞内溶酶体增多，减少动脉壁上胆固醇清除。

2. 吸烟　在 Framingham 心脏研究中，不论男女，每天吸 10 支烟，可使心血管病病死率增加 31%。原来每天吸烟 1 包的高血压病患者，戒烟可减少心血管疾病危险 35% ~ 40%。吸烟增加冠心病危险的机制：①吸烟降低 HDL 胆固醇水平，男性减低 12%，女性降低 7%。吸烟改变 LCAT 活性，对 HDL 的代谢和结构产生不良影响。吸烟可使 apoA - Ⅰ和 apoA - Ⅱ相互交联，使 HDL 的功能改变，失去保护心脏的作用，这可能是吸烟增加患冠心病危险的主要机制。②对冠状动脉血流量有不利影响。吸烟可明显增加血管痉挛的危险，对血管内皮细胞功能、纤维蛋白原浓度和血小板凝集性也产生不利影响。③可使碳氧血红蛋白显著增高，载氧血红蛋白减少，氧离曲线左移，从而使动脉组织缺氧，平滑肌细胞对 LDL 的摄取增加而降解减少。④可使组织释放儿茶酚胺增多，前列环素释放减少，致血小板聚集和活力增强，从而促进动脉粥样硬化的发生和发展。

3. 血脂异常

（1）血脂：是血浆中的胆固醇、三酰甘油（triacylglycerol，TG）和类脂如磷脂等的总称。血脂异常指循环血液中脂质或脂蛋白的组成成分浓度异常，可由遗传基因和（或）环境条件引起。冠心病是多因素疾病，其中，总胆固醇（total cholesterol，TC）作为危险因素积累了最多的循证证据。研究显示，LDL 每降低 1mmol/L，冠心病死亡风险降低 20%，其他心源性死亡风险降低 11%，全因死亡风险降低 10%。在 Framingham 研究中，HDL 在 0.9mmol/L 以下者，与 HDL 胆固醇在 1.6mmol/L 以上者相比，冠心病的发病率增高 8 倍。据估计，HDL 胆固醇每增高 0.026mmol/L，男性的冠心病危险性减少 2%，女性减少 3%。可见 HDL 具有保护心脏的作用。血浆三酰甘油和冠心病的关系尚未明确，但流行病学资料提示，TG 在判断冠心病危险性时起重要作用。在前瞻性研究中，单变数分析显示 TG 浓度和冠心病发生率直接相关，但在多变数分析时这个相关性减弱。在控制 HDL 的分析中，TG 和冠心病发生率的相关性可以消失。TG 增高和冠心病的相关性减弱的部分原因是富含 TG 的脂蛋白和 HDL 在代谢中有相互关系。现有证据显示，载脂蛋白 B（apoB）是心血管疾病（CVD）危险因素之一，比 LDL - C 更能反映降脂治疗是否恰当，而且实验室检测中 apoB 比 LDL - C 出现错误的概率更小，尤其对于有高三酰甘油血症的患者。因此，目前 apoB 已经作为评估冠心病危险因素的重要指标。

（2）临床应用：临床上检测血脂的项目为 TC、TG、HDL - C、LDL - C、ApoAⅠ、apoB、Lp（a）、sLDL，其中前 4 项为基本临床实用检测项目。各血脂项目测定值的计量单位为 mmol/L，有些国家用 mg/dl。TC、HDL - C、LDL - C 的换算系数为 mg/dl × 0.025 9 = mmol/L；TG 的换算系数为 mg/dl × 0.011 3 = mmol/L。

从实用角度出发，血脂异常可进行简易的临床分型（表 3 - 1）。

表 3 - 1　血脂异常的临床分型

分型	TC	TG	HDL - C	相当于 WHO 表型
高胆固醇血症	增高			Ⅱa
高三酰甘油血症		增高		Ⅳ、Ⅰ
混合型高脂血症	增高	增高		Ⅱb、Ⅲ、Ⅳ、Ⅴ
低高密度脂蛋白血症			降低	

（3）治疗目标：血脂治疗的主要目标是降低 LDL - C，次要目标为降低 apoB。

2011 欧洲心脏病学会（ESC）/欧洲动脉粥样硬化学会（EAS）指南依据年龄、血压（SBP）、血脂水平（TC）、是否吸烟、性别对患者进行心血管总风险的分层（SCORE 积分系统，图 3 - 1），针对不同危险程度的患者制定治疗的具体目标值（表 3 - 2）。

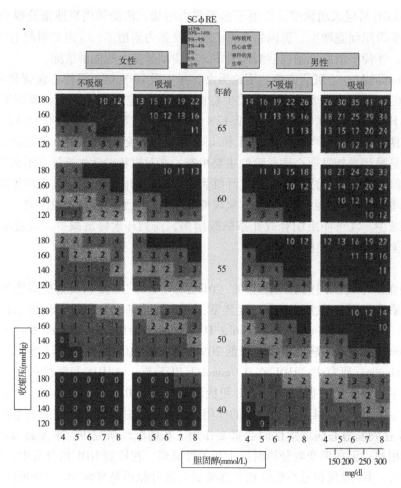

图 3 - 1 SCORE 积分

表 3 - 2 2011 ESC/EAS 指南对冠心病危险人群的分类及治疗目标值

危险程度	患者类型	LDL - C 目标值
极高危	CVD、T2DM、T1DM 合并靶器官损害、中重度 CKD、SCORE 评分 >10%	<1.8mmol/L（70mg/dl）和/或 LDL - C 下降 >50%
高危	单个危险因素显著升高、5% ≤SCORE <10%	<2.5mmol/L（100mg/dl）
中危	1% ≤SCORE <5%	<3.0mmol/L（115mg/dl）
低危	SCORE 评分 ≤1%	未推荐

（4）药物治疗

1）他汀类：治疗血脂异常的基石。"他汀"的化学名为 3 - 羟基 - 3 甲基戊二酰辅酶 A 还原酶抑制剂。这类药物为一大类其英文词尾均为"statin"因此得名为他汀类药物（表 3 - 3）。

表 3 - 3 常用他汀类药物降低 LDL - C 水平 30% ~ 40% 所需剂量（标准剂量）*

药物	剂量（mg/d）	LDL - C 降低（%）
阿托伐他汀	10#	39
洛伐他汀	40	31
普伐他汀	40	34
辛伐他汀	20 ~ 40	35 ~ 41
氟伐他汀	40 ~ 80	25 ~ 35
瑞舒伐他汀	5 ~ 10	39 ~ 45

注：* 估计 LDL - C 降低数据来自各药说明书；#从标准剂量起剂量每增加 1 倍，LDL - C 水平降低约 6% 。

他汀类主要不良反应为肝脏转氨酶如丙氨酸氨基转移酶（ALT）和天冬氨酸氨基转移酶（AST）升高，且呈剂量依赖性。另外，可引起肌病，包括肌痛、肌炎和横纹肌溶解。因此，在启用他汀类药物时，要检测 ALT、AST 和 CK，治疗期间定期监测复查。

2）贝特类：临床上常用的贝特类药物：非诺贝特（片剂 0.1g，3 次/天；微粒化胶囊 0.2g，1 次/天）；苯扎贝特 0.2g，3 次/天；吉非贝齐 0.6g，2 次/天。其适应证为高三酰甘油血症或以 TG 升高为主的混合型高脂血症和低高密度脂蛋白血症。

当血清 TG 水平 >5.65mmol/L 时，治疗目标主要为预防急性胰腺炎，首选贝特类药物。当患者为混合型高脂血症时，可以他汀和贝特类合用，但需严密监测 AST、ALT 和 CK。但注意吉非贝齐通过抑制 CYP450 酶升高他汀浓度，还可能抑制他汀的葡糖醛酸化，从而导致不良反应而发生危险增加。因此，临床上吉非贝齐与他汀类不要联合应用，可选择非诺贝特与他汀类药物联合应用。

3）其他：烟酸类、胆酸螯合剂、胆固醇吸收抑制剂等药物治疗，尚有外科手术治疗（部分小肠切除和肝移植）、透析疗法及基因治疗等。

4. 糖尿病　糖尿病使中年男性患冠心病的危险性增加 1 倍，中年女性增加 3 倍。胰岛素依赖性糖尿病（IDDM）患者有 1/3 死于冠心病。而非胰岛素依赖性糖尿病（NIDDM）患者有一半死于冠心病。若糖尿病患者同时伴有高血压，其冠心病的发生率为单纯高血压病者的 2 倍。另有报道，糖耐量不正常的男性发生冠心病的危险性较糖耐量正常者多 50％；女性则增加 2 倍。

糖尿病使患冠心病危险增高的机制：①糖尿病常与其他冠心病危险因素如高血压和肥胖同时存在。②糖尿病患者典型的血脂异常表现是血浆 HDL 胆固醇降低，TG 升高；常伴有小颗粒致密 LDL。③糖尿病患者的脂蛋白可经糖基化而改变结构，影响受体识别和结合。LDL 糖基化后在循环中积聚，使巨噬细胞中积聚的胆固醇酯增多，HDL 糖基化后可促进胆固醇酯在动脉壁中积聚。④伴有动脉粥样硬化的糖尿病患者血小板凝集性增高和纤溶酶原激活抑制剂（PAI－1）增多，导致高凝状态。⑤胰岛素促进平滑肌细胞增殖，增加动脉壁内胆固醇的积聚。近年，已把糖尿病作为冠心病的等危症。

5. 缺少体力活动　定期体育活动可减少患冠心病事件的危险。与积极活动的职业相比，久坐职业的人员冠心病相对危险是 1.9。在 MRFIT 研究的 10 年随访中，从事中等体育活动的人冠心病病死率比活动少的人减少 27％。增加体育活动减少冠心病事件的机制，有增高 HDL 胆固醇、减轻胰岛素抵抗、减轻体重和降低血压。

6. 肥胖　在男性和女性中，肥胖都是心血管疾病的独立危险因素。年龄 <50 岁的最胖的 1/3 人群，比最瘦的 1/3 人群的心血管病发生率在男性和女性分别增加 1 倍和 1.5 倍。

7. 其他因素

（1）血栓因子：各种致血栓因子可预测冠心病事件。纤维蛋白原、凝血因子Ⅶ和 PAI－1 浓度增高，纤维蛋白溶解活性降低可导致高凝状态；溶解血块的能力和清除纤维蛋白片断的能力降低，在粥样硬化形成中起作用。

（2）高半胱氨酸血症：也是冠心病的一个独立危险因素。确切机制不明，可能与血管内皮损伤和抗凝活性减退有关。

（3）饮酒：在冠心病危险中的地位难以确定，中等量适度饮酒伴冠心病危险减少。这可能与饮酒增加 HDL 胆固醇浓度和增加纤溶活性有关。在中国居民膳食指南中建议每天红酒不超过 50mL，白酒不超过 20mL。

（4）A 型性格：A 型性格者患心绞痛或心肌梗死的危险性是 B 型性格者的 2 倍，但也有不同的意见，可能与不同的研究用于判断性格分型的方法不同有关。

（5）抗氧化物：血液中抗氧化物浓度低可使 LDL 和 Lp（a）易于氧化，脂蛋白氧化被认为是巨噬细胞上的清除受体识别脂蛋白的先决条件，抗氧化物浓度降低就增加了动脉粥样硬化的危险性。

8. 不可调整的危险因素

（1）家族史：是较强的独立危险因素。在控制其他危险因素后，冠心病患者的亲属患冠心病的危险性是对照组亲属的 2.0～3.9 倍。阳性家族史伴随冠心病危险增加可能是基因对其他易患因素（如肥胖、高血压病、血脂异常和糖尿病）介导而起作用的。冠心病家族史是指患者的一级亲属男性在 55 岁以前、女性在 65 岁以前患冠心病。

（2）年龄：临床绝大多数冠心病发生于 40 岁以上的人，随着年龄增长患冠心病的危险性增高。致死性心肌梗死患者中约 4/5 是 65 岁以上的老年人。

（3）性别：男性冠心病病死率为女性的 2 倍，60% 冠心病事件发生在男性中。男性发生有症状性冠心病比女性早 10 年，但绝经后女性的冠心病发生率迅速增加，与男性接近。女性可调节危险因素与男性相同，但糖尿病对女性产生较大的危险。HDL 胆固醇减低和 TG 增高对女性的危险也较大。

三、病理和病理生理

（一）动脉粥样硬化的病理

动脉粥样硬化斑块是慢性进展病变，其形成需要 10~15 年的时间（图 3-2）。形成过程动脉粥样硬化病变常位于血管分支开口的内侧，或血管固定于周围组织的部位，如左冠状动脉的前降支近端，主动脉弓的弯曲部等。因为这些部位血流呈高度湍流，承受的机械应力较大，易致内皮细胞损伤。动脉粥样硬化病变可有下列 4 种情况。

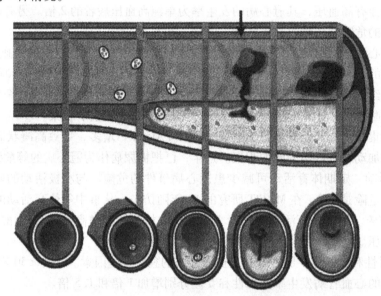

图 3-2　动脉粥样硬化的进展过程
斑块不稳定，破裂、血栓形成、临床各种心血管事件发生如 ACS

1. 脂质条纹　为早期病变，常在儿童和青年人中发现，局限于动脉内膜，形成数毫米大小的黄色脂点或长达数厘米的黄色脂肪条纹。其特征是内含大量泡沫细胞，是可逆的。

2. 弥漫性内膜增厚　该病变是由大量内膜平滑肌细胞，围以数量不等的结缔组织组成，尚有细胞外脂质广泛地与平滑肌、巨噬细胞、T 淋巴细胞和结缔组织混合。

3. 纤维斑块　为进行性动脉粥样硬化最具特征性的病变。外观白色，隆起并向动脉腔内突出，可引起管腔狭窄。内含大量脂质、泡沫细胞、淋巴细胞、增生的平滑肌细胞及基质成分（如胶原、弹力蛋白、糖蛋白等）。这些细胞和细胞外基质共同形成纤维帽，覆盖着深部的粥样的黄色物质，这些物质由大量脂质和坏死崩解的细胞碎片混合而成。脂质主要是胆固醇和胆固醇酯。

4. 复合病变　是由纤维斑块出血、钙化、细胞坏死而形成。钙化是复合性病变的特征。斑块较大时表面可出现裂隙或溃疡，可继发血栓形成，如血栓形成发生在冠状动脉内，则导致急性冠状动脉综合征。

（二）冠心病的病理生理

冠状动脉有左、右两支，分别开口于左、右冠状窦。左冠状动脉有 1~3cm 的总干，然后再分为前降支及回旋支。前降支供血给左心室前壁中下部、心室间隔的前 2/3 及二尖瓣前外乳头肌和左心房；回旋支供血给左心房、左心室前壁上部及外侧壁、心脏膈面的左半部或全部和二尖瓣后内乳头肌。右冠状动脉供血给右心室、室间隔的后 1/3 和心脏膈面的右侧或全部。此三支冠状动脉之间有许多细小分支互相吻合。

粥样硬化病变可累及冠状动脉的一支、二支或三支。其中以左前降支受累最为多见，病变也最重，其次是右冠状动脉、左回旋支和左冠状动脉主干。病变在血管近端较远端重，主支病变较分支重。病变可局限在冠状动脉某一段造成明显的管腔狭窄甚至急性闭塞，亦可成节段性分布造成一支或几支冠状动脉多处狭窄，常造成慢性冠状动脉供血不全。

正常情况下，冠状动脉通过神经和体液机制调节，使心肌的需血和冠状动脉的供血保持动态平衡。当管腔轻度狭窄时（＜50％），心肌的血供未受影响，患者无症状，运动负荷试验也不显示心肌缺血的表现，故虽有冠状动脉粥样硬化，还不能认为已有冠心病。当管腔狭窄加重时（＞50％），心肌供血障碍，出现心肌缺血的表现，则称为冠心病。冠状动脉供血不足范围的大小，取决于病变动脉的大小和多少；严重程度取决于管腔狭窄的程度及病变发展的速度。病变发展缓慢者细小动脉吻合支由于代偿性的血流增多而逐渐增粗，促进侧支循环，改善心肌供血。此时即使病变较重，心肌损伤却不一定严重。病变发展较快者，管腔迅速堵塞，冠状动脉分支间来不及建立侧支循环，而迅速出现心肌损伤、坏死。长期冠状动脉供血不足引起心肌萎缩、变性和纤维增生，可致心肌硬化，心脏扩大。此外，粥样斑块的出血或破裂，粥样硬化冠状动脉（亦可无粥样硬化病变）发生痉挛或病变动脉内血栓形成，均可使动脉腔迅速发生严重的狭窄或堵塞，引起心肌急性缺血或坏死。现在认为粥样斑块有两种，即稳定斑块与易碎斑块。稳定斑块的脂质核心较小而纤维帽较厚，不易发生破裂，在临床上多表现为稳定性心绞痛；易碎斑块的脂质核心较大而纤维帽较薄，容易发生破裂，随之在破裂处形成血栓，如果血栓未完全堵塞血管，临床上表现为不稳定性心绞痛或非 ST 段抬高性心肌梗死，如完全堵塞血管，就引起 ST 段抬高性心肌梗死。

四、临床分型

1. 隐匿型或无症状性冠心病　无症状，但有客观心肌缺血的证据（包括心电图、运动负荷试验等）。心肌无组织形态改变。

2. 心绞痛　有发作性胸骨后疼痛，为短时间心肌供血不足引起。心肌多无组织形态改变。临床分为 3 种。

（1）劳力性心绞痛（angina pectoris of effort）：由体力劳动或其他增加心肌耗氧量的因素（如运动、情绪激动等）所诱发的短暂胸痛发作，休息或舌下含服硝酸甘油后疼痛可迅速消失。①如心绞痛性质稳定在 1 个月以上无明显改变，诱发疼痛的劳力和情绪激动程度相同，且疼痛程度和频度相仿者，称为稳定型劳力性心绞痛（stable angina pectoris）；②如心绞痛病程在 1 个月以内者称为初发型劳力性心绞痛（initial onset angina pectoris）；③如在原来稳定型心绞痛的基础上，在 3 个月内疼痛发作次数增加、疼痛程度加剧、发作时限延长（可能超过 10min），用硝酸甘油不能使疼痛立即或完全消除，在较轻的体力活动或情绪激动即能引起发作者，称为恶化型劳力性心绞痛（worsening angina pectoris），亦称进行性心绞痛（progressive angina pectoris）。

（2）自发性心绞痛：指胸痛发作与心肌耗氧量的增加无明显关系，在安静状态下发生心绞痛。这种心绞痛一般持续时间较长，程度较重，且不易为硝酸甘油所缓解。包括：①卧位型心绞痛（angina decubitus），指在休息时或熟睡时发生的疼痛。此疼痛持续时间较长，程度较重，患者常烦躁不安，起床走动。硝酸甘油的疗效不明显。发生机制尚有争论，可能与夜梦、夜间血压降低或发生未被发觉的左心室衰竭，以致狭窄的冠状动脉远端心肌灌注不足；或平卧时静脉回流增加，心脏工作量增加，耗氧增加有关。②变异型心绞痛（Prinzmetal's variant angina pectoris），特点是休息时胸痛，劳力不诱发心绞痛；有定时发作倾向，常在下半夜、清晨或其他固定时间发作；发作时心电图某些导联 ST 段抬高，伴非缺血区导联 ST 段压低，发作缓解后 ST 段恢复正常；发作时间超过 15min。其原因主要由冠状动脉大分支痉挛引起，痉挛可发生在冠状动脉狭窄的基础上，也可发生在冠状动脉造影正常的血管。可能与 α 受体受到刺激有关。心电图 ST 段抬高系由受累区域全层心肌急性缺血所致。③中间综合征（intermediate syndrome），指心肌缺血引起的心绞痛历时较长，从 30～60min，甚至更长时间。发作常在休息或睡眠中发生，但心电图和心肌酶检查无心肌坏死。常是心肌梗死的前奏。④梗死后心绞痛（postinfarction angina），指在急性心肌梗死后 24h 至 1 个月内发生的心绞痛。

（3）混合性心绞痛（mixed type angina pectoris）：指劳力性和自发性心绞痛混合出现，由冠状动脉病变导致冠状动脉血流储备固定地减少，同时又发生短暂性的再减少所致。

3. 心肌梗死　症状严重，为冠状动脉闭塞致心肌急性缺血性坏死所引起。

4. 缺血性心肌病　长期心肌缺血所导致的心肌逐渐纤维化，过去称为心肌纤维化或心肌硬化。表现为心脏增大，心力衰竭和（或）心律失常。

5. 猝死　突发心脏骤停而死亡，多为心脏局部发生电生理紊乱或起搏、传导功能障碍引起严重心律失常所致。

目前临床上根据病理、临床表现及治疗的不同常分为：稳定型心绞痛和急性冠状动脉综合征（acute coronary syndrome）。急性冠状动脉综合征包括：①不稳定型心绞痛；②急性非 ST 段抬高型心肌梗死；③急性 ST 段抬高型心肌梗死。不稳定型心绞痛包括初发劳力性心绞痛、恶化劳力性心绞痛、自发性心绞痛、混合性心绞痛。

（杨寿山）

第二节　不稳定型心绞痛

一、定义

临床上将原来的初发型心绞痛、恶化型心绞痛和各型自发性心绞痛广义地统称为不稳定型心绞痛（UAP）。其特点是疼痛发作频率增加、程度加重、持续时间延长、发作诱因改变，甚至休息时亦出现持续时间较长的心绞痛。含化硝酸甘油效果差，或无效。本型心绞痛介于稳定型心绞痛和急性心肌梗死之间，易发展为心肌梗死，但无心肌梗死的心电图及血清酶学改变。

不稳定型心绞痛是介于稳定型心绞痛和急性心肌梗死之间的一组临床心绞痛综合征。有学者认为除了稳定的劳力性心绞痛为稳定型心绞痛外，其他所有的心绞痛均属于不稳定型心绞痛，包括初发劳力型心绞痛、恶化劳力型心绞痛、卧位型心绞痛、夜间发作的心绞痛、变异型心绞痛、梗死前心绞痛、梗死后心绞痛和混合型心绞痛。如果劳力性和自发性心绞痛同时发生在一个患者身上，则称为混合型心绞痛。

不稳定型心绞痛具有独特的病理生理机制及临床预后，如果得不到恰当及时的治疗，可能发展为急性心肌梗死。

二、病因及发病机制

目前认为有五种因素与产生不稳定型心绞痛有关，它们相互关联。

（一）冠脉粥样硬化斑块上有非阻塞性血栓

为最常见的发病原因，冠脉内粥样硬化斑块破裂诱发血小板聚集及血栓形成，血栓形成和自溶过程的动态不平衡过程，导致冠脉发生不稳定的不完全性阻塞。

（二）动力性冠脉阻塞

在冠脉器质性狭窄基础上，病变局部的冠脉发生异常收缩、痉挛导致冠脉功能性狭窄，进一步加重心肌缺血，产生不稳定型心绞痛。这种局限性痉挛与内皮细胞功能紊乱、血管收缩反应过度有关，常发生在冠脉粥样硬化的斑块部位。

（三）冠状动脉严重狭窄

冠脉以斑块导致的固定性狭窄为主，不伴有痉挛或血栓形成，见于某些冠脉斑块逐渐增大、管腔狭窄进行性加重的患者，或 PCI 术后再狭窄的患者。

（四）冠状动脉炎症

近年来研究认为斑块发生破裂与其局部的炎症反应有十分密切的关系。在炎症反应中感染因素可能也起一定作用，其感染物可能是巨细胞病毒和肺炎衣原体。这些患者炎症递质标志物水平检测常有明显增高。

（五）全身疾病加重的不稳定型心绞痛

在原有冠脉粥样硬化性狭窄基础上，由于外源性诱发因素影响冠脉血管导致心肌氧的供求失衡，心绞痛恶化加重。常见原因有：①心肌需氧增加，如发热、心动过速、甲亢等。②冠脉血流减少，如低血压、休克。③心肌氧释放减少，如贫血、低氧血症。

三、临床表现

（一）症状

临床上不稳定型心绞痛可表现为新近发生（1 个月内）的劳力型心绞痛，或原有稳定型心绞痛的主要特征近期内发生了变化，如心前区疼痛发作更频繁、程度更严重、时间也延长，轻微活动甚至在休息也发作。少数不稳定型心绞痛患者可无胸部不适表现，仅表现为颌、耳、颈、臂或上胸部发作性疼痛不适，或表现为发作性呼吸困难，其他还可表现为发作性恶心、呕吐、出汗和不能解释的疲乏症状。

（二）体格检查

一般无特异性体征。心肌缺血发作时可发现反常的左室心尖冲动，听诊有心率增快和第一心音减弱，可闻及第三心音、第四心音或二尖瓣反流性杂音。当心绞痛发作时间较长，或心肌缺血较严重时，可发生左室功能不全的表现，如双肺底细小水泡音、甚至急性肺水肿或伴低血压。也可发生各种心律失常。

体检的主要目的是努力寻找诱发不稳定型心绞痛的原因，如难以控制的高血压、低血压、心律失常、梗阻性肥厚型心肌病、贫血、发热、甲状腺功能亢进、肺部疾病等，并确定心绞痛对患者血流动力学的影响，如对生命体征、心功能、乳头肌功能或二尖瓣功能等的影响，这些体征的存在高度提示预后不良。

体检对胸痛患者的鉴别诊断至关重要，有几种疾病状态如得不到及时准确诊断，即可能出现严重后果。如背痛、胸痛、脉搏不整，心脏听诊发现主动脉瓣关闭不全的杂音，提示主动脉夹层破裂，心包摩擦音提示急性心包炎，而奇脉提示心脏压塞，气胸表现为气管移位、急性呼吸困难、胸膜疼痛和呼吸音改变等。

（三）临床类型

1. 静息心绞痛　心绞痛发生在休息时，发作时间较长，含服硝酸甘油效果欠佳，病程 1 个月以内。

2. 初发劳力型心绞痛　新近发生的严重心绞痛（发病时间在 1 个月以内），CCS（加拿大心脏病学会的劳力型心绞痛分级标准，表 3-4）分级，Ⅲ级以上的心绞痛为初发性心绞痛，尤其注意近 48h 内有无静息心绞痛发作及其发作频率变化。

3. 恶化劳力型心绞痛　既往诊断的心绞痛，最近发作次数频繁、持续时间延长或痛阈降低（CCS分级增加Ⅰ级以上或 CCS 分级Ⅲ级以上）。

4. 心肌梗死后心绞痛　急性心肌梗死后 24h 以后至 1 个月内发生的心绞痛。

5. 变异型心绞痛　休息或一般活动时发生的心绞痛，发作时 ECG 显示暂时性 ST 段抬高。

表 3 - 4　加拿大心脏病学会的劳力型心绞痛分级标准

分级	特点
Ⅰ级	一般日常活动例如走路、登楼不引起心绞痛，心绞痛发生在剧烈、速度快或长时间的体力活动或运动后
Ⅱ级	日常活动轻度受限，心绞痛发生在快步行走、登楼、餐后行走、冷空气中行走、逆风行走或情绪波动后活动
Ⅲ级	日常活动明显受限，心绞痛发生在路一般速度行走时
Ⅳ级	轻微活动即可诱发心绞痛患者不能做任何体力活动，但休息时无心绞痛发作

四、辅助检查

（一）心电图

不稳定型心绞痛患者中，常有伴随症状而出现的短暂的 ST 段偏移伴或不伴有 T 波倒置，但不是所有不稳定型心绞痛患者都发生这种 ECG 改变。ECG 变化随着胸痛的缓解而常完全或部分恢复。症状缓解后，ST 段抬高或降低或 T 波倒置不能完全恢复，是预后不良的标志。伴随症状产生的 ST 段、T 波改变持续超过 12h 者可能提示非 ST 段抬高心肌梗死。此外临床表现拟诊为不稳定型心绞痛的患者，胸导联 T 波呈明显对称性倒置（≥0.2mV），高度提示急性心肌缺血，可能系前降支严重狭窄所致。胸痛患者 ECG 正常也不能排除不稳定型心绞痛可能。若发作时倒置的 T 波呈伪性改变（假正常化），发作后 T 波恢复原倒置状态；或以前心电图正常者近期内出现心前区多导联 T 波深倒，在排除非 Q 波性心肌梗死后结合临床也应考虑不稳定型心绞痛的诊断。

不稳定型心绞痛患者中有 75% ~88% 的一过性 ST 段改变不伴有相关症状，为无痛性心肌缺血。动态心电图检查不仅有助于检出上述心肌缺血的动态变化，还可用于不稳定型心绞痛患者常规抗心绞痛药物治疗的评估以及是否需要进行冠状动脉造影和血管重建术的参考指标。

（二）心脏生化标记物

心脏肌钙蛋白：肌钙蛋白复合物包括 3 个亚单位，即肌钙蛋白 T（TnT）、肌钙蛋白 I（TnI）和肌钙蛋白 C（TnC），目前只有 TnT 和 TnI 应用于临床。约有 35% 不稳定型心绞痛患者显示血清 TnT 水平增高，但其增高的幅度与持续的时间与 AMI 有差别。AMI 患者 TnT > 3.0ng/mL 者占 88%，非 Q 波心肌梗死中仅占 17%，不稳定型心绞痛中无 TnT > 3.0ng/mL 者。因此，TnT 升高的幅度和持续时间可作为不稳定型心绞痛与 AMI 的鉴别诊断之参考。

不稳定型心绞痛患者 TnT 和 TnI 升高者较正常者预后差。临床怀疑不稳定型心绞痛者 TnT 定性试验为阳性结果者表明有心肌损伤（相当于 TnT > 0.05μg/L），但如为阴性结果并不能排除不稳定型心绞痛的可能性。

（三）冠状动脉造影

目前仍是诊断冠心病的金标准。在长期稳定型心绞痛的基础上出现的不稳定型心绞痛常提示为多支冠脉病变，而新发的静息心绞痛可能为单支冠脉病变。冠脉造影结果正常提示可能是冠脉痉挛、冠脉内血栓自发性溶解、微循环系统异常等原因引起，或冠脉造影病变漏诊。

不稳定型心绞痛有以下情况时应视为冠脉造影强适应证：①近期内心绞痛反复发作，胸痛持续时间较长，药物治疗效果不满意者可考虑及时行冠状动脉造影，以决定是否急诊介入性治疗或急诊冠状动脉旁路移植术（CABG）。②原有劳力性心绞痛近期内突然出现休息时频繁发作者。③近期活动耐量明显减低，特别是低于 Bruce Ⅱ级或 4METs 者。④梗死后心绞痛。⑤原有陈旧性心肌梗死，近期出现由非梗死区缺血所致的劳力性心绞痛。⑥严重心律失常、LVEF <40% 或充血性心力衰竭。

（四）螺旋 CT 血管造影（CTA）

近年来，多层螺旋 CT 尤其是 64 排螺旋 CT 冠状动脉成像（CTA）在冠心病诊断中正在推广应用。CTA 能够清晰显示冠脉主干及其分支狭窄、钙化、开口起源异常及桥血管病变。有资料显示，CTA 诊断冠状动脉病变的灵敏度 96.33%、特异度 98.16%，阳性预测值 97.22%，阴性预测值 97.56%。其中对左主干、左前降支病变及大于 75% 的病变灵敏度最高，分别达到 100% 和 94.4%。CTA 对冠状动脉狭窄病变、桥血管、开口畸形、支架管腔、斑块形态均显影良好，对钙化病变诊断率优于冠状动脉造影，阴性者不能排除冠心病，阳性者应进一步行冠状动脉造影检查。另外，CTA 也可以作为冠心病高危人群无创性筛选检查及冠脉支架术后随访手段。

（五）其他

其他非创伤性检查包括运动平板试验、运动放射性核素心肌灌注扫描、药物负荷试验、超声心动图等，也有助于诊断。通过非创伤性检查可以帮助决定冠状动脉造影单支临界性病变是否需要做介入性治疗，明确缺血相关血管，为血运重建治疗提供依据。同时可以提供有否存活心肌的证据，也可作为经皮腔内冠状动脉成形术（PTCA）后判断有否再狭窄的重要对比资料。但不稳定型心绞痛急性期应避免做任何形式的负荷试验，这些检查宜放在病情稳定后进行。

五、诊断

（一）诊断依据

对同时具备下述情形者，应诊断不稳定型心绞痛。

（1）临床新出现或恶化的心肌缺血症状表现（心绞痛、急性左心衰竭）或心电图心肌缺血图形。

（2）无或仅有轻度的心肌酶（肌酸激酶同工酶）或 TnT、TnI 增高（未超过 2 倍正常值），且心电图无 ST 段持续抬高。应根据心绞痛发作的性质、特点、发作时体征和发作时心电图改变以及冠心病危险因素等，结合临床综合判断，以提高诊断的准确性。心绞痛发作时心电图 ST 段抬高或压低的动态变化或左束支阻滞等具有诊断价值。

（二）危险分层

不稳定型心绞痛的诊断确立后，应进一步进行危险分层，以便于对其进行预后评估和干预措施的选择。

1. 中华医学会心血管分会关于不稳定型心绞痛的危险度分层　根据心绞痛发作情况，发作时 ST 段下移程度以及发作时患者的一些特殊体征变化，将不稳定型心绞痛患者分为高、中、低危险组（表 3 - 5）。

表 3 - 5　不稳定型心绞痛临床危险度分层

组别	心绞痛类型	发作时 ST 降低幅（mm）	持续 时间（min）	肌钙蛋白 T 或 I
低危险组	初发、恶化劳力型，无静息时发作	≤1	<20	正常
中危险组	1 个月内出现的静息心绞痛，但 48h 内无发作者（多数由劳力型心绞痛进展而来）或梗死后心绞痛	>1	<20	正常或轻度升高
高危险组	48h 内反复发作静息心绞痛或梗死后心绞痛	>1	>20	升高

注：①陈旧性心肌梗死患者其危险度分层上调一级，若心绞痛是由非梗死区缺血所致时，应视为高危险组。②左心室射血分数（LVEF）<40%，应视为高危险组。③若心绞痛发作时并发左心功能不全、二尖瓣反流、严重心律失常或低血压［SBP≤12.0kPa（90mmHg）］，应视为高危险组。④当横向指标不一致时，按危险度高的指标归类。例如：心绞痛类型为低危险组，但心绞痛发作时 ST 段压低 >1mm，应归入中危险组。

2. 美国 ACC/AHA 关于不稳定型心绞痛/非 ST 段抬高心肌梗死危险分层　见表 3 - 6。

表 3-6 ACC/AHA 关于不稳定型心绞痛/非 ST 段抬高心肌梗死的危险分层

危险分层	高危（至少有下列特征之一）	中危（无高危特点但有以下特征之一）	低危（无高中危特点但有下列特点之一）
①病史	近48h内加重的缺血性胸痛发作	既往 MI、外围血管或脑血管病，或 CABG，曾用过阿司匹林	近2周内发生的 CCS 分级Ⅲ级或以上伴有高、中度冠脉病变可能者
②胸痛性质	静息心绞痛 >20min	静息心绞痛 >20min，现已缓解，有高、中度冠脉病变可能性，静息心绞痛 <20min，经休息或含服硝酸甘油缓解	无自发性心绞痛 >20min 持续发作
③临床体征或发现	第三心音、新的或加重的奔马律，左室功能不全（EF <40%），二尖瓣反流，严重心律失常或低血压［SBP ≤12.0kPa（90mmHg）］或存在与缺血有关的肺水肿，年龄 >75 岁	年龄 >75 岁	
④ECG 变化	休息时胸痛发作伴 ST 段变化 >0.1mV；新出现 Q 波，束支传导阻滞；持续性室性心动过速	T 波倒置 >0.2mV，病理性 Q 波	胸痛期间 ECG 正常或无变化
⑤肌钙蛋白监测	明显增高（TnT 或 TnI >0.1μg/mL）	轻度升高（即 TnT >0.01，但 <0.1μg/mL）	正常

六、鉴别诊断

在确定患者为心绞痛发作后，还应对其是否稳定做出判断。

与稳定型心绞痛相比，不稳定型心绞痛症状特点是短期内疼痛发作频率增加、无规律，程度加重、持续时间延长、发作诱因改变或不明显，甚至休息时亦出现持续时间较长的心绞痛，含化硝酸甘油效果差，或无效，或出现了新的症状如呼吸困难、头晕甚至昏厥等。不稳定型心绞痛的常见临床类型包括初发劳力型心绞痛、恶化劳力型心绞痛、卧位型心绞痛、夜间发作的心绞痛、变异型心绞痛、梗死前心绞痛、梗死后心绞痛和混合型心绞痛。

临床上，常将不稳定型心绞痛和非 ST 段抬高心肌梗死（NSTEMI）以及 ST 段抬高心肌梗死（STEMI）统称为急性冠脉综合征。

不稳定型心绞痛和非 ST 段抬高心肌梗死（NSTEMI）是在病因和临床表现上相似、但严重程度不同而又密切相关的两种临床综合征，其主要区别在于缺血是否严重到导致足够量的心肌损害，以至于能检测到心肌损害的标记物肌钙蛋白（TnI、TnT）或肌酸激酶同工酶（CK - MB）水平升高。如果反映心肌坏死的标记物在正常范围内或仅轻微增高（未超过2倍正常值），就诊断为不稳定型心绞痛，而当心肌坏死标记物超过正常值2倍时，则诊断为 NSTEMI。

不稳定型心绞痛和 ST 段抬高心肌梗死（STEMI）的区别，在于后者在胸痛发作的同时出现典型的 ST 段抬高并具有相应的动态改变过程和心肌酶学改变。

七、治疗

不稳定型心绞痛的治疗目标是控制心肌缺血发作和预防急性心肌梗死。治疗措施包括内科药物治疗、冠状动脉介入治疗（PCI）和外科冠状动脉旁路移植手术（CABG）。

（一）一般治疗

对于符合不稳定型心绞痛诊断的患者应及时收住院治疗（最好收入监护病房），急性期卧床休息1~3d，吸氧，持续心电监测。对于低危险组患者留观期间未再发生心绞痛，心电图也无缺血改变，无左心衰竭的临床证据，留观12~24h 期间未发现有 CK - MB 升高，TnT 或 TnI 正常者，可在留观24~

48h 后出院。对于中危或高危组的患者特别是 TnT 或 TnI 升高者，住院时间相对延长，内科治疗亦应强化。

（二）药物治疗

1. 控制心绞痛发作

（1）硝酸酯类：硝酸甘油主要通过扩张静脉，减轻心脏前负荷来缓解心绞痛发作。心绞痛发作时应舌下含化硝酸甘油，初次含硝酸甘油的患者以先含 0.5mg 为宜。对于已有含服经验的患者，心绞痛发作时若含 0.5mg 无效，可在 3~5min 追加 1 次，若连续含硝酸甘油 1.5~2.0mg 仍不能控制疼痛症状，需应用强镇痛药以缓解疼痛，并随即采用硝酸甘油或硝酸异山梨酯静脉滴注，硝酸甘油的剂量以 5μg/min 开始，以后每 5~10min 增加 5μg/min，直至症状缓解或收缩压降低 1.3kPa（10mmHg），最高剂量一般不超过 80~100μg/min，一旦患者出现头痛或血压降低［SBP < 12.0kPa（90mmHg）］应迅速减少静脉滴注的剂量。维持静脉滴注的剂量以 10~30μg/min 为宜。对于中危和高危险组的患者，硝酸甘油持续静脉滴注 24~48h 即可，以免产生耐药性而降低疗效。

常用口服硝酸酯类药物：心绞痛缓解后可改为硝酸酯类口服药物。常用药物有硝酸异山梨酯（消心痛）和 5-单硝酸异山梨酯。硝酸异山梨酯作用的持续时间为 4~5h，故以每日 3~4 次口服为妥，对劳力性心绞痛患者应集中在白天给药。5-单硝酸异山梨酯可采用每日 2 次给药。若白天和夜间或清晨均有心绞痛发作者，硝酸异山梨酯可每 6h 给药 1 次，但宜短期治疗以避免耐药性。对于频繁发作的不稳定型心绞痛患者口服硝酸异山梨酯短效药物的疗效常优于服用 5-单硝类的长效药物。硝酸异山梨酯的使用剂量可以从 10mg/次开始，当症状控制不满意时可逐渐加大剂量，一般不超过 40mg/次，只要患者心绞痛发作时口含硝酸甘油有效，即是增加硝酸异山梨酯剂量的指征，若患者反复口含硝酸甘油不能缓解症状，常提示患者有极为严重的冠状动脉阻塞病变，此时即使加大硝酸异山梨酯剂量也不一定能取得良好效果。

（2）β受体阻滞药：通过减慢心率、降低血压和抑制心肌收缩力而降低心肌耗氧量，从而缓解心绞痛症状，对改善近、远期预后有益。

对不稳定型心绞痛患者控制心绞痛症状以及改善其近、远期预后均有好处，除有禁忌证外，主张常规服用。首选具有心脏选择性的药物，如阿替洛尔、美托洛尔和比索洛尔等。除少数症状严重者可采用静脉推注 β受体阻滞药外，一般主张直接口服给药。剂量应个体化，根据症状、心率及血压情况调整剂量。阿替洛尔常用剂量为 12.5~25mg，每日 2 次，美托洛尔常用剂量为 25~50mg，每日 2~3 次，比索洛尔常用剂量为 5~10mg 每日 1 次，不伴有劳力性心绞痛的变异性心绞痛不主张使用。

（3）钙拮抗药：通过扩张外周血管和解除冠状动脉痉挛而缓解心绞痛，也能改善心室舒张功能和心室顺应性。非二氢吡啶类有减慢心率和减慢房室传导作用。常用药物有两类：①二氢吡啶类钙拮抗药：硝苯地平对缓解冠状动脉痉挛有独到的效果，故为变异性心绞痛的首选用药，一般剂量为 10~20mg，每 6h 1 次，若仍不能有效控制变异性心绞痛的发作还可与地尔硫䓬合用，以产生更强的解除冠状动脉痉挛的作用，当病情稳定后可改为缓释和控释制剂。对合并高血压病者，应与 β受体阻滞药合用。②非二氢吡啶类钙拮抗药：地尔硫䓬有减慢心率、降低心肌收缩力的作用，故较硝苯地平更常用于控制心绞痛发作。一般使用剂量为 30~60mg，每日 3~4 次。该药可与硝酸酯类合用，亦可与 β受体阻滞药合用，但与后者合用时需密切注意心率和心功能变化。

如心绞痛反复发作，静脉滴注硝酸甘油不能控制时，可试用地尔硫䓬短期静脉滴注，使用方法为 5~15μg/（kg·min），可持续静脉滴注 24~48h，在静脉滴注过程中需密切观察心率、血压的变化，如静息心率低于 50 次/min，应减少剂量或停用。

钙通道阻滞药用于控制下列患者的进行性缺血或复发性缺血症状：①已经使用足量硝酸酯类和 β受体阻滞药的患者。②不能耐受硝酸酯类和 β受体阻滞药的患者。③变异性心绞痛的患者。因此，对于严重不稳定型心绞痛患者常需联合应用硝酸酯类、β受体阻滞药和钙拮抗药。

2. 抗血小板治疗　阿司匹林为首选药物。急性期剂量应在 150~300mg/d，可达到快速抑制血小板聚集的作用，3d 后可改为小剂量即 50~150mg/d 维持治疗，对于存在阿司匹林禁忌证的患者，可采用氯吡格雷替代治疗，使用时应注意经常检查血常规，一旦出现明显白细胞或血小板降低应立即停药。

（1）阿司匹林：阿司匹林对不稳定型心绞痛治疗目的是通过抑制血小板的环氧化酶快速阻断血小板中血栓素 A_2 的形成。因小剂量阿司匹林（50～75mg）需数天才能发挥作用。故目前主张：①尽早使用，一般应在急诊室服用第一次。②为尽快达到治疗性血药浓度，第一次应采用咀嚼法，促进药物在口腔颊部黏膜吸收。③剂量300mg，每日1次，5d后改为100mg，每日1次，很可能需终身服用。

（2）氯吡格雷：为第二代抗血小板聚集的药物，通过选择性地与血小板表面腺苷酸环化酶偶联的ADP受体结合而不可逆地抑制血小板的聚集，且不影响阿司匹林阻滞的环氧化酶通道，与阿司匹林合用可明显增加抗凝效果，对阿司匹林过敏者可单独使用。噻氯匹定的最严重不良反应是中性粒细胞减少，见于连续治疗2周以上的患者，易出现血小板减少和出血时间延长，亦可引起血栓性血小板减少性紫癜，而氯吡格雷则不明显，目前在临床上已基本取代噻氯匹定。目前对于不稳定型心绞痛患者和接受介入治疗的患者多主张强化血小板治疗，即二联抗血小板治疗，在常规服用阿司匹林的基础上立即给予氯吡格雷治疗至少1个月，亦可延长至9个月。

（3）血小板糖蛋白Ⅱb/Ⅲa受体抑制药：为第三代血小板抑制药，主要通过占据血小板表面的糖蛋白Ⅱb/Ⅲa受体，抑制纤维蛋白原结合而防止血小板聚集。但其口服制剂疗效及安全性令人失望。静脉制剂主要有阿昔单抗和非抗体复合物替罗非班、lamifiban、xemilofiban、eptifiban、lafradafiban等，其在注射停止后数小时作用消失。目前临床常用药物有盐酸替罗非班注射液，是一种非肽类的血小板糖蛋白Ⅱb/Ⅲa受体的可逆性拮抗药，能有效地阻止纤维蛋白原与血小板表面的糖蛋白Ⅱb/Ⅲa受体结合，从而阻断血小板的交联和聚集。盐酸替罗非班对血小板功能的抑制的时间与药物的血浆浓度相平行，停药后血小板功能迅速恢复到基线水平。在不稳定型心绞痛患者盐酸替罗非班静脉输注可分两步，在肝素和阿司匹林应用条件下，可先给以负荷量 $0.4\mu g/（kg \cdot min）$（30min），而后以 $0.1\mu g/（kg \cdot min）$ 维持静脉点滴48h。对于高度血栓倾向的冠脉血管成形术患者盐酸替罗非班两步输注方案为负荷量 $10\mu g/kg$ 于5min内静脉推注，然后以 $0.15\mu g/（kg \cdot min）$ 维持16～24h。

3. 抗凝血酶治疗　目前临床使用的抗凝药物有普通肝素、低分子肝素和水蛭素，其他人工合成或口服的抗凝药正在研究或临床观察中。

（1）普通肝素：是常用的抗凝药，通过激活抗凝血酶而发挥抗栓作用，静脉滴注肝素会迅速产生抗凝作用，但个体差异较大，故临床需化验部分凝血活酶时间（APTT）。一般将APTT延长至60～90s作为治疗窗口。多数学者认为，在ST段不抬高的急性冠状动脉综合征，治疗时间为3～5d，具体用法为75U/kg体重，静脉滴注维持，使APTT在正常的1.5～2倍。

（2）低分子肝素：低分子肝素是由普通肝素裂解制成的小分子复合物，分子量在2 500～7 000，具有以下特点：抗凝血酶作用弱于肝素，但保持了抗因子Ⅹa的作用，因而抗因子Ⅹa和凝血酶的作用更加均衡；抗凝效果可以预测，不需要检测APTT；与血浆和组织蛋白的亲和力弱，生物利用度高；皮下注射，给药方便；促进更多的组织因子途径抑制物生成，更好地抑制因子Ⅶ和组织因子复合物，从而增加抗凝效果等。许多研究均表明低分子肝素在不稳定型心绞痛和非ST段抬高心肌梗死的治疗中起作用至少等同或优于经静脉应用普通肝素。低分子肝素因生产厂家不同而规格各异，一般推荐量按不同厂家产品以千克体重计算皮下注射，连用一周或更长。

（3）水蛭素：是从药用水蛭唾液中分离出来的第一个直接抗凝血酶制药，通过重组技术合成的是重组水蛭素。重组水蛭素理论上优点有：无须通过 AT－Ⅲ激活凝血酶；不被血浆蛋白中和；能抑制凝血块黏附的凝血酶；对某一剂量有相对稳定的APTT，但主要经肾脏排泄，在肾功能不全者可导致不可预料的蓄积。多数试验证实水蛭素能有效降低死亡与非致死性心肌梗死的发生率，但出血危险有所增加。

（4）抗血栓治疗的联合应用：①阿司匹林＋ADP受体拮抗药：阿司匹林与ADP受体拮抗药的抗血小板作用机制不同，一般认为，联合应用可以提高疗效。CURE试验表明，与单用阿司匹林相比，氯吡格雷联合使用阿司匹林可使死亡和非致死性心肌梗死降低20%，减少冠状动脉重建需要和心绞痛复发。②阿司匹林加肝素：RISC试验结果表明，男性非ST段抬高心肌梗死患者使用阿司匹林明显降低死亡或心肌梗死的危险，单独使用肝素没有受益，阿司匹林加普通肝素联合治疗的最初 5d 事件发生率最低。目前资料显示，普通肝素或低分子肝素与阿司匹林联合使用疗效优于单用阿司匹林；阿司匹林加低分子肝素等同于甚至可能优于阿司匹林加普通肝素。③肝素加血小板 GPⅡb/Ⅲa 抑制药：PUR - SUTT 试验结果显示，与单独应用血小板 GPⅡb/Ⅲa 抑制药相比，未联合使用肝素的患者事件发生率较高。目前多主张联合应用肝素与血小板 GPⅡb/Ⅲa 抑制药。由于两者连用可延长 APTT，肝素剂量应小于推荐剂量。④阿司匹林加肝素加血小板 GPⅡb/Ⅲa 抑制药：目前，合并急性缺血的非 ST 段抬高心肌梗死的高危患者，主张三联抗血栓治疗，是目前最有效的抗血栓治疗方案。持续性或伴有其他高危特征的胸痛患者及准备做早期介入治疗的患者，应给予该方案。

4. 调脂治疗　血脂增高的干预治疗除调整饮食、控制体重、体育锻炼、控制精神紧张、戒烟、控制糖尿病等非药物干预手段外，调脂药物治疗是最重要的环节。近代治疗急性冠脉综合征的最大进展之一就是 3 - 羟基 - 3 甲基戊二酰辅酶 A（HMGCoA）还原酶抑制药（他汀类）药物的开发和应用，该类药物除降低总胆固醇（TC）、低密度脂蛋白胆固醇（LDL - C）、三酰甘油（TG）和升高高密度脂蛋白胆固醇（HDL - C）外，还有缩小斑块内脂质核、加固斑块纤维帽、改善内皮细胞功能、减少斑块炎性细胞数目、防止斑块破裂等作用，从而减少冠脉事件，另外还能通过改善内皮功能减弱凝血倾向，防止血栓形成，防止脂蛋白氧化，起到了抗动脉粥样硬化和抗血栓作用。随着长期的大样本的实验结果出现，已经显示他汀类强化降脂治疗和 PTCA 加常规治疗可同样安全有效地减少缺血事件。所有他汀类药物均有相同的不良反应，即胃肠道功能紊乱、肌痛及肝损害，儿童、孕妇及哺乳期妇女不宜应用。常见他汀类降调脂药见表 3 - 7。

表 3 - 7　临床常见他汀类药物剂量

药物	常用剂量（mg）	用法
阿托伐他汀（立普妥）	10 ~ 80	每天 1 次，口服
辛伐他汀（舒将之）	10 ~ 80	每天 1 次，口服
洛伐他汀（美将之）	20 ~ 80	每天 1 次，口服
普伐他汀（普拉固）	20 ~ 40	每天 1 次，口服
氟伐他汀（来适可）	40 ~ 80	每天 1 次，口服

5. 溶血栓治疗　国际多中心大样本的临床试验（TIMI ⅢB）业已证明采用 AMI 的溶栓方法治疗不稳定型心绞痛反而有增加 AMI 发生率的倾向，故已不主张采用。至于小剂量尿激酶与充分抗血小板和抗凝血酶治疗相结合是否对不稳定型心绞痛有益，仍有待临床进一步研究。

6. 不稳定型心绞痛出院后的治疗　不稳定心绞痛患者出院后仍需定期门诊随诊。低危险组的患者 1 ~ 2 个月随访 1 次，中、高危险组的患者无论是否行介入性治疗都应 1 个月随访 1 次，如果病情无变化，随访半年即可。

UA 患者出院后仍需继续服阿司匹林、β 受体阻滞药。阿司匹林宜采用小剂量，每日 50 ~ 150mg 即可，β 受体阻滞药宜逐渐增量至最大可耐受剂量。在冠心病的二级预防中阿司匹林和降胆固醇治疗是最重要的。降低胆固醇的治疗应参照国内降血脂治疗的建议，即血清胆固醇 > 4.68mmol/L（180mg/dl）或低密度脂蛋白胆固醇 > 2.60mmol/L（100mg/dl）均应服他汀类降胆固醇药物，并达到有效治疗的目标。血浆三酰甘油 > 2.26mmol/L（200mg/dl）的冠心病患者一般也需要服降低三酰甘油的药物。其他二级预防的措施包括向患者宣教戒烟、治疗高血压和糖尿病、控制危险因素、改变不良的生活方式、合理安排膳食、适度增加活动量、减少体重等。

八、影响不稳定型心绞痛预后的因素

（1）左心室功能：为最强的独立危险因素，左心室功能越差，预后也越差，因为这些患者的心脏很难耐受进一步的缺血或梗死。

（2）冠状动脉病变的部位和范围：左主干病变和右冠开口病变最具危险性，三支冠脉病变的危险性大于双支或单支者，前降支病变危险大于右冠或回旋支病变，近段病变危险性大于远端病变。

（3）年龄：是一个独立的危险因素，主要与老年人的心脏储备功能下降和其他重要器官功能降低有关。

（4）合并其他器质性疾病或危险因素：不稳定型心绞痛患者如合并肾衰竭、慢性阻塞性肺疾患、糖尿病、高血压、高血脂、脑血管病以及恶性肿瘤等，均可影响不稳定型心绞痛患者的预后。其中肾状态还明显与 PCI 术预后有关。

（杨寿山）

第三节　稳定型心绞痛

稳定型心绞痛是由于劳力引起心肌耗氧量增加，而病变的冠状动脉不能及时调整和增加血流量，从而引起可逆性心肌缺血，但不引起心肌坏死。这是由于心肌供氧与耗氧之间暂时失去平衡而发生心肌缺血的临床症状，是在一定条件下冠状动脉所供应的血液和氧不能满足心肌需要的结果。

本病多见于男性，多数患者年龄在 40 岁以上，常合并高血压、吸烟、糖尿病、脂质代谢异常等心血管疾病危险因子。大多数为冠状动脉粥样硬化导致血管狭窄引起，还可由主动脉瓣病变、梅毒性主动脉炎、肥厚型心肌病、先天性冠状动脉畸形、风湿性冠状动脉炎、心肌桥等引起。

一、发病机制

心肌内没有躯体神经分布，因此机械性刺激并不引起疼痛。心肌缺血时产生痛觉的机制仍不明确。当冠状动脉的供氧与心肌的氧耗之间发生矛盾时，心肌急剧的、暂时的缺血缺氧，导致心肌的代谢产物如乳酸、丙酮酸、磷酸等酸性物质，以及一些类似激肽的多肽类物质在心肌内大量积聚，刺激心脏内自主神经的传入纤维末梢，经 1~5 胸交感神经节和相应的脊髓段，传至大脑，产生疼痛感觉。因此，与心脏自主神经传入处于相同水平脊髓段的脊神经所分布的区域，如胸骨后、胸骨下段、上腹部、左肩、左上肢内侧等部位可以出现痛觉，这就是牵涉痛产生的可能原因。由于心绞痛并非躯体神经传入，所以常不是锐痛，不能准确定位。

心肌产生能量的过程需要大量的氧供，心肌耗氧量（MVO_2）的增加是引起稳定型心绞痛发作的主要原因之一。心肌耗氧量由心肌张力、心肌收缩强度和心率所决定，常用心率与收缩压的乘积作为评估心肌耗氧程度的指标。在正常情况下，冠状循环有强大的储备力量，在剧烈运动时，其血流量可增加到静息时的 6~7 倍，在缺氧状况下，正常的冠状动脉可以扩张，也能使血流量增加 4~5 倍。动脉粥样硬化而致冠状动脉狭窄或部分分支闭塞时，冠状动脉对应激状态下血流的调节能力明显减弱。在稳定型心绞痛患者，虽然冠状动脉狭窄，心肌的血液供应减少，但在静息状态下，仍然可以满足心脏的需要，故安静时患者无症状；当心脏负荷突然增加，如劳力、激动、寒冷刺激、饱食等，使心肌张力增加（心腔容积增加、心室舒张末期压力增高）、心肌收缩力增加（收缩压增高、心室压力曲线最大压力随时间变化率增加）或心率增快，均可引起心肌耗氧量增加，引起心绞痛的发作。

在其他情况下，如严重贫血、肥厚型心肌病、主动脉瓣狭窄/关闭不全等，由于血液携带氧的能力下降，或心肌肥厚致心肌氧耗增加，或心排血量过少/舒张压过低，均可以造成心肌氧供和氧耗之间的失平衡，心肌血液供给不足，遂引起心绞痛发作。

在多数情况下，稳定型心绞痛常在同样的心肌耗氧量的情况下发生，即患者每次某一固定运动强度的诱发下发生症状，因此症状的出现很具有规律性。当发作的规律性在短期内发生显著变化时（如诱发症状的运动强度明显减低），常提示患者出现了不稳定型心绞痛。

二、病理和病理生理

一般来说，至少 1 支冠状动脉狭窄程度 >70% 才会导致心肌缺血。

（一）心肌缺血、缺氧时的代谢与生化改变

在正常情况下，心肌主要通过脂肪氧化的途径获得能量，供能的效率比较高。但相对于对糖的利用供能来说，对脂肪的利用需要消耗更多的氧。

1. 心肌的缺氧代谢及其对能量产生和心肌收缩力的影响　缺血缺氧引起心肌代谢的异常改变。心肌在缺氧状态下无法进行正常的有氧代谢，从三磷腺苷（ATP）或肌酸磷酸（CP）产生的高能磷酸键减少，导致依赖能源的心肌收缩和膜内外离子平衡发生障碍。缺血时由于乳酸和丙酮酸不能进入三羧酸循环进行氧化，无氧糖酵解增强，乳酸在心肌内堆积，冠状静脉窦乳酸含量增高。由于无氧酵解供能效率较低，而且乳酸的堆积限制了无氧糖酵解的进行，心肌能量产生障碍，以及乳酸积聚引起心肌内的乳酸性酸中毒，均可导致心肌收缩功能的下降。

2. 心肌细胞离子转运的改变对心肌收缩及舒张功能的影响　正常心肌细胞受激动而除极时，细胞内钙离子浓度增高，钙离子与原肌凝蛋白上的肌钙蛋白 C 结合后，解除了肌钙蛋白 I 的抑制作用，促使肌动蛋白和肌浆球蛋白合成肌动球蛋白，引起心肌收缩。当心肌细胞缺氧时，细胞膜对钠离子的渗透性异常增高，细胞内钠离子增多以及细胞内的酸中毒，使肌浆网内的钙离子流出障碍，细胞内钙离子浓度降低并妨碍钙离子与肌钙蛋白的结合，使心肌收缩功能发生障碍。缺氧也使心肌松弛发生障碍，可能因心肌高能磷酸键的储备降低，导致细胞膜上钠－钙离子交换系统功能的障碍以及肌浆网钙泵对钙离子的主动摄取减少，因此钙离子与肌钙蛋白的解离缓慢，心肌舒张功能下降，左室顺应性减低，心室充盈的阻力增加。

3. 心肌缺氧对心肌电生理的影响　肌细胞受缺血性损伤时，钠离子在细胞内积聚而钾离子向细胞外漏出，使细胞膜在静止期处于部分除极化状态，当心肌细胞激动时，由于除极不完全，从而产生损伤电流。在心电图上表现为 ST 段的偏移。由于心腔内的压力，在冠状动脉血供不足的情况下，心内膜下的心肌更容易发生急性缺血。受急性缺血性损伤的心内膜下心肌，其静息电位较外层为高（部分除极化状态），而在心肌除极后其电位则较外层为低（除极不完全）；因此，在左心室表面记录的心电图上出现 ST 段的压低。当心肌缺血发作时主要累及心外膜下心肌，则心电图可以表现为 ST 段抬高。

（二）左心室功能及血流动力学改变

缺血部位心室壁的收缩功能，在心肌缺血发生时明显减弱甚至暂时完全丧失，而正常心肌区域代偿性收缩增强，可以表现为缺血部位收缩期膨出。但存在大面积的心肌缺血时，可影响整个左心室的收缩功能，心室舒张功能受损，充盈阻力也增加。

在稳定型心绞痛患者，各种心肌代谢和功能障碍是暂时、可逆性的，心绞痛发作时患者自动停止活动，使缺血部位心肌的血液供应恢复平衡，从而减轻或缓解症状。

三、临床表现

稳定型心绞痛通常均为劳力性心绞痛，其发作的性质通常在 3 个月内并无改变，即每日和每周疼痛发作次数大致相同，诱发疼痛的劳力和情绪激动程度相同，每次发作疼痛的性质和部位无改变，用硝酸甘油后，也在相同时间内发生疗效。

（一）症状

稳定型心绞痛的发作具有其较为特征性的临床表现，对临床的冠心病诊断具有重要价值，可以通过仔细的病史询问获得这些有价值的信息。心绞痛以发作性胸痛为主要临床表现，疼痛的特点为：

1. 性质　心绞痛发作时，患者常无明显的疼痛，而表现为压迫、发闷或紧缩感，也可有烧灼感，但不尖锐，非针刺样或刀割样痛，偶伴濒死、恐惧感。发作时，患者往往不自觉地停止活动，至症状缓解。

2. 部位　主要位于心前区、胸骨体上段或胸骨后，界线不清楚，约有手掌大小。常放射至左肩、左上肢内侧达无名指和小指、颈、咽或下颌部，也可以放射至上腹部甚至下腹部。

3. 诱因　常由体力劳动或情绪激动（如愤怒、焦急、过度兴奋等）、饱食、寒冷、吸烟、心动过速

等诱发。疼痛发生于劳力或激动的当时，而不是在劳累以后。典型的稳定型心绞痛常在类似活动强度的情况下发生。早晨和上午是心肌缺血的好发时段，可能与患者体内神经体液因素在此阶段的激活有关。

4. 持续时间和缓解因素　心绞痛出现后常逐步加重，在患者停止活动后 3～5min 逐渐消失。舌下含服硝酸甘油症状也能在 2～3min 缓解。如果患者在含服硝酸甘油后 10min 内无法缓解症状，则认为硝酸甘油无效。

5. 发作频率　稳定型心绞痛可数天或数星期发作一次，也可一日内发作多次。一般来说发作频率固定，如短时间内发作频率较以前明显增加，应该考虑不稳定型心绞痛（恶化劳力型）。

（二）体征

稳定型心绞痛患者在心绞痛发作时常见心率增快、血压升高。通常无其他特殊发现，但仔细的体格检查可以明确患者存在的心血管病危险因素。体格检查对鉴别诊断有很大的意义，例如在胸骨左缘闻及粗糙的收缩期杂音应考虑主动脉瓣狭窄或肥厚梗阻型心肌病的可能。在胸痛发作期间，体格检查可能发现乳头肌缺血和功能失调引起的二尖瓣关闭不全的收缩期杂音；心肌缺血发作时可能出现左心室功能障碍，听诊时有时可闻及第四或第三心音奔马律、第二心音逆分裂或出现交替脉。

四、辅助检查

（一）心电图

心电图是发现心肌缺血、诊断心绞痛最常用、最便宜的检查方法。

1. 静息心电图检查　稳定型心绞痛患者静息心电图多数是正常的，所以静息心电图正常并不能除外冠心病。一些患者可以存在 ST-T 改变，包括 ST 段压低（水平型或下斜型），T 波低平或倒置，可伴有或不伴有陈旧性心肌梗死的表现。单纯、持续的 ST-T 改变对心绞痛并无显著的诊断价值，可以见于高血压、心室肥厚、束支传导阻滞、糖尿病、心肌病变、电解质紊乱、抗心律失常药物或化疗药物治疗、吸烟、心脏神经官能症患者。因此，单纯根据静息心电图诊断心肌缺血很不可靠。虽然冠心病患者可以出现静息心电图 ST-T 异常，并可能与冠状动脉病变的严重程度相关，但绝对不能仅根据心电图存在 ST-T 的异常即诊断冠心病。

心绞痛发作时特征性的心电图异常是 ST-T 较发作前发生明显改变，在发作以后恢复至发作前水平。由于心绞痛发作时心内膜下心肌缺血常见，心电图改变多表现为 ST 段压低（水平型或下斜型）0.1mV 以上，T 波低平或倒置，ST 段改变往往比 T 波改变更具特异性；少数患者在发作时原来低平、倒置的 T 波变为直立（假性正常化），也支持心肌缺血的诊断。虽然 T 波改变对心肌缺血诊断的特异性不如 ST 段改变，但如果发作时的心电图与发作之前比较有明显差别，发作后恢复，也具有一定的诊断意义。部分稳定型心绞痛患者可以表现为心脏传导系统功能异常，最常见的是左束支传导阻滞和左前分支传导阻滞。此外，心绞痛发作时还可以出现各种心律失常。

2. 心电图负荷试验　心电图负荷试验是对疑有冠心病的患者，通过给心脏增加负荷（运动或药物）而激发心肌缺血来诊断冠心病。运动试验的阳性标准为运动中出现典型心绞痛，运动中或运动后出现 ST 段水平或下斜型下降 ≥1mm（J 点后 60～80ms），或运动中出现血压下降者。心电图负荷试验检查的指征为：临床上怀疑冠心病，为进一步明确诊断；对稳定型心绞痛患者进行危险分层；冠状动脉搭桥及心脏介入治疗前后的评价；陈旧性心肌梗死患者对非梗死部位心肌缺血的监测。禁忌证包括：急性心肌梗死；高危的不稳定型心绞痛；急性心肌、心包炎；严重高血压（收缩压 ≥200mmHg 和/或舒张压 ≥110mmHg）心功能不全；严重主动脉瓣狭窄；肥厚型梗阻性心肌病；静息状态下有严重心律失常；主动脉夹层。负荷试验终止的指标：ST-T 降低或抬高 ≥0.2mV；心绞痛发作；收缩压超过 220mmHg；血压较负荷前下降；室性心律失常（多源性、连续 3 个室性期前收缩和持续性室性心动过速）。

通常运动负荷心电图的敏感性可达到约 70%，特异性 70%～90%。有典型心绞痛并且负荷心电图阳性，诊断冠心病的准确率达 95% 以上。运动负荷试验为最常用的方法，运动方式主要为分级踏板或蹬车，其运动强度可逐步分期升级。目前通常是以达到按年龄预计的最大心率（HRmax）或 85%～90% 的最大心率为目标心率，前者为极量运动试验，后者为次极量运动试验。运动中应持续监测心电图、血压的改变并记录，运动终止后即刻和此后每 2min 均应重复心电图记录，直至心率恢复运动前水平。

Duke 活动平板评分是可以用来进行危险分层的指标。

Duke 评分 = 运动时间（min）－5×ST 段下降（mm）－（4×心绞痛指数）

心绞痛指数 0：运动中无心绞痛；1：运动中有心绞痛；2：因心绞痛需终止运动试验。

Duke 评分≥5 分低危，1 年病死率 0.25%；－10～－4 分中危，1 年病死率 1.25%；≤－11 高危，1 年病死率 5.25%。Duke 评分系统适用于 75 岁以下的冠心病患者。

3. 心电图连续监测（动态心电图）　连续记录 24h 的心电图，可从中发现心电图 ST－T 改变和各种心律失常，通过将 ST－T 改变出现的时间与患者症状的对照分析，从而确定患者症状与心电图改变的意义。心电图中显示缺血性 ST－T 改变而当时并无心绞痛发作者称为无痛性心肌缺血，诊断无痛性心肌缺血时，ST 段呈水平或下斜型压低≥0.1mV，并持续 1min 以上。进行 12 导联的动态心电图监测对心肌缺血的诊断价值较大。

（二）超声心动图

稳定型心绞痛患者的静息超声心动图大部分无异常表现，但在心绞痛发作时，如果同时进行超声心动图检查，可以发现节段性室壁运动异常，并可以出现一过性心室收缩与舒张功能障碍的表现。超声心动图负荷试验是诊断冠心病的手段之一，可以帮助识别心肌缺血的范围和程度，敏感性和特异性均高于心电图负荷试验。超声心动图负荷试验按负荷的性质可分为药物负荷试验（常用多巴酚丁胺）、运动负荷试验、心房调搏负荷试验以及冷加压负荷试验。根据负荷后室壁的运动情况，可将室壁运动异常分为运动减弱、运动消失、矛盾运动及室壁瘤。

（三）放射性核素检查

1. ^{201}Tl－静息和负荷心肌灌注显像　^{201}Tl（铊）随冠状动脉血流很快被正常心肌所摄取。静息时铊显像所示灌注缺损主要见于心肌梗死后瘢痕部位；而负荷心肌灌注显像可以在运动诱发心肌缺血时，显示出冠状动脉供血不足导致的灌注缺损。不能运动的患者可作双嘧达莫（潘生丁）试验，静脉注射双嘧达莫使正常或较正常的冠状动脉扩张，引起"冠状动脉窃血"，产生狭窄血管供应的局部心肌缺血，可取得与运动试验相似的效果。近年还用腺苷或多巴酚丁胺作药物负荷试验。近年用 ^{99m}Tc－MI－BI 作心肌显像取得良好效果，并已推广，它在心肌内分布随时间变化相对固定，无明显再分布，显像检查可在数小时内进行。

（四）多层 CT 或电子束 CT

多层 CT 或电子束 CT 平扫可检出冠状动脉钙化并进行积分。人群研究显示钙化与冠状动脉病变的高危人群相联系，但钙化程度与冠状动脉狭窄程度却并不一致，因此，不推荐将钙化积分常规用于心绞痛患者的诊断。

CT 冠状动脉造影（CTA）为显示冠状动脉病变及形态的无创检查方法，具有较高的阴性预测价值，若 CTA 未见狭窄病变，一般无须进行有创检查。但 CT 冠状动脉造影对狭窄部位病变程度的判断仍有一定局限性，特别当存在明显的钙化病变时，会显著影响狭窄程度的判断，而冠状动脉钙化在冠心病患者中相当普遍，因此，CTA 对冠状动脉狭窄程度的显示仅能作为参考。

（五）左心导管检查

主要包括冠状动脉造影术和左心室造影术，是有创性检查方法，前者目前仍然是诊断冠心病的金标准。左心导管检查通常采用穿刺股动脉（Judkins 技术）、肱动脉（Sones 技术）或桡动脉的方法。选择性冠状动脉造影将导管插入左、右冠状动脉口，注射造影剂使冠状动脉主支及其分支显影，可以较准确地反映冠状动脉狭窄的程度和部位。左心室造影术是将导管送入左心室，用高压注射器将造影剂以 12～15mL/s 的速度注入左心室以评价左心室整体收缩功能及局部室壁运动状况。心导管检查的风险与疾病的严重程度以及术者经验直接相关，并发症大约 0.1%。根据冠状动脉的灌注范围，将冠状动脉分为左冠状动脉优势型、右冠状动脉优势型和均衡型。"优势型"是指哪一支冠状动脉供应左室间隔和左室后壁；85% 为右冠状动脉优势型，7% 为右冠状动脉和左冠的回旋支共同支配，即均衡型，8% 为左冠状动脉优势型。

五、危险分层

通过危险分层，定义出发生冠心病事件的高危患者，对采取个体化治疗，改善长期预后具有重要意义。根据以下各个方面对稳定型心绞痛患者进行危险分层。

1. 临床评估　患者病史、症状、体格检查及实验室检查可为预后提供重要信息。冠状动脉病变严重、有外周血管疾病、心力衰竭者预后不良。心电图有陈旧性心肌梗死、完全性左束支传导阻滞、左心室肥厚、二至三度房室传导阻滞、心房颤动、分支阻滞者，发生心血管事件的危险性也增高。

2. 负荷试验　Duke 活动平板评分可以用来进行危险分层。此外运动早期出现阳性（ST 段压低 > 1mm）、试验过程中 ST 段压低 >2mm、出现严重室律失常时，预示患者高危。超声心动图负荷试验有很好的阴性预测价值，年死亡或心肌梗死发生率 <0.5%。而静息时室壁运动异常、运动引发更严重的室壁运动异常者高危。

核素检查显示运动时心肌灌注正常则预后良好，年心脏性猝死、心肌梗死的发生率 <1%，与正常人群相似；运动灌注明显异常提示有严重的冠状动脉病变，预示患者高危，应动员患者行冠状动脉造影及血运重建治疗。

3. 左心室收缩功能　左心室射血分数（LVEF） <35% 的患者年病死率 >3%。男性稳定型心绞痛伴心功能不全者 5 年存活率仅 58%。

4. 冠状动脉造影　冠状动脉造影显示的病变部位和范围决定患者预后。CASS 注册登记资料显示正常冠状动脉 12 年的存活率 91%，单支病变 74%，双支病变 59%，三支病变 50%，左主干病变预后不良，左前降支近端病变也能降低存活率，但血运重建可以降低病死率。

六、诊断和鉴别诊断

根据典型的发作特点，结合年龄和存在的其他冠心病危险因素，除外其他疾病所致的胸痛，即可建立诊断。发作时典型的心电图改变为：以 R 波为主的导联中，ST 段压低，T 波平坦或倒置，发作过后数分钟内逐渐恢复。心电图无改变的患者可考虑做心电图负荷试验。发作不典型者，诊断要依靠观察硝酸甘油的疗效和发作时心电图的变化，如仍不能确诊，可以考虑做心电图负荷试验或 24h 的动态心电图连续监测。诊断困难者可考虑行超声心动图负荷试验、放射性核素检查和冠状动脉 CTA。考虑介入治疗或外科手术者必须行选择性冠状动脉造影。在有 CTA 设备的医院，单纯进行冠心病的诊断已经很少使用选择性冠状动脉造影检查。

稳定型心绞痛尤其需要与以下疾病进行鉴别。

1. 心脏神经症　患者胸痛常为短暂（几秒钟）的刺痛或持久（几小时）的隐痛，胸痛部位多在左胸乳房下心尖部附近，部位常不固定。症状多在劳力之后出现，而不在劳力的当时发生。患者症状多在安静时出现，体力活动或注意力转移后症状反而缓解，常可以耐受较重的体力活动而不出现症状。含服硝酸甘油无效或在 10 多分钟后才"见效"，常伴有心悸、疲乏及其他神经衰弱的症状，常喜欢叹息性呼吸。

2. 不稳定型心绞痛和急性心肌梗死　不稳定型心绞痛包括初发型心绞痛、恶化劳力型心绞痛、静息型心绞痛等。通常疼痛发作较频繁、持续时间延长、对药物治疗反应差，常伴随出汗、恶心呕吐、濒死感等症状。

3. 肋间神经痛　本病疼痛常累及 1~2 个肋间，沿肋间神经走向，疼痛性质为刺痛或灼痛，持续性而非发作性，咳嗽、用力呼吸和身体转动可使疼痛加剧，局部有压痛。

4. 其他疾病　包括主动脉严重狭窄或关闭不全、冠状动脉炎引起的冠状动脉口狭窄或闭塞、肥厚型心肌病、X 综合征等疾病均可引起心绞痛，要根据其他临床表现来鉴别。此外，还需与胃食管反流、食管动力障碍、食管裂孔疝等食管疾病以及消化性溃疡、颈椎病等鉴别。

七、治疗

治疗有两个主要目的，一是预防心肌梗死和猝死，改善预后；二是减轻症状，提高生活质量。

（一）一般治疗

症状出现时立刻休息，在停止活动后 3～5min 症状即可消除。应尽量避免各种确知的诱发因素，如过度的体力活动、情绪激动、饱餐等，冬天注意保暖。调节饮食，特别是一次进食不宜过饱，避免油腻饮食，禁绝烟酒。调整日常生活与工作量；减轻精神负担；同时治疗贫血、甲状腺功能亢进等相关疾病。

（二）药物治疗

药物治疗的目的是预防心肌梗死和猝死，改善生存率；减轻症状和缺血发作，改善生活质量。在选择治疗药物时，应首先考虑预防心肌梗死和死亡。此外，应积极处理心血管危险因素。

1. 预防心肌梗死和死亡的药物治疗

（1）抗血小板治疗：冠状动脉内血栓形成是急性冠心病事件发生的主要特点，而血小板的激活和白色血栓的形成，是冠状动脉内血栓的最早期形式。因此，在冠心病患者，抑制血小板功能对于预防事件、降低心血管死亡具有重要意义。

1）阿司匹林：通过抑制血小板环氧化酶从而抑制血栓素 A_2（TXA_2）诱导的血小板聚集，防止血栓形成。研究表明，阿司匹林治疗能使稳定型心绞痛的心血管不良事件的相对危险性降低 33%，在所有缺血性心脏病的患者，无论有否症状，只要没有禁忌证，应常规、终身服用阿司匹林 75～150mg/d。阿司匹林不良反应主要是胃肠道症状，并与剂量有关。阿司匹林引起消化道出血的年发生率为 1‰～2‰，其禁忌证包括过敏、严重未经治疗的高血压、活动性消化性溃疡、局部出血和出血体质。因胃肠道症状不能耐受阿司匹林的患者，在使用氯吡格雷代替阿司匹林的同时，应使用质子泵抑制药（如奥美拉唑）。

2）二磷酸腺苷（ADP）受体拮抗药：通过 ADP 受体抑制血小板内 Ca^{2+} 活性，从而发挥抗血小板作用，主要抑制 ADP 诱导的血小板聚集。常用药物包括氯吡格雷和噻氯匹定，氯吡格雷的应用剂量为 75mg，每日 1 次；噻氯匹定为 250mg，1～2/d。由于噻氯匹定可以引起白细胞、中性粒细胞和血小板减少，因此要定期做血象检查，目前已经很少使用。在使用阿司匹林有禁忌证时可口服氯吡格雷。在稳定型心绞痛患者，目前尚无足够证据推荐联合使用阿司匹林和氯吡格雷。

（2）β肾上腺素能受体阻滞药（β受体阻滞药）：β受体阻滞药对冠心病病死率影响的荟萃分析显示，心肌梗死后患者长期接受 β 受体阻滞药治疗，可以使病死率降低 24%。而具有内在拟交感活性的 β 受体阻滞药心脏保护作用较差，故推荐使用无内在拟交感活性的 β 受体阻滞药（如美托洛尔、比索洛尔、阿罗洛尔、普萘洛尔等）。β 受体阻滞药的使用剂量应个体化，从较小剂量开始，逐级增加剂量，以达到缓解症状、改善预后的目的。β 受体阻滞药治疗过程中，以清醒时静息心率不低于 50/min 为宜。

β 受体阻滞药长期应用可以显著降低冠心病患者心血管事件的患病率和病死率，为冠心病二级预防的首选药物，应终身服用。如果必须停药时应逐步减量，突然停用可能引起症状反跳，甚至诱发急性心肌梗死。对慢性阻塞性肺部/支气管哮喘、心力衰竭、外周血管病患者，应谨慎使用 β 受体阻滞药，对显著心动过缓（用药前清醒时心率＜50/min），或高度房室传导阻滞者不用为宜。

（3）HMG－CoA 还原酶抑制药（他汀类药物）：他汀类药物通过抑制胆固醇合成，在治疗冠状动脉粥样硬化中起重要作用，大量临床研究和荟萃分析均证实，降低胆固醇（主要是低密度脂蛋白胆固醇，LDL－C）治疗与冠心病病死率和总死亡率的降低有明显的相关性。他汀类药物还可以改善血管内皮细胞的功能、抑制炎症反应、稳定斑块、促使动脉粥样硬化斑块消退，从而发挥调脂以外的心血管保护作用。稳定型心绞痛的患者（高危）应长期接受他汀类治疗，建议将 LDL－C 降低至 100mg/dl 以下，对合并糖尿病者（极高危），应将 LDL－C 降低至 80mg/dl 以下。

（4）血管紧张素转换酶抑制药（ACEI）：ACEI 治疗在降低稳定型冠心病缺血性事件方面有重要作用。ACEI 能逆转左心室肥厚、血管增厚，延缓动脉粥样硬化进展，能减少斑块破裂和血栓形成，另外有利于心肌氧供/氧耗平衡和心脏血流动力学，并降低交感神经活性。推荐用于冠心病患者的二级预防，尤其是合并高血压、糖尿病和心功能不全的患者。HOPE、PEACE 和 EUROPA 研究的荟萃分析显示，ACEI 用于稳定型心绞痛患者，与安慰剂相比，可以使所有原因死亡降低 14%、非致死性心肌梗死降低 18%、所有原因卒中降低 23%。下述情况不应使用：收缩压 <90mmHg、肾衰竭、双侧肾动脉狭窄和过敏者。其不良反应包括干咳、低血压和罕见的血管性水肿。

2. 抗心绞痛和抗缺血治疗

（1）β 受体阻滞药：通过阻断儿茶酚胺对心率和心收缩力的刺激作用，减慢心率、降低血压、抑制心肌收缩力，从而降低心肌氧耗量，预防和缓解心绞痛的发作。由于心率减慢后心室射血时间和舒张期充盈时间均延长，舒张末心室容积（前负荷）增加，在一定程度上抵消了心率减慢引起的心肌耗氧量下降，因此与硝酸酯类药物联合可以减少舒张期静脉回流，而且 β 受体阻滞药可以抑制硝酸酯给药后对交感神经系统的兴奋作用，获得药物协同作用。

（2）硝酸酯类药物：这类药物通过扩张容量血管、减少静脉回流、降低心室容量、心腔内压和心室壁张力，同时对动脉系统有轻度扩张作用，降低心脏后负荷，从而降低心肌耗氧量。此外，硝酸酯可以扩张冠状动脉，增加心肌供氧，从而改善心肌氧供和氧耗的失平衡，缓解心绞痛症状。近期研究发现，硝酸酯还具有抑制血小板聚集的作用，其临床意义有待于进一步证实。

1）硝酸甘油：为缓解心绞痛发作，可使用起效较快的硝酸甘油舌下含片，1~2 片（0.3~0.6mg），舌下含化，通过口腔黏膜迅速吸收，给药后 1~2min 即开始起作用，约 10min 后作用消失。大部分患者在给药 3min 内见效，如果用药后症状仍持续 10min 以上，应考虑舌下硝酸甘油无效。延迟见效或无效时，应考虑药物是否过期或未溶解，或应质疑患者的症状是否为稳定型心绞痛。硝酸甘油口腔气雾剂也常用于缓解心绞痛发作，作用方式同舌下含片。用 2% 硝酸甘油油膏或贴片（含 5~10mg）涂或贴在胸前或上臂皮肤而缓慢吸收，适用于预防心绞痛发作。

2）二硝酸异山梨酯：二硝酸异山梨酯（isosorbide dinitrate，消心痛）口服 3/d，每次 5~20mg，服后半小时起作用，持续 3~5h。本药舌下含化后 2~5min 见效，作用维持 2~3h，可用 5~10mg/次。口服二硝酸异山梨酯肝脏首过效应明显，生物利用度仅 20%~30% 气雾剂通过黏膜直接吸收，起效迅速，生物利用度相对较高。

3）5-单硝酸异山梨酯（isosorbide 5-mononitrate）：为二硝酸异山梨酯的两种代谢产物之一，半衰期长达 4~6h，口服吸收完全，普通剂型每日给药 2 次，缓释剂型每日给药 1 次。

硝酸酯药物持续应用的主要问题是产生耐药性，其机制尚未明确，可能与体内巯基过度消耗、肾素-血管紧张素-醛固酮（RAS）系统激活等因素有关。防止发生耐药的最有效方法是偏心给药，保证每天足够长（8~10h）的无硝酸酯期。硝酸酯药物的不良作用有头晕、头胀痛、头部跳动感、面红、心悸等，偶有血压下降（静脉给药时相对多见）。

（3）钙通道阻滞药：本类药物抑制钙离子进入心肌内，抑制心肌细胞兴奋-收缩偶联中钙离子的作用。因而抑制心肌收缩；扩张周围血管，降低动脉压，降低心脏后负荷，因此减少心肌耗氧量。钙通道阻滞药可以扩张冠状动脉，解除冠状动脉痉挛，改善心内膜下心肌的供血；此外，实验研究发现钙通道阻滞药还可以降低血黏度，抑制血小板聚集，改善心肌的微循环。常用制剂包括二氢吡啶类钙通道阻滞药（氨氯地平、硝苯地平等）和非二氢吡啶类钙通道阻滞药（硫氮唑酮等）。

钙通道阻滞药在减轻心肌缺血和缓解心绞痛方面，与 β 受体阻滞药疗效相当。在单用 β 受体阻滞药症状控制不满意时，二氢吡啶类钙通道阻滞药可以与 β 受体阻滞药合用，获得协同的抗心绞痛作用。与硝酸酯联合使用，也有助于缓解症状。应避免将非二氢吡啶类钙通道阻滞药与 β 受体阻滞药合用，以免两类药物的协同作用导致对心脏的过度抑制。

推荐使用控释、缓释或长效剂型，避免使用短效制剂，以免明显激活交感神经系统。常见的副作用包括胫前水肿、便秘、头痛、面色潮红、嗜睡、心动过缓和房室传导阻滞等。

（三）经皮冠状动脉介入治疗

经皮冠状动脉介入治疗（PCI）包括经皮冠状动脉球囊成形术（PTCA）、冠状动脉支架植入术和粥样斑块消蚀技术。自 1977 年首例 PTCA 应用于临床以来，PCI 术成为冠心病治疗的重要手段之一。COURAGE 研究显示，与单纯理想的药物治疗相比，PCI + 理想药物治疗能减少血运重建的次数，提高患者的生活质量（活动耐量增加），但是心肌梗死的发生和病死率与单纯药物治疗无显著差异。对 COURAGE 研究进一步分析显示，对左心室缺血面积大于 10% 的患者，PCI + 理想药物治疗对硬终点的影响优于单纯药物治疗。随着新技术的出现，尤其是药物洗脱支架（DES）及新型抗血小板药物的应用，远期疗效明显提高。冠状动脉介入治疗不仅可以改善生活质量，而且可明显降低高危患者的心肌梗死发生率和病死率。

（四）冠状动脉旁路手术

冠状动脉旁路手术（CABG）是使用患者自身的大隐静脉、内乳动脉或桡动脉作为旁路移植材料，一端吻合在主动脉，另一端吻合在有病变的冠状动脉段的远端，通过引流主动脉血流以改善病变冠状动脉所供血心肌区域的血流供应。CABG 术前进行选择性冠状动脉造影，了解冠状动脉病变的程度和范围，以供制定手术计划（包括决定移植血管的根数）的参考。目前在发达的国家和地区，CABG 已成为最普通的择期心脏外科手术，对缓解心绞痛、改善冠心病长期预后有很好效果。随着动脉化旁路手术的开展，极大提高了移植血管桥的远期开通率；微创冠状动脉手术及非体外循环的 CABG 均在一定程度上减少创伤及围手术期并发症的发生，患者能够很快恢复。目前 CABG 总的手术死亡率在 1% ~ 4%。

对于低危（年病死率 <1%）的患者，CABG 并不比药物治疗给患者更多的预后获益。因此，CABG 的适应证主要包括：①冠状动脉多支血管病变，尤其是合并糖尿病的患者；②冠状动脉左主干病变；③不适合于行介入治疗的严重血管病变患者；④心肌梗死后合并室壁瘤，需要进行室壁瘤切除的患者；⑤闭塞段的远段管腔通畅，血管供应区有存活心肌。

（五）其他治疗措施

1. 患者的教育　对患者进行疾病知识的教育，对长期保持病情稳定，改善预后具有重要意义。有效的教育可以使患者全身心参与治疗和预防，并减轻对病情的担心与焦虑，协调患者理解其治疗方案，更好地依从治疗方案和控制危险因素，从而改善和提高患者的生活质量，降低病死率。

2. 戒烟　吸烟能使心血管疾病病死率增加 50%，心血管死亡的风险与吸烟量直接相关。吸烟还与血栓形成、斑块不稳定及心律失常相关。资料显示，戒烟能降低心血管事件的风险。医务工作者应向患者讲明吸烟的危害，动员并协助患者完全戒烟，并且避免被动吸烟。一些行为及药物治疗措施，如尼古丁替代治疗等，可以协助患者戒烟。

3. 运动　运动应与多重危险因素的干预结合起来，成为冠心病患者综合治疗的一部分。研究显示，适当运动能减少心绞痛发作次数、改善运动耐量。建议每日运动 30min，每周运动不少于 5d。运动强度以不引起心绞痛发作为度。

4. 控制血压　目前高血压治疗指南推荐，冠心病患者的降压治疗目标应将血压控制在 130/80mmHg 以下。选择降压药物时，应优先考虑 β 受体阻滞药和 ACEI。

5. 糖尿病　糖尿病合并稳定型心绞痛患者为极高危患者，应在改善生活方式的同时及时使用降糖药物治疗，使糖化血红蛋白（HbA_{1c}）在正常范围（≤7%）。

6. 肥胖　按照中国肥胖防治指南定义，体重指数（BMI）24 ~ 27.9kg/m^2 为超重，BMI≥28kg/m^2 为肥胖；腹形肥胖指男性腰围≥90cm，女性≥80cm。肥胖多伴随着其他冠心病发病的危险因素，如高血压、胰岛素抵抗、HDL - C 降低和 TG 升高等。减轻体重（控制饮食、活动和锻炼、减少饮酒量）有利于控制其他多种危险因素，也是冠心病二级预防的重要组成部分。

八、预后

稳定型心绞痛患者在接受规律的冠心病二级预防后，大多数患者的冠状动脉粥样斑块能长期保持稳定，患者能够长期存活。决定稳定型心绞痛患者预后的主要因素包括冠状动脉病变的部位和范围、左心室功能、合并的心血管危险因子（如吸烟、糖尿病、高血压等）控制情况、是否坚持规律的冠心病二级预防治疗。一旦患者心绞痛发作在短期内变得频繁、程度严重、对药物治疗反应差，应考虑发生急性冠脉综合征，应采取更积极的药物治疗和血运重建治疗。

（杨寿山）

第四节　非 ST 与 ST 段抬高心肌梗死

一、非 ST 段抬高心肌梗死

（一）概述

非 ST 段抬高型心肌梗死（non – ST elevation myocardial infarction，NSTEMI）属于急性冠脉综合征（acute coronary syndrome，ACS）的一种类型，通常由动脉粥样硬化斑块破裂引起，临床表现为突发胸痛但不伴有 ST 段抬高。通常心电图表现为持续性或短暂 ST 段压低或 T 波倒置或低平，但也有部分患者无变化；此外，多数非 ST 段抬高心肌梗死的患者伴有血浆肌钙蛋白水平升高，这一点有别于不稳定性心绞痛，后者通常不升高或仅有轻度升高。

（二）流行病学与自然病程

注册研究显示，非 ST 段抬高心肌梗死的发病率高于 ST 段抬高急性心肌梗死，就临床预后而言，住院期间 ST 段抬高心肌梗死的病死率高于非 ST 段抬高心肌梗死（7% vs 5%），出院后 6 个月随访两者的病死率接近（12% vs 13%）。但是，4 年的长期随访研究发现，非 ST 段抬高心肌梗死的病死率反而高于 ST 段抬高心肌梗死的 2 倍。这种时间依赖性预后差异可能与非 ST 段抬高心肌梗死的患者基础情况有一定关系，通常此类患者多半是合并有各种并发症的老年人，尤其常见于合并糖尿病和肾功能不全的患者，这类患者往往血管病变较重，多合并血浆炎性因子升高，提示血管病变复杂且多不稳定。因此，对于非 ST 段抬高心肌梗死患者的治疗需要兼顾急性期和远期的治疗效果。

（三）病理生理

非 ST 抬高心肌梗死与不稳定型心绞痛相似，多数是由于不稳定的冠状动脉粥样硬化斑块破裂，伴或不伴有血管收缩，随后血小板血栓附着于血管壁，引起冠脉血流量突然严重下降，导致一系列的临床后果。不过，也有少数患者没有冠状动脉粥样硬化的基础，可能的原因为外伤、大动脉夹层、动脉炎、栓子栓塞、先天性异常、导管操作并发症等。

（四）临床表现

1. 症状　非 ST 段抬高心肌梗死包括多种临床表现，比较严重或典型的临床症状有：①长时间的静息心绞痛（>20min）；②新发的严重心绞痛（加拿大分级Ⅲ级）；③近期稳定型心绞痛加重（加拿大分级Ⅲ级以上）；④心肌梗死后心绞痛。

非 ST 段抬高心肌梗死表现为胸骨后压榨性疼痛，伴有向左侧肩部、颈部以及下腭放射，常伴有冷汗、恶心、腹痛、呼吸困难、昏厥等症状。也有部分患者表现为上腹痛、新出现的消化不良、胸部刺痛、肋软骨炎样疼痛或者进行性的呼吸困难等不典型症状，这种不典型的临床症状常常发生在 24 ~ 40 岁和年龄大于 75 岁、女性及合并糖尿病、慢性肾衰竭或痴呆的患者。

在临床实践中，80% 的患者表现胸痛时间的延长，20% 的患者是心绞痛症状的加重。当然，仅仅通过症状来判断是否是非 ST 段抬高心肌梗死是不可靠的。在诊断过程中，病史往往具有协助诊断意义。

2. 体征　通常缺乏特异性的阳性体征，部分患者由于伴有心力衰竭或血流动力学不稳定，可能会出现肺部啰音、心率加快等非特异性体征，肺部啰音的出现和范围、Killip 分级对临床预后起影响作用。另有部分体征的发现，对于判断危险性的高低有帮助。如收缩期低血压（收缩压 <100mmHg）、心动过速（心率 >100 次/分）和呼吸窘迫可能提示可能发生心源性休克；新出现的二尖瓣关闭不全性杂音、原有的杂音增强提示乳头肌或二尖瓣缺血性功能失调；出现第三或第四心音或左心室扩大提示心肌缺血范围可能较大。

（五）辅助检查

1. 心电图　ST-T压低性动态改变是非ST段抬高心肌梗死的特征性心电图变化，通过分析ST段压低的导联数和压低的幅度可以大约判断病变的严重性及预后情况。ST段在相邻2个或以上导联压低≥0.05mV可能提示是非ST段抬高心肌梗死，但轻微ST段压低不能作为诊断的有力依据，部分患者的心电图可表现完全正常。

部分心电图特点对判断预后具有重要的价值，如症状发作时出现短暂的ST段改变（>0.05mV）并随着症状缓解而消失，强烈提示有严重的冠状动脉疾病；胸前导联上对称的T波倒置（>0.2mV）强烈提示左前降支或左主干的急性缺血；aVR导联上ST段抬高，常常提示存在左冠状动脉主干或三支病变，通常住院期间缺血复发和心力衰竭的危险性很高；ST段压低伴有一过性ST段抬高，提示可能发生过短暂的血管闭塞性血栓形成、冠脉痉挛，或病变血管闭塞后侧支循环快速形成，此种情况表明冠脉病变极不稳定，很容易进展为ST段抬高性心肌梗死，临床上要高度重视。需要强调的是，心电图正常不能除外非ST段抬高心肌梗死的诊断，临床上一定要结合症状、心电图、生化指标进行综合分析。

2. 实验室检查　所有患者，一旦怀疑非ST段抬高心肌梗死，应即刻检测肌酸激酶同工酶（CK-MB）、肌钙蛋白T或肌钙蛋白I。目前，已经不主张传统的心肌酶谱全套检查，因为其他的心肌酶对诊断的特异性极低。通常，非ST段抬高心肌梗死发病后48~72h会有肌钙蛋白的升高，而肌钙蛋白的灵敏度和特异度明显高于肌酸激酶，在肌酸激酶正常的患者群中，有将近1/3的人高敏肌钙蛋白检测可以表现为肌钙蛋白水平增高。尽管肌钙蛋白的特异性极高，也并非所有肌钙蛋白升高的患者都诊断为非ST段抬高性心肌梗死。某些非心肌梗死性胸痛也可伴有肌钙蛋白升高（表3-8），而且有些疾病是十分严重甚至是致命性的，在临床诊断上同样要给予高度重视。

表3-8　肌钙蛋白升高的非冠脉疾病

严重的充血性心力衰竭（包括急性和慢性）

主动脉夹层，主动脉瓣病变或肥厚性心肌病

心脏挫伤、消融、起搏、心脏电复律、心内膜下心肌活检

感染性疾病，例如心肌炎、心肌扩张、心内膜下或心包炎

高血压危象

心动过速或心动过缓

肺栓塞、重度肺动脉高压

甲状腺功能减退

心尖球样综合征

慢性或急性肾功能不全

急性的神经系统疾病，例如中风或者蛛网膜下隙出血等

全身性疾病，例如淀粉样病变、血色病、类肉瘤病、硬皮病

药物毒性作用，例如阿霉素、5-氟尿嘧尿、曲妥珠单抗、蛇毒

烧伤，烧伤面积>体表面积30%

横纹肌溶解

危重病人，特别是呼吸功能衰竭和败血症患者

有时根据临床需要，需行其他的实验室检查，包括全血细胞计数、全身代谢情况和甲状腺功能，以此来鉴别其他少见病因，并用于指导治疗由于贫血和肾衰竭引起的严重不良后果。血脂检查作为常规应在入院后24h内进行，评估是否患有高胆固醇血症，以此决定是否进行强化降脂治疗。另外，行脑钠肽及C-反应蛋白检查，利于对预后进行评估，前者可判断患者的心功能受损情况，后者则可反映血管病变的炎性状态。

3. 胸X线片　所有的患者均应行胸X线片检查，一方面判断心脏的形态和大小，另一方面了解肺部情况，尤其对于诊断是否有血流动力学不稳定或肺水肿的患者很有用，可以用来判断心脏功能情况。

（六）鉴别诊断

非 ST 段抬高心肌梗死的诊断需与一些心源性以及非心源性疾病做鉴别诊断。

（1）心源性疾病：心肌炎、心包炎、心肌心包炎、心肌病、瓣膜病、心尖球样综合征（Tako - Tsubo syndrome）。

（2）肺源性疾病：肺栓塞、肺梗死、肺炎、胸膜炎、气胸。

（3）血液系统疾病：镰刀样细胞贫血。

（4）血管性疾病：主动脉夹层、主动脉瘤、主动脉窄缩、脑血管疾病。

（5）胃肠道疾病：食管痉挛、食管炎、消化道溃疡、胰腺炎、胆囊炎。

（6）伤骨科疾病：颈椎病、肋骨骨折、肌肉损伤或炎症、肋软骨炎。

（七）诊断及危险分层

1. 非 ST 段抬高心肌梗死的诊断及短期危险分层　需结合病史、症状、心电图、生化指标以及危险评分结果。

2. 要根据患者的病情变化动态评估其风险性

（1）入院即应及时进行 12 导联心电图检查，同时由具有经验的临床医师进行分析。怀疑有下壁和右心室心梗的患者，还应有附加导联（V_3R，V_4R，$V_7 \sim V_9$）。如果患者持续有症状发作，应在 6h，12h 以及出院前复查心电图。

（2）60min 内及时检测肌钙蛋白（cTnT 或 cTnI），如果检测结果阴性，应在 6~12h 后复查肌钙蛋白。

（3）要对患者进行危险评分（如 GRACE 评分），以此对患者早期及晚期的病情和预后做出风险评估。

（4）进行心脏超声检查鉴别诊断。

（5）对无再发胸痛、心电图正常、肌钙蛋白阴性的患者，出院前应检测运动负荷试验，进一步评估心肌缺血的风险。

3. 根据以下结果对患者的远期病死率及心梗的可能性预测进行危险分层

（1）临床情况：年龄、心率、血压、Killip 分级、糖尿病史、既往心梗或冠心病史。

（2）心电图：ST 段持续压低情况。

（3）实验室检查：肌钙蛋白、肾小球滤过率/肌酐清除率/半胱氨酸蛋白酶抑制药 C、BNP/NTproB-NP、hsCRP 等的结果。

（4）影像学：是否有低射血分数、左主干病变、三支病变。

（5）危险评分结果：目前，对非 ST 段抬高心肌梗死的危险分层有数个评分标准。GRACE 危险评分是一项基于急性冠脉综合征患者的全球注册研究，其危险因素的评判来源于住院期间死亡和治疗开始后 6 个月内死亡的独立预测因子，因此 GRACE 危险评分对于预测住院期间及 6 个月的病死率具有一定意义。

（八）治疗

1. 治疗原则　关于非 ST 段抬高心肌梗死的治疗策略，目前争论的焦点在于早期介入抑或早期保守治疗。早期介入治疗策略为 48h 内接受冠状动脉造影及血管重建术，而早期保守治疗策略为先行积极的抗心肌缺血、抗凝、抗血小板治疗，择期根据病情决定冠状动脉造影及血管重建术。尽管尚无统一的意见，但都认为应该在入院时进行危险分层，根据危险性的高低决定选择哪种策略。

2. 早期保守治疗　早期药物治疗应该包括积极的抗心肌缺血、抗凝、抗血小板治疗，目的在于缓解心绞痛症状、稳定斑块、纠正血流动力学不稳。

（1）缓解缺血性疼痛

1）β 受体阻滞药：减轻心脏负荷、快速缓解缺血是治疗非 ST 段抬高心肌梗死的基础，目前推荐无禁忌证的胸痛患者应立即静脉滴注 β 受体阻滞药，随后口服治疗。β 受体阻滞药通过减弱心肌收缩力、降低心率和心室壁压力前负荷而缓解缺血。治疗时应首选心脏选择性 β 受体阻滞药（阿替洛尔和美托洛尔），对于正在疼痛或高/中危患者首次给予 β 受体阻滞药时应静脉给药；对于患有高度房室传导阻滞、心源性休克和气道高反应性疾病的患者，不建议使用 β 受体阻滞药，此时，可考虑使用非二氢吡啶类钙离子通道阻滞药。

2）硝酸酯类：硝酸酯类药物应该用于所有无禁忌证的患者，该药通过静脉舒张减轻心脏负荷，可以明显缓解急性胸痛的发作。硝酸酯类药物最初应舌下含服以利于机体快速吸收，如果疼痛未能缓解，且患者没有低血压时应静脉给药。硝酸酯类药物在下列患者中禁用：在过去 24h 服用磷酸二酯酶抑制药、肥厚型心肌病和怀疑右心室梗死的患者；严重的主动脉瓣狭窄的患者慎用。

（2）抗血小板治疗：抗血小板治疗是非 ST 段抬高心肌梗死的最基本治疗手段，目前常用的抗血小板治疗药物有三种：环氧化酶 -1 抑制药（阿司匹林）、ADP 抑制药（噻氯匹定及氯吡格雷）、糖蛋白 Ⅱb/Ⅲa 受体阻滞药（阿昔单抗、依替巴肽、替罗非班）。

1）阿司匹林：为环氧合酶 -1 抑制药，可以明显减少非 ST 段抬高心肌梗死患者发生血管性死亡的危险，在没有绝对禁忌证时，所有患者均应在初次给予 300mg 负荷剂量嚼服，以后每天 75 ~ 100mg 长期维持。对阿司匹林过敏的患者，可以用氯吡格雷替代治疗。

2）氯吡格雷：为 ADP 受体阻滞药，初次给予 300mg，如果接受急诊介入治疗，应给予 600mg，以后每天 75mg 维持。目前推荐所有患者，如果没有禁忌证，均应联合应用阿司匹林和氯吡格雷。CURE 研究（氯吡格雷预防不稳定型心绞痛再次发生缺血事件试验）显示，患者同时接受两种抗血小板药物治疗时 1 年内发生心血管病性死亡、非致死性心肌梗死或脑卒中联合终点事件的相对危险性减少 20%（绝对危险降低是由 11.4% 降至 9.3%）。ACC/AHA 建议所有非 ST 段抬高急性冠脉综合征患者应在入院治疗后持续应用氯吡格雷至少 9 个月。介入治疗后，双重抗血小板治疗尤为重要。PCI – CURE（经皮冠状动脉介入治疗 – UA 使用氯吡格雷预防再次发生缺血事件）试验分析和 CREDO（保守治疗时应用氯吡格雷可减少心血管事件）试验都显示氯吡格雷可减少脑卒中联合终点事件。对于计划早期进行手术治疗的患者，应衡量早期应用氯吡格雷的利弊，由于服用氯吡格雷后 5 天内接受冠状动脉旁路移植术的患者在受益同时会增加出血概率。因此，ACC/AHA 建议如果在入院后决定 34 ~ 48h 内安排诊断性血管造影，在造影之前应先不使用氯吡格雷。

3）GP Ⅱb/Ⅲa 受体阻滞药：机制为抑制纤维蛋白原与糖蛋白 Ⅱb/Ⅲa 受体的相互作用，对介入治疗的缺血并发症有预防作用，因此推荐早期介入治疗的患者使用。目前使用的 GP Ⅱb/Ⅲa 受体阻滞药有 3 种，即阿昔单抗、依替巴肽、替罗非班，在早期保守治疗时 GP Ⅱb/Ⅲa 受体阻滞药的作用不是很清楚。决定保守治疗时再次发生缺血、生化指标阳性或有其他高危特征的患者，ACC/AHA 推荐持续静脉输入替罗非班和依替巴肽。具体用法为：①阿昔单抗：0.25mg/kg 静脉负荷，而后 0.125μg/（kg·min）维持量持续 12 ~ 24h（最大剂量 10μg/min）。②依替巴肽：180μg/kg 静脉负荷（PCI 术后 10min 再次负荷），而后静脉持续 2.0μg/（kg·min）维持 72 ~ 96h。③替罗非班：30min 内以 0.4μg/（kg·min）静脉负荷，后以 0.1μg/（kg·min）静脉维持 48 ~ 96h。另有一项大剂量试验仍在临床试验阶段 [负荷剂量 0.4μg/（kg·min）静脉维持 18h]。

由于缺乏比较三重抗血小板治疗和双重抗血小板治疗的临床试验，最佳的抗血小板治疗策略尚有待于完善。

（3）抗凝治疗：如果没有活动性出血或肝素引起的血小板减少或过敏反应，在阿司匹林基础上加用普通肝素或低分子肝素对所有患者有益。有关低分子肝素的比较研究及伊诺肝素的比较试验显示，其在减少心血管事件的复发方面优于普通肝素。ACC/AHA 指南指出伊诺肝素优于普通肝素，与普通肝素相比，低分子肝素优点包括不用检测血液指标而简化管理、较少引起肝素诱发的血小板减少症和可能改善结果。低分子肝素在肾衰竭患者慎用，如果患者在 12h 内行冠脉造影，低分子肝素无法检测准确的抗凝效果又无法完全对抗，应考虑使用普通肝素。但是，任何一种抗凝血药物均存在出血的风险，因此在决定使用抗凝血药物时，应权衡利弊。

（4）溶栓治疗：非 ST 段抬高心肌梗死的病理基础是在不稳定斑块破裂的基础上血小板血栓形成，

因此，适用于 ST 段抬高心肌梗死的溶栓治疗对非 ST 段抬高心肌梗死没有益处，TIMI - ⅢA 和ⅢB 试验中，溶栓治疗和常规治疗相比并无优势，反而可能有增加心肌梗死的危险，因为溶栓剂可激活血小板，促进血栓形成。

（5）主动脉内球囊反搏：当上述治疗对心肌缺血患者无效、持续低血压或在冠状动脉造影时有高危闭塞性病变（显著的左主干或左前降支近端病变）时可考虑应用主动脉内球囊反搏，以增加冠状动脉灌注压。其禁忌证包括重度外周血管疾病；重度主动脉瓣关闭不全；严重的髂总动脉疾病，包括腹主动脉瘤。

3. 早期介入治疗——冠状动脉造影和血管重建术　非 ST 段抬高心肌梗死患者应该行冠状动脉血管造影检查，ACC/AHA 建议对于出现新的 ST 段压低、肌钙蛋白升高、药物治疗下仍反复发作的胸痛、左心室功能不全及伴有其他高危因素者，应行冠状动脉造影检查。ESC 指南对冠状动脉造影和血管重建术的建议如下。

（1）合并有动态 ST 段改变、心力衰竭、危及生命的心律失常和血流动力学紊乱的顽固性和反复发作的心绞痛患者，需行紧急冠脉造影（Ⅰ-C）。

（2）中、高危的患者建议行早期（<72h）冠脉造影及血运重建术（PCI 或 CABG）（Ⅰ-A）。

（3）非中、高危的患者不建议行早期冠脉造影检查（Ⅲ-C），但建议行能够诱发缺血症状的无创性检查（Ⅰ-C）。

（4）不建议对冠脉造影显示的非严重病变行 PCI 术（Ⅲ-C）。

（5）如果短期内患者需要行非心脏的外科手术而必须停用抗血小板药，PCI 手术考虑选用裸金属支架；而对于较长时间以后才行外科手术者，可选用药物洗脱支架（如无多聚糖载体支架或载体可降解支架）（Ⅰ-C）。

（九）并发症及处理

1. 出血　出血可以增加非 ST 段抬高心肌梗死患者 30d 内死亡、心梗以及卒中的风险，在长期随访中这些风险的发生率较无出血者提高 4～5 倍。因此，预防出血与治疗缺血同等重要。

引起出血的因素很多，其中许多危险因素同样是诱发死亡、心肌梗死和卒中等缺血事件的危险因子。近期有不少报道指出，输血也是引起出血的一个重要因素，因此应严格把握冠心病患者的输血指征。ESC 指南对出血及处理的建议如下。

（1）治疗前慎重评估患者出血风险，增加出血风险的因素有：过量或过度的使用抗血栓药物、联合应用抗血栓药物、不同的抗凝药物交替使用、患者年龄、女性、低体重、肾功能下降、基础血红蛋白水平低以及介入治疗等（Ⅰ-B）。

（2）选择治疗方案时应考虑出血风险，对有高危出血风险的患者多选用药物治疗。选用介入治疗方式时，优先考虑经桡动脉的路径，便于创口压迫止血，降低出血风险（Ⅰ-B）。

（3）轻微出血不影响正常的治疗（Ⅰ-C）。

（4）有严重出血的患者应停止和（或）中和抗凝及抗血小板药物，或采用特殊的止血方法控制出血（Ⅰ-C）。

（5）输血对预后有不良影响，红细胞比容 >25%，血红蛋白 >8g/L 且血流动力学稳定的出血患者不考虑输血（Ⅰ-C）。

2. 血小板减少症

在非 ST 段抬高心肌梗死的治疗过程中，使用肝素或 GPⅡb/Ⅲa 抑制药的患者可能会发生血小板减少。血小板减少的处理原则为（ESC 指南）

（1）对使用了肝素（UFH 或 LMWH）和（或）GPⅡb/Ⅲa 抑制药的患者来说，一旦血小板明显下降（$<100 \times 10^9$/L 或下降 >50%），建议立即停用这些药物（Ⅰ-C）。

（2）对 GPⅡb/Ⅲa 抑制药诱导的严重血小板下降（$<100 \times 10^9$/L）建议进行血小板输注同时可以合用或不用纤维蛋白原。也可以输注新鲜血浆或冷凝蛋白来防止出血（Ⅰ-C）。

（3）在有证据或怀疑有肝素诱导的血小板减少症（HIT）建议停用肝素（UFH 或 LMWH），同时为了预防血栓事件，可以应用直接血栓抑制剂抗凝（DTI）（Ⅰ－C）。

（4）预防肝素诱导的血小板减少症可以通过使用非肝素抗凝药，类似于璜达肝癸钠或比伐卢定或是短时间的使用肝素（Ⅰ－B）。

二、ST 段抬高心肌梗死

（一）流行病学

急性心肌梗死（acute myocardial infarction，AMI）是心肌缺血性坏死。为在冠状动脉病变的基础上，发生冠状动脉血供急剧减少或中断，使相应的心肌严重而持久地急性缺血导致心肌坏死。目前，全球每年约有 1 700 万人死于心血管疾病，其中有一半以上死于 AMI。美国心脏病学会估计每年约 100 万人次发生心肌梗死（myocardial infarction，MI）事件，其中 30%～45% 为急性 ST 段抬高心肌梗死（acute ST－elevation myocardial infarction，STEMI）。近 10 年来，我国 AMI 的发病率一直呈明显上升趋势，已接近国际上的平均水平。AMI 起病突然，急性期病死率约为 30%。

（二）病因

基本病因是冠状动脉粥样硬化疾病（偶为冠状动脉栓塞、炎症、创伤、先天性畸形、痉挛和冠状动脉口阻塞），造成一支或多支血管管腔狭窄和心肌供血不足，而侧支循环未充分建立。在此基础上，一旦血供急剧减少或中断，使心肌严重而持久地发生急性缺血达 20～30min 以上，即可发生 AMI。大量研究已证明，绝大多数 AMI 是由于不稳定的粥样斑块溃破，继而出血和管腔内血栓形成，而使管腔闭塞。少数情况下粥样斑块内或其下发生出血或血管持久痉挛，也可使冠状动脉完全闭塞。

促使斑块破裂出血及血栓形成的诱因有：

（1）晨起 6～12 时交感神经活动增加，机体应激反应增强，心肌收缩力、心率、血压增高，冠状动脉张力增高。

（2）在饱餐特别是进食多量脂肪后，血脂增高，血黏稠度增高。

（3）重体力活动、情绪过分激动、血压剧升或用力大便时，致左心室负荷明显加重。

（4）休克、脱水、出血、外科手术或严重心律失常，致心排血量骤降，冠状动脉灌流量锐减。

AMI 可发生在频发心绞痛的患者，也可发生在原来从无症状者中。AMI 后发生的严重心律失常、休克或心力衰竭等并发症，均可使冠状动脉灌流量进一步降低，心肌坏死范围扩大。

（三）病理学

1. 冠状动脉病变　绝大多数 AMI 患者冠状动脉内可见在粥样斑块的基础上有血栓形成使管腔闭塞，但是由冠状动脉痉挛引起的管腔闭塞者中，个别可无严重粥样硬化病变。此外梗死的发生与原来冠状动脉受粥样硬化病变累及的支数及其所造成的管腔狭窄程度之间未必呈平行关系。

（1）左冠状动脉前降支闭塞，可引起左心室前壁、心尖部、下侧壁、前间隔和二尖瓣前乳头肌梗死。

（2）右冠状动脉闭塞，可引起左心室膈面（右冠状动脉占优势时）、后间隔和右心室梗死，并可累及窦房结和房室结。

（3）左冠状动脉回旋支闭塞，可引起左心室高侧壁、膈面（左冠状动脉占优势时）和左心房梗死，可能累及房室结。

（4）左冠状动脉主干闭塞，可引起左心室广泛梗死。

2. 心肌病变　冠状动脉闭塞后 20～30min，受其供血的心肌即有少量坏死，开始了 AMI 的病理过程。1～2h 后绝大部分心肌呈凝固性坏死，心肌间质充血、水肿，伴大量炎症细胞浸润。以后，坏死的心肌纤维逐渐溶解，形成肌溶灶，随后渐有肉芽组织形成。大面积的梗死累及心室壁的全层或大部分者十分常见，心电图上相继出现 ST 段抬高和 T 波倒置、Q 波，称为 Q 波性 MI，或称为透壁性 MI，是临床上常见的典型 AMI。它可波及心包引起心包炎症，波及心内膜诱使心室腔内附壁血栓形成。当冠状动脉闭塞不完全或自行再通形成小范围呈灶性分布的 MI，急性期心电图上仍可出现 ST 段抬高、但不出现

Q 波，此种 MI 称为非 Q 波性 MI，较少见。

过去将 AMI 分为 Q 波性 MI 和非 Q 波性 MI，这是一种回顾性分类，已不适合临床工作的需要，目前强调以 ST 段是否抬高进行分类，分为 ST 段抬高 MI（STEMI）和非 ST 段抬高 MI（NSTEMI）。因心电图上 Q 波形成已是心肌坏死的表现，而从心肌急性缺血到坏死其中有一个发展过程。实际上当心肌缺血心电图上出现相应区域 ST 段抬高时，除变异性心绞痛外，已表明此时相应的冠状动脉已经闭塞而导致心肌全层损伤，如伴有心肌坏死标记物升高，临床上应当诊断为 STEMI。此类患者绝大部分进展为较大面积 Q 波性 MI。如果处理非常及时，在心肌坏死以前充分开通闭塞血管，可使 Q 波不致出现。目前主张干预性再灌注治疗尽早得以实施，以争取更多的心肌存活。通常目前临床上视 STEMI 等同于 Q 波性 MI。

继发性病理变化有：在心腔内压力的作用下，坏死心壁向外膨出，可产生心脏破裂（包括心室游离壁破裂、心室间隔穿孔或乳头肌断裂）或逐渐形成心室壁瘤。坏死组织 1~2 周开始吸收，并逐渐纤维化，在 6~8 周形成瘢痕愈合，此期称为陈旧性或愈合性 MI。

（四）临床表现

AMI 临床表现不尽相同，虽然发作前大多数患者有胸部不适，20% 以上患者 AMI 胸痛为缺血性心脏病的首发表现。20%~30% 的 AMI 患者不能立刻作出 MI 的诊断，但通常具有临床症状。

1. 先兆　50%~81.2% 患者在发病前数日有乏力，胸部不适，活动时心悸、气急、烦躁、心绞痛等前驱症状，其中以新发生心绞痛（初发型心绞痛）或原有心绞痛加重（恶化型心绞痛）为最突出。后者表现为心绞痛发作较以往频繁、程度较剧、持续较久、硝酸甘油疗效差、诱发因素不明显，同时心电图示 ST 段一过性明显抬高（变异型心绞痛）或压低，T 波倒置或增高（"假性正常化"），即前述不稳定型心绞痛的表现。如及时住院处理，可使部分患者避免发生 MI。

2. 症状

（1）疼痛：是最先出现的症状，多发生在清晨，疼痛部位和性质与心绞痛相同，但诱因多不明显，且常发生于安静时，程度较重，持续时间较长，可达数小时或更长，休息和含用硝酸甘油片多不能缓解。患者常烦躁不安、出汗、恐惧感，胸闷或有濒死感。老年患者多无疼痛，一开始即表现为休克、急性心力衰竭或昏厥。部分患者疼痛位于上腹部，易被误认为急腹症；部分患者疼痛放射至下颌、颈部、背部上方，易被误认为骨关节痛。

（2）全身症状：有发热、心动过速、白细胞增高和红细胞沉降率增快等，由坏死物质被吸收而引起。一般在疼痛发生后 24~48h 出现，程度与梗死范围常呈正相关，体温一般在 38℃ 左右，很少达到 39℃，持续约 1 周。

（3）胃肠道症状：疼痛剧烈时常伴有频繁的恶心、呕吐和上腹胀痛，与迷走神经受坏死心肌刺激和心排血量降低导致组织灌注不足等有关。肠胀气亦不少见。重症者可发生呃逆。

（4）心律失常：见于 70%~95% 的患者，多发生在起病 1~2d，而以 24h 内最多见，可伴乏力、头晕、昏厥等症状。各种心律失常中以室性心律失常最多，尤其是室性期前收缩，如室性期前收缩频发（每分钟 5 次以上）、成对出现或呈短暂室性心动过速、多源性或落在前一心搏的易损期时（R 波落在 T 波上），常为心室颤动的先兆。心室颤动是 AMI 早期特别是入院前主要的死因。房室传导阻滞和束支传导阻滞也较多见，室上性心律失常则较少，多发生在心力衰竭者中。前壁 MI 如发生房室传导阻滞表明梗死范围广泛，病情严重。

（5）低血压和休克：AMI 患者胸痛发作中血压下降常见，未必是休克。如疼痛缓解而收缩压仍低于 80mmHg，有烦躁不安、面色苍白、皮肤湿冷、脉细而快、大汗淋漓、尿量减少（<20mL/h）、神志迟钝，甚至昏厥者，则为休克表现。休克多在起病后数小时至数日内发生，见于约 20% 的患者，主要是心源性，为心肌广泛（40% 以上）坏死，心排血量急剧下降所致，其次为神经反射引起的周围血管扩张，有些患者尚有血容量不足的因素参与。

（6）心力衰竭：主要是急性左心衰竭，可在起病最初几天内发生，或在疼痛、休克好转阶段出现，为梗死后心脏舒缩力显著减弱或不协调所致，发生率为 32%~48%。出现呼吸困难、咳嗽、发绀、烦躁等症状，随后可有颈静脉怒张、肝大、水肿等，严重者可发生肺水肿。右心室 MI 者可一开始即出现右心衰竭表现，伴血压下降。

3. 体格检查

（1）心脏体征：心浊音界可正常也可轻度至中度增大；心率多增快，少数也可减慢；心尖区第一心音减弱；可出现第四心音（心房性）奔马律，少数有第三心音（心室性）奔马律；10% ~20% 的患者在起病第 2 ~3 天出现心包摩擦音，为反应性纤维性心包炎所致；心尖区可出现粗糙的收缩期杂音或伴收缩中晚期喀喇音，为二尖瓣乳头肌功能失调或断裂所致，可有各种心律失常。

（2）血压：除极早期血压可增高外，几乎所有患者均有血压降低。起病前有高血压者，血压可降至正常，且可能不再恢复到起病前的水平。

（3）其他：可有与心律失常、休克或心力衰竭相关的其他体征。

（五）辅助检查

1. 实验室检查

（1）起病 24 ~48h 后白细胞可增至（10 ~20）×10^9/L，中性粒细胞增多，嗜酸性粒细胞减少或消失；红细胞沉降率增快；C 反应蛋白增高，以上指标增高均可持续 1 ~3 周；起病数小时至 2d 血中游离脂肪酸增高。

（2）心肌坏死标记物增高水平与 MI 范围及预后明显相关。

肌红蛋白起病后 2h 内升高，12h 内达高峰，24 ~48h 恢复正常；肌钙蛋白 I（cardiac troponin I，cT-NI）或 T（cardiac troponin T，cTNT）起病 3 ~4h 升高，cTNI 于 11 ~24h 达高峰，7 ~10d 降至正常；cT-NT 于 24 ~48h 达高峰，10 ~14d 降至正常。这些心肌结构蛋白含量的增高是诊断 MI 的敏感指标。肌酸激酶同工酶（MB isoenzyme of creatine kinase，CK – MB）在起病后 4h 内增高，16 ~24h 达高峰，3 ~4d 恢复正常，其增高的程度能较准确地反映梗死的范围，其高峰出现时间是否提前有助于判断溶栓治疗是否成功。

对心肌坏死标记物的测定应进行综合评价，如肌红蛋白在 AMI 后出现最早，也十分敏感，但特异性不很强，因为轻微骨骼肌损伤也释放肌红蛋白，肌红蛋白经肾排出，肾小球滤过率的轻度下降也可使肌红蛋白升高；cTNT 和 cTNI 出现稍延迟，而特异性很高，在症状出现 6h 内测定为阴性的患者，则 6h 后应再复查，其缺点是持续时间可长达 10 ~14d，对在此期间出现胸痛的患者，判断是否有新的梗死没有价值；CK – MB 虽不如 cTNT、cTNI 敏感，但对早期（<4h）AMI 的诊断有较重要价值。

以往沿用多年的 AMI 心肌酶测定，包括 CK、天门冬氨酸氨基转移酶以及乳酸脱氢酶，其特异性及敏感性均远不如上述心肌损伤标记物，但仍有参考价值。三者在 AMI 发病后 6 ~10h 开始升高，按序分别于 12h、24h 及 2 ~3d 达高峰，又分别于 3 ~4d、3 ~6d 及 1 ~2 周回降至正常。

如存在冠状动脉再通，无论为自发性、药物性或机械性，都可以改变所有的标记物在循环中出现的时段，因为标记物从心脏洗出迅速地增加，导致其在血浆中的浓度迅速增加，从而能在 MI 后 2h 内作出诊断。虽然血管开放能根据标记物升高来判定，但对区别恢复 MI 溶栓试验（TIMI）血流 2 级或 3 级则十分不准确。如想利用峰值作为 MI 面积的替代指标，应根据峰值高低而定。

2. 心电图　仅有小部分心电图具有 MI 特异性。一般来说，ST 段弓背抬高对诊断 AMI 具有高度特异性。下壁 MI 的患者应检测全部右心导联，V_3R 或 V_4R 导联 ST 段抬高可诊断为右室梗死，V_1、V_2 导联 ST 段压低要考虑回旋支冠状动脉完全阻塞所致的后壁 MI，后者可通过 V_8、V_9 后壁导联 ST 段升高证实。Q 波的出现表明此类患者存在冠状动脉闭塞，结合闭塞发生的可能时间，可考虑行血运重建治疗，这类 MI 患者再灌注治疗可加速 Q 波的出现。在有传导障碍的情况下，心电图不显示典型改变，如完全性左束支阻滞（left bundle branch block，LBBB）可掩盖 MI 表现，如无急性 ST 段抬高及新的 Q 波形成，不如其他心电图改变特异性强。甚至有 ST 段抬高及 Q 波形成，亦不是 AMI 100% 特异性诊断。AMI 时心电图甚至可以完全正常。在无以往心电图做比较时，任何变化均应考虑为新出现的改变。

（1）特征性改变

1）ST 段抬高呈弓背向上型，在面向坏死区周围心肌损伤区的导联上出现。

2）宽而深的 Q 波（病理性 Q 波），在面向透壁心肌坏死区的导联上出现。

3）T 波倒置，在面向损伤区周围心肌缺血区的导联上出现。

在背向 MI 区的导联则出现相反的改变，即 R 波增高，ST 段压低和 T 波直立并增高。

（2）动态性改变

1）起病数小时内，可尚无异常或出现异常高大两肢不对称的 T 波，为超急性期改变。

2）数小时后，ST 段明显抬高，弓背向上，与直立的 T 波连接，形成单相曲线。数小时至 2d 出现病理性 Q 波，同时 R 波减低，是为急性期改变。Q 波在 3 ~ 4d 稳定不变，以后有 70% ~ 80% 的患者永久存在。

3）在早期如不进行治疗干预，ST 段抬高持续数日至 2 周，逐渐回到基线水平，T 波则变为平坦或倒置，是为亚急性期改变。

4）数周至数月后，T 波呈 V 形倒置，两支对称，波谷尖锐，是为慢性期改变。T 波倒置可永久存在，也可在数月或数年内逐渐恢复。

3. 影像学　AMI 患者应做床旁胸部 X 线检查，必要时行胸主动脉增强 CT 扫描或磁共振成像扫描（magnetic resonance imaging，MRI）以便排除主动脉夹层。但这不应影响实施再灌注治疗（除非疑有主动脉夹层等潜在禁忌证）。单电子发射 CT（single photon emission computed tomography，SPECT）能用于证实 MI 存在与否，但不应常规用于心电图能够明确诊断 STEMI 的患者，对于有提示急性心肌缺血症状而心电图正常或不具备诊断 AMI 意义的患者，可提供有价值的诊断和预后信息。STEMI 患者住院的恢复期，SPECT 可应用于研究心肌灌注和发现左室室壁运动异常。超声也用于检测 AMI，某些作者认为如果超声心动图无局部室壁运动异常不考虑 AMI。但是，超声的敏感性取决于所得到的平面质量，超声心动图无异常不能排除缺血性心脏病的存在；而且，超声心动图不能区别 AMI 与陈旧性 MI。因此，目前超声心动图被用于临床病史不确切时 MI 的辅助诊断。另外，经胸和（或）经食管超声心动图检查有助于 STEMI 和部分主动脉夹层病例的鉴别。

（六）诊断及鉴别诊断

1. 诊断

（1）检测到心肌损伤标记物（最好是肌钙蛋白）至少有一次数值较正常上限值的 99% 百分位值升高，同时存在至少一项下列心肌缺血证据：缺血症状；心电图改变提示新的缺血（新的 ST - T 改变或新出现的 LBBB）；心电图出现病理性 Q 波；影像学有存活心肌的丧失或新出现的局部室壁运动异常。

（2）突发意外的心源性死亡，包括心脏骤停，常有心肌缺血的症状，伴随新出现的 ST 段抬高、新发的 LBBB，和（或）冠状动脉造影或病理检查到的冠状动脉新鲜血栓证据，但是死亡发生于抽血化验前，或患者于心肌坏死标记物血中水平升高之前死亡。

（3）对肌钙蛋白基础值正常的经皮冠状动脉介入治疗（percutaneous coronary intervention，PCI）患者，心肌坏死标记物高于正常上限值的 99% 百分位值时提示有围术期心肌坏死。一般来讲，心肌坏死标记物高于 3 倍正常上限值的 99% 百分位值时可定义为 PCI 相关的 MI。其中一个亚型是支架血栓导致的 MI。

（4）对肌钙蛋白基础值正常的冠状动脉旁路移植术（coronary artery bypass grafting，CABG）患者，心肌坏死标记物高于正常上限值的 99% 百分位值时提示有围术期心肌坏死。心肌坏死标记物高于正常上限值的 99% 百分位值 5 倍，加上新出现的病理性 Q 波或新出现的 LBBB，或冠状动脉造影检测到新的桥血管或原发冠状动脉堵塞，或有新出现的存活心肌丧失的影像学证据时，可定义为 CABG 相关的 MI。

（5）AMI 的病理学发现

根据面积将 MI 分为局灶坏死、小面积（<10% 左室心肌）、中等面积（10% ~30% 左室心肌）和大面积（>30% 左室心肌）梗死。

按临床和病理学表现，MI 可分为演变期（<6h）、急性期（6h 至 7d）、愈合期（7 ~28d）和已愈合期（≥29d）。

（6）MI 最新的临床分类［2007 年 10 月欧洲心脏病学会（ESC）/美国心脏病学会（ACC）/美国心脏病协会（AHA）/世界心脏联盟专家联合共识］。

1 型：与缺血相关的自发性 MI，由一次原发性冠状动脉事件如斑块侵蚀和（或）破裂、裂隙或夹层引起。

2 型：继发于缺血的 MI，由于需氧增加或氧供减少引起，例如冠状动脉痉挛、冠状动脉栓塞、贫血、心律失常、高血压或低血压。

3 型：突发、未预料到的心脏性死亡，包括心脏骤停，常有提示心肌缺血的症状，伴有推测为新的 ST 段抬高，或新的 LBBB，或冠状动脉造影和（或）病理上一支冠状动脉有新鲜血栓的证据，但死亡发生于可取得血样本之前或血中心肌坏死标记物升高前。

4a 型：伴发于 PCI 的 MI。

4b 型：伴发于支架血栓形成的 MI。

5 型：伴发于 CABG 的 MI。

2. 鉴别诊断

（1）心绞痛：心绞痛的疼痛性质与 MI 相同，但发作较频繁，每次发作历时短，一般不超过 15min，发作前常有诱发因素，不伴有发热、白细胞增加、红细胞沉降率增快或血清心肌酶增高，心电图无变化或有 ST 段暂时性压低或抬高，很少发生心律失常、休克和心力衰竭，含服硝酸甘油片疗效好。

变异型心绞痛：变异型心绞痛发作时可有典型的胸痛症状，有时可伴有大汗，持续时间也较一般心绞痛长，心电图上可表现为 ST 段抬高，因此在极早期易被诊断为 AMI，此类患者含化硝酸甘油后，疼痛易于缓解，ST 段很快回落，疼痛多短于 30min，如含化药物不缓解，并持续 30min 以上，应考虑已发展成 AMI。

（2）急性病毒性心肌炎：部分病毒性心肌炎患者可表现为剧烈胸痛，伴有大汗、恶心呕吐，心电图 ST 段抬高类似 AMI，但这些患者年龄多偏轻，剧烈胸痛前当天或 2～3 周前有发热感染的病史，胸痛吸气时加重，心电图 ST 段抬高的导联缺乏冠状动脉分布的特点，难以确定具体的部位，查体时可发现心包摩擦音，床旁超声心动图可发现有心包积液，室壁运动一般改变较少。此类患者心电图 ST－T 的动态演变比较缓慢，酶学升高的幅度相对较低，呈缓慢升高、缓慢下降的势态。病毒学检查或抗体滴度的动态检查可进一步明确诊断。如果病毒性心肌炎误诊为 AMI 而错误地进行了溶栓，易造成心肌内出血或心包积血。

（3）急性心包炎：尤其是急性非特异性心包炎可有较剧烈而持久的心前区疼痛，心电图出现 ST 段和 T 波变化，但心包炎患者在疼痛的同时或以前已有发热和血白细胞计数增高，疼痛常于深呼吸和咳嗽时加重，体检可发现心包摩擦音，病情一般不如 MI 严重，心电图除 aVR 外，各导联均有 ST 段弓背向下的抬高，无异常 Q 波出现。

（4）急性肺动脉栓塞：常有突发胸痛、咯血、呼吸困难、发绀和休克，多有骨折、盆腔或前列腺手术史、长期卧床史或下肢静脉曲张病史。突然发生胸痛后，有些有血压下降、过度换气，或有咯血的表现。血气分析检查应成为常规，表现为低氧血症、二氧化碳分压下降等，心脏体格检查方面可发现肺动脉瓣区第二心音亢进，心电图表现为急性电轴右偏，$S_I Q_{III} T_{III}$（I 导联新出现 S 波，Q 波出现在 III 导联，有时在 aVF、III 导联伴有 T 波倒置），下壁肢体导联可有 ST 段的轻度抬高，但 II 导联不出现 Q 波，V_1 导联呈 QR 型，急性肺栓塞时心电图的改变快速而短暂。超声心动图可见右室扩大或肺动脉扩张，X 线胸片显示肺梗死阴影，放射性核素肺灌注扫描可见放射性稀疏或缺失区。肺动脉造影是最后的确诊手段。值得注意的是 AMI 患者可并发急性肺栓塞，由于 AMI 患者最初几天卧床，下肢静脉回流减慢，加之血液呈高凝状态，容易形成下肢血栓，进而导致肺栓塞。

（5）主动脉夹层：主动脉夹层多有长时间高血压病史，症状较 AMI 更为突然，更为剧烈，一开始即达高峰。根据夹层累及的部位不同，疼痛可极为广泛，除胸痛外，背部、腰部、颈部、腹部及下肢均可有剧烈的疼痛。发病常伴有休克症状，但与血压不符，血压可以很高，有时可见某一肢体血压下降或无脉。当累及升主动脉根部时，造成主动脉瓣关闭不全，听诊时可发现主动脉瓣区的舒张期杂音。在颈动脉、锁骨下动脉起始部可听到杂音，两上肢血压、脉搏不对称。胸部 X 线示纵隔增宽，血管壁增厚。超声心动图和 MRI 可见主动脉双重管腔图像。心电图无典型的 MI 演变过程，除非主动脉夹层累及到冠状动脉的开口，造成一支冠状动脉完全闭塞，导致 MI。增强 CT 检查可明确诊断。如果将主动脉夹层误诊为 AMI 并给予溶栓，将使病情更加严重。近几年主动脉夹层的发生率逐年升高，在 AMI 的鉴别诊断时应引起注意。

（6）急腹症：急性胰腺炎、消化性溃疡穿孔、急性胆囊炎和胆石症等均有上腹部疼痛，易与以上腹部剧烈疼痛为突出表现的 MI 相混淆，但腹部有局部压痛或腹膜刺激征。无心肌酶及心电图特征性变化。

（7）其他疾病：急性胸膜炎、自发性气胸、带状疱疹等心脏以外疾病引起的胸痛，依据特异性体征、X 线胸片和心电图特征不难鉴别。

（七）治疗

1. 院外急诊处理

（1）AIVEI 的初步诊断

1）胸痛、胸部不适的症状。

2）入院时的心电图显示 ST 段抬高或新发 LBBB。通常需要重复心电图检查。

3）心肌坏死标记物（肌钙蛋白、CK－MB）升高。不要等待心肌坏死标记物的检查结果才开始再灌注治疗。

4）二维超声心动图和灌注显像有助于排除 AMI 的诊断。

（2）疼痛、气短和焦虑的缓解

1）可静脉给予类罂粟碱（如吗啡 4～8mg），每隔 5min 可再给 2mg。

2）如果有气短和心力衰竭时可给氧气（2～4L/min）。

3）如果类罂粟碱不能缓解疼痛，可考虑静脉给予 β 受体阻滞药或硝酸酯类药物。

4）镇静剂也许有益。

（3）转运和急救：医疗急救系统在接到呼救后 8min 内到达救护现场，实施患者转运和急救。描记 12 导联心电图，明确诊断，力争 AMI 患者自发病起 3h 内实现再灌注治疗，也可于 30min 内实施院前溶栓。对于溶栓治疗有禁忌或溶栓不成功的 AMI 患者，建议转上一级医院行急诊 PCI，力争使 AMI 患者到达上一级医院 90min 内或自溶栓治疗后 60min 内完成急诊或补救性 PCI。

2. 院内急救和治疗　对于所有胸痛/胸部不适症状 <12h、心电图显示相邻两个以上导联 ST 段抬高或新发（假性）LBBB 的患者都要进行再灌注治疗，包括溶栓和急诊 PCI。要求做到患者到达医院 30min 内开始溶栓（door－to－needle time <30min）或 90min 内完成 PCI（door－to－balloon time <90min），黄金时间窗是 STEMI 症状出现后 60min 内。

下列情况首选溶栓治疗：①发病早期（症状出现 <3h 且不能及时行介入治疗）；②不能选择介入治疗：导管室被占用或不能使用，血管入路困难，缺乏熟练进行 PCI 的导管室条件；③不具备 24h 急诊 PCI 治疗条件或不具备迅速转运条件，符合溶栓适应证及无禁忌证的 STEMI 患者；④具备 24h 急诊 PCI 治疗条件，但是就诊－球囊扩张与就诊－溶栓时间相差超过 60min，就诊－球囊扩张时间超过 90min；⑤对于再梗死的患者应该及时进行血管造影并根据情况进行血运重建治疗，包括 PCI 或 CABG，如果不能立即（症状发作后 60min 内）进行血管造影和 PCI，则给予溶栓治疗。

溶栓治疗后是否进行 PCI，需要判断溶栓疗效和临床情况。溶栓治疗失败后，应积极进行补救性 PCI。溶栓治疗后患者出现下列情况为 PCI 的适应证：①再灌注治疗失败；②休克和（或）血流动力学不稳定；③心力衰竭和（或）肺水肿；④严重心律失常；⑤持续存在缺血。

下列情况首选介入治疗：①有熟练 PCI 技术的导管室且有心外科支持：就诊－球囊扩张时间 <90min，就诊－球囊扩张比就诊－溶栓治疗的时间差 <60min；②高危 STEMI 患者，如心源性休克、Killip 3 级以上、前壁 AMI 等；③有溶栓禁忌证，如出血高危或颅内出血等；④患者到达医院较晚（发病 >3h）；⑤疑诊 STEMI 者。

（1）溶栓治疗

1）溶栓治疗的适应证及禁忌证（表3-9、表3-10）。

表3-9 STEMI溶栓治疗的适应证

Ⅰ类

①无溶栓禁忌证，症状出现<12h，且至少相邻2个胸前导联ST段抬高>0.2mV或肢体导联ST段抬高>0.1mV的STEMI患者

②无溶栓禁忌证，症状出现<12h，且有新发生或被认为是新发生的完全性LBBB的STEMI患者

Ⅱa类

①无溶栓禁忌证，症状出现<12h，并且12导联心电图支持前壁STEMI患者

②无溶栓禁忌证，症状出现在12~24h，但持续有缺血症状，并且至少相邻2个胸前导联ST段抬高>0.2mV或肢体导联ST段抬高>0.1mV的STEMI患者

Ⅲ类（非适应证）

①STEMI患者症状发生>24h，目前症状已缓解，不应采取溶栓治疗

②STEMI患者12导联心电图ST段压低，如不考虑后壁MI，不应采取溶栓治疗

表3-10 溶栓治疗的禁忌证

绝对禁忌证

①既往任何时间的出血性卒中

②6个月内发生过缺血性卒中（不包括3h内缺血性卒中）

③脑血管结构异常（动静脉畸形等）

④中枢神经系统损伤或肿瘤

⑤最近发生的严重创利/外科手术/头部创伤（3个月内）

⑥最近1个月的胃肠道出血

⑦已知的出血障碍

⑧可疑主动脉夹层

⑨痴呆

相对禁忌证

①6个月内的一过性脑缺血发作

②口服抗凝治疗

③妊娠或产后1周内

④血管穿刺部位无法止血

⑤创伤（3周内）或者持续>20min心肺复苏

⑥慢性、严重没有得到良好控制的高血压或顽固性高血压（收缩压>180mmHg）

⑦严重的肝脏疾病

⑧感染性心内膜炎

⑨活动性消化性溃疡

⑩链激酶/阿替普酶：曾有用药史（>5d前），或对这些药物既往有过敏史

2）常用溶栓药物的剂量和用法：患者明确诊断后应该尽早用药，理想的就诊至静脉用药时间是30min内，但是很难达到，应该越早越好，规范用药方法和剂量是获得最佳疗效的保证。①阿替普酶：90min加速给药法：首先静脉推注15mg，随后30min持续静脉滴注50mg，剩余的35mg于60min持续静脉滴注，最大剂量100mg。3h给药法：首先静脉推注10mg，随后1h持续静脉滴注50mg，剩余剂量按10mg/30min静脉滴注，至3h末滴完，最大剂量100mg。辅助抗凝治疗参见下述的"抗凝治疗"。②链激酶：链激酶150万U，30~60min静脉滴注。辅助抗凝治疗参见下述的"抗凝治疗"。③尿激酶：150万U（2.2万U/kg）溶于100mL注射用水，30~60min静脉滴入。溶栓结束12h皮下注射普通肝素7 500U或低分子量肝素，共3~5d。④瑞替普酶：10MU瑞替普酶溶于5~10mL注射用水，静脉推注>2min，30min后重复上述剂量。辅助抗凝治疗参见下述的"抗凝治疗"。

3）出血并发症及其处理：溶栓治疗的危险主要是出血，尤其是颅内出血，致死率很高。减少出血并发症的关键是除外有严重出血倾向的患者。一旦患者在开始治疗后24h内出现神经系统状态变化，应

怀疑颅内出血，并应：①停止溶栓、抗血小板和抗凝治疗；②立即进行影像学检查排除颅内出血；③请神经科和（或）神经外科和血液学专家会诊，根据临床情况，颅内出血患者应当输注冻干血浆、鱼精蛋白、血小板或冷沉淀物，一旦明确脑实质出血或脑室内出血或蛛网膜下隙出血或硬膜下血肿或硬膜外血肿，给予 10U 冷凝蛋白质，新鲜冰冻血浆可以提供 V 因子和 VIII 因子，并能增加血容量。使用普通肝素的患者，用药 4h 内可给予鱼精蛋白（1mg 鱼精蛋白对抗 100U 普通肝素）；如果出血时间异常，可输入 6~8U 的血小板。同时控制血压和血糖；使用甘露醇、气管内插管和高通气降低颅内压力；考虑外科抽吸血肿治疗。

4）疗效评估：溶栓开始后 60~180min 应当监测临床症状、心电图 ST 段抬高程度及演变和心律。血管再通的指标包括症状缓解、评价冠状动脉和心肌血流和（或）心电图。临床主要的间接判定指标包括症状、再灌注心律失常、心肌酶学峰值前移、心电图，其中心电图和心肌坏死标记物峰值前移最重要。

a. 患者在溶栓治疗后 2h 内胸痛症状基本消失。

b. 心电图抬高的 ST 段 2h 内回落 >50%。

c. 心肌坏死标记物的峰值前移，血清 CK－MB 酶峰提前到发病 14h 内。

d. 溶栓治疗后的 2~3h 出现再灌注心律失常，如加速性室性自主心律、房室传导阻滞或束支传导阻滞突然改善或消失，或者下壁梗死患者出现一过性窦性心动过缓、窦房传导阻滞伴有或不伴有低血压。

冠状动脉造影 TIMI 2 或 3 级血流是评估冠状动脉血流灌注的"金标准"，但临床中并非常规用于评价是否溶栓成功，而临床判断溶栓治疗失败的患者，应首选进行补救性 PCI。

5）溶栓的辅助治疗

抗血小板治疗：①阿司匹林：所有 STEMI 患者，只要没有阿司匹林过敏，应立即嚼服阿司匹林 300mg，此后应当长期服用阿司匹林，75~160mg/d。阿司匹林过敏者，应当用噻吩吡啶类药物替代。②腺苷二磷酸（adenosine diphosphate，ADP）受体拮抗药：目前常用的 ADP 受体拮抗药有氯吡格雷和噻氯匹定，由于噻氯匹定粒细胞减少症和血小板减少症的发生率高于氯吡格雷，故优先使用氯吡格雷，在患者不能应用氯吡格雷时可以用噻氯匹定替代。COMMIT－CCS 2 研究和氯吡格雷作为再灌注的辅助治疗/MI 溶栓研究 28（CLARITY－TIMI 28）证实，药物溶栓治疗的患者联合应用氯吡格雷和阿司匹林优于单用阿司匹林。溶栓治疗的患者如没有明显出血危险，可以联合氯吡格雷（75mg/d）治疗。因阿司匹林过敏或胃肠道不能耐受而不能使用阿司匹林的溶栓治疗患者，建议使用氯吡格雷。正在使用噻氯匹定或氯吡格雷并准备 CABG 的患者，应当暂停用药至少 5d，最好 7d，除非紧急血管再通的益处超过出血风险。③糖蛋白 IIb/IIIa 受体抑制药 这类药物与溶栓联合可提高疗效，但出血并发症增加。阿昔单抗和半量瑞替普酶或替奈普酶联合使用进行再灌注治疗可能在下列患者预防再梗死以及 STEMI 的其他并发症：前壁 MI、年龄 <75 岁，没有出血危险因素。对 75 岁以上的患者，因为颅内出血风险明显增加，不建议药物溶栓与糖蛋白受体 IIb/IIIa 抑制药联合应用。

抗凝治疗：溶栓治疗的患者需要抗凝血酶治疗作为辅助治疗，可以选择普通肝素或低分子量肝素，以及 IIa 和 Xa 因子抑制剂。①普通肝素：应用纤维蛋白特异性的溶栓药物（如阿替普酶、瑞替普酶或替奈普酶）治疗的患者需要联合静脉应用普通肝素。普通肝素剂量为溶栓前给予冲击量 60U/kg 体重（最大量 4 000U），溶栓后给予每小时 12U/kg 体重（最大量 1 000U/h），将活化部分凝血活酶时间（activated partial thromboplastin time，APTT）调整至 50~70s，持续 48h。应用非选择性溶栓药物（链激酶、尿激酶）治疗的高危患者（大面积或前壁 MI、心房颤动、既往栓塞史或左室血栓）也可给予普通肝素皮下注射（溶栓 12h 后）。使用肝素期间应当每天监测血小板计数，避免肝素诱导的血小板减少症。②低分子量肝素：与普通肝素比较，低分子量肝素用药方便，无须监测。依诺肝素与溶栓再灌注治疗 AMI/MI 溶栓研究 25（EXT－RAC－TIMI25）为低分子量肝素与多种溶栓药物（链激酶、阿替普酶、瑞替普酶、替奈普酶）联合应用提供了证据。可以选择那屈肝素、达肝素和依诺肝素，用药方法见药物说明书，例如依诺肝素 30mg 静脉注射，随后 1mg/kg 体重皮下注射，每天 2 次；年龄 >75 岁或肾功能不全的患者，依诺肝素减少剂量至 0.75mg/kg 体重，每天 2 次。严重肾功能不全，肌酐清除率 < 30mL/min，减量至 1mg/kg 体重皮下注射，每天 1 次，或改用普通肝素并监测 APTT。③Xa 抑制剂——磺达肝癸钠：磺达肝癸钠是人工合成的戊糖，为间接 Xa 因子抑制剂。剂量为 2.5mg，每天 1 次皮下注射，共 8d。缺血综合征策略评价组织（OASIS-6）研究显示，磺达肝癸钠与普通肝素比较，死亡和再梗死的危险明显减少，同时联合溶栓治疗的严重出血发生率明显低于普通肝素。④直接凝血酶抑制剂：对发生或怀疑肝素诱导的血小板减少患者，应当考虑直接凝血酶抑制剂替代肝素，水蛭素类似物与早期再灌注或闭塞（HERO-2）研究中使用比伐卢定（bivalirudin）代替肝素与链激酶合用。给药方法为两段给药（0.25mg/kg 体重冲击量后，第一个 12h 每小时静脉注射 0.5mg/kg 体重，随后 36h 每小时 0.25mg/kg 体重），如果 12h 内 APTT > 75s 应当减量。国内目前有阿加曲班，剂量为 30～100μg/kg 体重静脉推注，然后每分钟 2～4μg/kg 体重滴注 72h，根据 APTT 调整剂量。

虽然 PCI 在冠心病治疗中应用越来越广泛，但是基于溶栓治疗具有快速、简便、经济、易操作的特点，仍然是减少 STEMI 患者病死率和改善预后的重要方法。对溶栓治疗应当选择恰当的适应证，减少出血并发症，对达到在最短的时间内溶解血栓、开通血管治疗仍然具有不可替代的价值。溶栓药物种类较多，不同药物在不同适应证的用药方法也存在较大差异。同时需要规范的进行溶栓辅助治疗，以便最大程度地减少出血并发症。

（2）介入治疗：2007 ACC/AHA STEMI 诊疗指南中关于紧急有创治疗策略和挽救性 PCI 建议如下。

Ⅰ类建议：已行溶栓治疗并具有以下任一情况的患者，建议采用冠状动脉造影并拟行 PCI 或急诊 CABG 的治疗策略：①<75 岁适宜血运重建的心源性休克患者（证据水平 B）；②重度充血性心力衰竭和（或）肺水肿（证据水平 B）；③导致血流动力学紊乱的室性心律失常（证据水平 C）。

Ⅱa 类建议：年龄≥75 岁、已接受溶栓治疗且发生心源性休克的患者，如适宜血运重建，有理由采用冠状动脉造影并拟行 PCI 或急诊 CABG 的治疗策略（证据水平 B）；伴有以下一项或多项情况的患者有理由接受挽救性 PCI：①血流动力学或电活动不稳定（证据水平 IA）；②持续的缺血症状（证据水平 C）；③溶栓治疗失败（初始损伤导联 ST 段在溶栓治疗 90min 后回落幅度 <50%）且具有中等或大面积 MI 风险（前壁 MI、合并右室 MI 或心前区 ST 段压低的下壁 MI）（证据水平 B）。

Ⅲ类建议：已接受溶栓者，如不愿进一步接受侵入性治疗或具有禁忌证，不推荐行冠状动脉造影（证据水平 C）。

2008 年 ESC 关于 STEMI 介入治疗指南推荐冠状动脉造影适用于拟行 PCI 或急诊 CABG，或已接受溶栓治疗但合并心源性休克，适合于血管重建者（Ⅱa C）；推荐冠状动脉造影适用于溶栓治疗失败（ST 段在溶栓后 90min 内回落 <50%）并存在中等或大面积 MI 风险拟行补救性 PCI 者（Ⅱa C）；推荐补救性 PCI 适用于血流动力学或心电学不稳定，或持续存在缺血性症状者（Ⅱa B）。

急诊 PCI 的最佳适应证（Ⅰ）有：就诊-球囊扩张时间 <90min；发病≤3h 者，溶栓治疗慢而 PCI 治疗快，从就诊-球囊扩张比就诊-溶栓治疗时间差 <60min；发病 >3h，就诊-球囊扩张时间 <90min；心源性休克，发病 <36h，休克 <18h 者；<75 岁，无禁忌证，适合并同意行 PCI 者；急性左心衰肺水肿者，发病 <12h，从就诊-球囊扩张时间 <90min 者。

急诊 PCI 的次佳适应证（Ⅱa）有：心源性休克，发病 <36h，休克 <18h 者；年龄≥75 岁，同意并适合行 PCI；AMI 发病 12～24h，伴心力衰竭、血流动力学或心电不稳定，或持续缺血状态者。

急诊 PCI 的非适应证（Ⅱb）或禁忌证（Ⅲ）有：AMI 来院较早适合溶栓者，由技术欠熟练者（<75 例/年）行 PCIⅡb；AMI 患者血流动力学稳定，实施非梗死相关冠状动脉 PCI（Ⅲ）；AMI 发病 >12h，无症状，且血流动力学和心电稳定者（Ⅲ）。

2008 年发表的 FINESSE 研究是关于易化 PCI 期待已久的临床试验，与既往研究相同，该研究也观察到了易化 PCI 在影响 ST 段回落及术前血管开通方面的优势，但阿昔单抗加瑞替普酶（联合易化 PCI）及单独应用阿昔单抗（阿昔单抗易化 PCI）这两种易化 PCI 策略在降低临床事件方面均不优于直接 PCI，且出血发生率有显著增高趋势。与直接 PCI 相比，采用联合易化 PCI 每治疗 1 000 个病例可减少 9 起缺血事件，但出血事件却增加超过 25 起，其临床净效益是有害的。由于易化 PCI 无益，因此对于计划行直接 PCI 者，尤其是发病已超过 2h 者，一般不主张行溶栓治疗。2008 年 ESC 指南建议对全剂量溶栓的高危、出血风险低（年轻、血压控制好，正常体重）的患者可行易化 PCI（ⅡbC），但计划全剂量溶栓后行"即刻 PCI"不但无益，而且可能有害（ⅢC）。

（3）泵衰竭和休克的治疗

1）轻度和中度心力衰竭的治疗：①氧气。②呋塞米 20～40mg 静脉注射，如果必要可于 1～4h 重复给药。③硝酸酯类药物，如果没有低血压可应用。④血管紧张素转换酶抑制药（ACEI），在无低血压、低血容量或肾衰竭的情况下应用。

2）重度心力衰竭的治疗：①氧气。②呋塞米 20～40mg 静脉注射，如果必要可于 1～4h 重复给药。③硝酸酯类药物，如果没有低血压可应用。④正性肌力药，多巴胺和（或）多巴酚丁胺。⑤血流动力学评估，应用球囊漂浮导管。⑥通气支持，如果氧分压较低应考虑早期再灌注治疗。

3）休克的治疗：①氧气。②血流动力学评估，应用球囊漂浮导管。③正性肌力药，多巴胺和（或）多巴酚丁胺。④通气支持，如果氧分压较低应考虑早期通气支持。⑤主动脉内球囊反搏。⑥考虑左室辅助装置和早期再灌注。

（4）室性心律失常的治疗：AMI 患者恶性室性心律失常的发生率已减少，可能因再灌注治疗或其他干预措施如 β 受体阻滞药产生的益处。虽然预防性使用利多卡因可减少心室颤动发生，但可能因为抑制了心动过缓时室性逸搏而增加心脏性死亡的可能，弊大于利，不再推荐预防使用。

对于无脉室性心动过速或心室颤动，其治疗与心脏骤停治疗相同。应立即开始标准的高级心脏生命支持方案，包括非同步电除颤后，判断气道通畅情况并进行心肺复苏。

对于持续性单形或多形性室速的治疗：①QRS 波增宽的心动过速诊断不清时，按室性心动过速治疗；②对持续性单形室性心动过速伴有血流动力学不稳定时，立即同步直流电复律（如果心室率过快，QRS 波过宽，则需非同步直流电复律）；③持续性单形室性心动过速如血流动力学尚稳定，可首选药物治疗，指南推荐静注普罗卡因胺，但国内目前无此药，故也可应用胺碘酮，150mg 于 10min 左右静脉注入，必要时可重复，然后 1～2mg/min 静脉滴注 6h，再减量维持。如果患者心功能正常，也可应用索他洛尔或利多卡因静注。但如果心功能降低，推荐静脉应用胺碘酮，其后应用胺碘酮口服。

AMI 时，加速性室性自主节律发生率高达 40%，有时为再灌注的标志，此种心律失常为良性，一般无须治疗。

MI 超过 40d，左心室射血分数 ≤0.30～0.40，NYHA 心功能Ⅱ或Ⅲ级者，猝死的一级预防应置入埋藏式心脏复律除颤器（implantable cardioverter defibrillator，ICD）；血流动力学不稳定的持续性室性心动过速或心脏骤停，猝死的二级预防应置入 ICD。

3. 二级预防　完全戒烟、控制血压（β 受体阻滞药和 ACEI）以及严格降脂。要求患者不但要完全戒烟，而且不能处于吸烟的环境中。血压控制在 140/90mmHg 以下，合并糖尿病或慢性肾损害者应控制在 130/80mmHg 以下，糖化血红蛋白应低于 7%，体重指数控制在 18.5～24.9，鼓励患者活动，减轻患者思想负担，主张每年应接种流感疫苗。

STEMI 患者 LVEF <40% 或合并高血压、糖尿病或慢性肾损害而无 ACEI 禁忌证者应尽早开始 ACEI 治疗，尤其适合于前壁 AMI、伴肺瘀血、LVEF <40% 的患者，血管紧张素受体拮抗药则适于不能耐受 ACEI 者。指南推荐 STEMI 合并收缩功能不全的心力衰竭患者联合应用血管紧张素受体拮抗药和 ACEI 可能更有效。低危 STEMI 患者服用 ACEI 仍可获得益处。

正在服用 ACEI 或 β 受体阻滞药的 MI 后患者，如 LVEF <40%，或合并糖尿病或临床心力衰竭而无明显肾功能障碍或高血钾者，应服用醛固酮受体拮抗药。

患者入院 24h 内即应开始调脂治疗，使低密度脂蛋白胆固醇（LDL-C）低于 100mg/dl，并可能进一步降低至 70mg/dl 以下。如患者治疗前 LDL-C 基线在 70～100mg/dl，应进一步降低至 70mg/dl 以下。

二级预防应全面综合考虑，为方便记忆可归纳为以 A、B、C、D、E 为符号的五个方面。

A. asprin 抗血小板聚集（阿司匹林或氯吡格雷、噻氯匹定）

anti-anginal therapy 抗心绞痛治疗，硝酸酯类制药

B. beta – blocker 预防心律失常，减轻心脏负荷等

blood pressure control 控制好血压

C. cholesterol lowing 控制血脂水平

cigarettes quiting 戒烟

D. diet control 控制饮食

diabetes treatment 治疗糖尿病

E. education 普及有关冠心病的教育，包括患者及其家属

exercise 鼓励有计划的、适当的运动锻炼

（八）预后

预后与梗死范围的大小、侧支循环产生的情况以及治疗是否及时有关。急性期住院病死率过去一般为30%左右，采用监护治疗后降至15%左右，采用溶栓疗法后再降至8%左右，住院90min内施行介入治疗后进一步降至4%左右。死亡多发生在第1周内，尤其在数小时内，发生严重心律失常、休克或心力衰竭者，病死率尤高。

（杨寿山）

第五节　心肌梗死并发症

急性心肌梗死（acute myocardial infarction，AMI）是冠状动脉急性闭塞导致心肌缺血缺氧性坏死，主要原因是动脉硬化斑块破裂并继发血小板黏附聚集和血栓形成，最终引起冠状动脉闭塞；严重的冠状动脉痉挛也可导致急性心肌梗死。急性心肌梗死时由于心肌坏死、心室重构和心脏扩大可引起心脏结构和功能异常，严重程度取决于梗死相关血管的供血范围、血栓形成和血管闭塞的速度以及侧支循环情况等。有关急性心肌梗死的临床特点已经在本章的第二节详细阐述，本节主要就心肌梗死相关并发症进行介绍。急性心肌梗死伴发的心力衰竭、心律失常和心源性休克归属于临床表现抑或并发症尚无定论，本节一并讨论。

一、心力衰竭

急性心肌梗死时的心力衰竭主要与大量心肌坏死、心室重构和心脏扩大有关，也可继发于心律失常或机械并发症。心肌缺血坏死面积是决定心功能状态的重要因素，梗死面积占左心室的20%时即可引起心力衰竭，梗死面积超过40%则将导致心源性休克。STEMI急性期的心力衰竭往往预示近期及远期预后不良。心力衰竭的临床特点包括呼吸困难、窦性心动过速、第三心音和肺内啰音。

（一）急性心肌梗死的心功能分级

心力衰竭程度采用急性心肌梗死Killip心功能分级法和Forrest血流动力学心功能分类。

（二）治疗

急性心肌梗死伴心力衰竭的治疗应根据患者的临床表现和血流动力学特点来选择。

1. 轻度心力衰竭（killip Ⅱ级）

（1）吸氧：监测氧饱和度。

（2）利尿药：呋塞米20~40mg，必要时间隔1~4h可重复使用。大多数心力衰竭患者对利尿药反应良好，用药后可降低肺小动脉嵌入压（PWP），减轻呼吸困难，降低左心室舒张期容量和心肌耗氧量。增高的左心室舒张末压的降低有助于改善心肌的氧供，而肺瘀血的减轻又使氧合效果增加，使心脏收缩力、射血分数、每搏量和心排血量增加。但应避免过度利尿导致的低血容量、电解质紊乱。

（3）硝酸甘油：以扩张容量血管为主，可降低前负荷、扩张冠状动脉、降低心肌耗氧量。硝酸甘油应从10μg/min的小剂量开始，每5~10min增加5~20μg，并依据临床和血流动力学调整剂量，一般可加至上限200μg/min。应注意低血压和长时间连续应用的耐药性。合并右室梗死者不宜用硝酸甘油。

（4）无低血压、低血容量或明显肾功能不全者可给予血管紧张素转换酶抑制药（ACEI），不能耐受者可选择血管紧张素受体拮抗药（ARB）。

2. 严重心力衰竭和休克（killipⅢ~Ⅳ级）

（1）吸氧：持续正压给氧、无创或机械通气。

（2）无低血压：可给予硝酸甘油，逐渐加量至收缩压下降 >30mmHg，或收缩压低于 90mmHg。

（3）低血压者：可用正性肌力药物。多巴胺 5~15μg/（kg·min），有肾脏低灌注者多巴胺 <3μg/（kg·min）；治疗不满意者应进行血流动力学监测。心肌梗死急性期，尤其是第一个 24h 内禁用洋地黄类正性肌力药物，以免造成心脏破裂、梗死面积扩大及恶性心律失常。

（4）心源性休克者：应给予多巴胺和多巴酚丁胺、主动脉内气囊反搏泵（IABP）或左心辅助装置，尽早行血管重建术。

二、心律失常

见于 75%~95% 的 AMI 患者，多发生在起病 1~2 周，而以 24h 内最多见，心律失常是急性心肌梗死早期死亡的重要原因之一。由于再灌注治疗和 β 受体阻断药的广泛应用，心肌梗死后 48h 内室性心律失常的发生率明显降低。低血钾、低血镁等电解质紊乱是室性心律失常的重要诱发因素。

1. 室性心律失常　室性心律失常多见于前壁心肌梗死患者，可表现为室性期前收缩，也可能发生室性心动过速和心室纤颤。药物治疗包括利多卡因、胺碘酮等。利多卡因可减少室性心律失常的发生，但可能增加病死率（可能与心动过缓和停搏有关），主要用于猝死高风险患者。

（1）室性期前收缩：急性心肌梗死偶发室性期前收缩对血流动力学无明显影响，一般不需治疗。频发、多源性或舒张早期的室性期前收缩易促发室性心动过速或室颤，应给予抗心律失常药物治疗。β 受体阻滞药治疗室性期前收缩和预防室颤十分有效，无禁忌证的患者应早期应用。

（2）室性心动过速和室颤：室性心动过速（包括尖端扭转型室速）和室颤是急性心肌梗死患者入院前和住院期间死亡的主要原因。心肌缺血所致的原发性室速或室颤可增加住院期间病死率，但如果能给予及时有效的治疗，对患者远期预后无明显影响。继发于充血性心力衰竭、休克、束支传导阻滞或室壁瘤的继发性室性心律失常或发病 48h 以后发生的室性心律失常，住院期间病死率高，远期预后差。室性心动过速和室颤发作前可无任何先兆症状。

室颤的治疗首选非同步电复律（200~360J）。血流动力学稳定的持续性室性心动过速可给予抗心律失常药物治疗，常用的药物包括：①利多卡因：先给予 1.0~1.5mg/kg 的负荷剂量，然后以 20~50μg/kg 持续静脉点滴。②胺碘酮：负荷量 75~150mg，维持量 0.5~1.0mg/min，持续静脉点滴。胺碘酮不仅有较强的抗心律失常作用，而且可扩张冠状动脉，是治疗急性心肌梗死伴室性心律失常的常用药物。也可选用索他洛尔。血流动力学不稳定或药物治疗无效的室性心动过速应尽早行电转复。

加速性室性自主心律（心率 <120 次/分）和非持续性室速（持续时间 <30s）对血流动力学影响不大，大多为良性过程，一般不需特殊治疗。

2. 室上性心律失常　心房扑动和心房颤动是急性心肌梗死时较为常见的室上性心律失常，常继发于心力衰竭或心房梗死及心电不稳定。伴发心力衰竭者以控制心力衰竭、改善心功能治疗为主，无心力衰竭的房扑或房颤可给予 β 受体阻断药或钙离子拮抗药（维拉帕米或地尔硫草）等控制过快的心室率，也可给予胺碘酮。如药物治疗效果不佳，心室率超过 120 次/分，或引起心力衰竭、休克或缺血加重等严重的血流动力不稳定，应予同步电复律。此外，心房纤颤者应加用肝素或低分子量肝素抗凝。

3. 缓慢性心律失常　包括窦性心动过缓、窦房阻滞、房室传导阻滞，多发于急性下壁心肌梗死，常常为一过性，可伴迷走神经张力增高表现。前壁心肌梗死伴完全性房室传导阻滞提示梗死面积大，预后不良。

（1）窦性心动过缓：伴血流动力学影响的心动过缓可静脉给予阿托品，心室率低于 40 次/分者应行心脏临时起搏治疗。

（2）房室或室内传导阻滞：静脉给予阿托品，传导阻滞致心动过缓伴血流动力学异常者可置入临时起搏导管。

三、低血压和休克

急性心肌梗死再灌注治疗可明显改善患者预后，心源性休克（cardiogenic shock）的发生率已从20%降至7%左右，而其中90%以上发生在住院期间。高龄、左心功能减退、糖尿病及再发心肌梗死和前壁大面积心肌梗死的患者易发生心源性休克，休克可单独出现或与心力衰竭合并发生。心源性休克为killip Ⅳ级，血流动力学分型第4型，预后极差，药物保守治疗的病死率高达70%~80%，积极的血运重建不仅使心源性休克的发生率降低，病死率也明显下降，文献报道为40%~50%。

（一）临床表现

严重的低血压，心排血量明显减低（CI < 1.8L/min/m^2）和左心室舒张末压增高（PWP > 18~20mmHg）为主要表现。患者可出现低血压和周围循环衰竭，如烦躁不安、面色苍白、皮肤湿冷、脉细而快、大汗淋漓、尿量减少，甚至昏厥。

低血压状态不应混同于心源性休克。部分患者因剧烈胸痛、迷走神经反射、药物影响或伴有右心室梗死可出现一过性低血压，但不伴有周围循环衰竭，左心室充盈压不高，对症治疗后血压可很快恢复正常。

（二）心源性休克的治疗

（1）持续血流动力学监测：监测血压、PWP和心排血量。

（2）血管活性药物：可选用多巴胺、多巴酚丁胺（详见心力衰竭的治疗）。

（3）血管扩张药：经上述处理血压仍不升，而肺楔嵌压增高，心排血量低或周围血管显著收缩以致四肢厥冷并有发绀时，可在使用多巴胺同时试用血管扩张药并应严密监护血压。

（4）IABP：可改善大部分心源性休克患者的血流动力学状态，应作为心源性休克患者进行外科或血管介入治疗术的辅助和支持治疗方法。单纯使用IABP并不能降低心源性休克患者的总体病死率。

（5）冠状动脉血运重建术：成功的冠状动脉血运重建术可使心源性休克患者的病死率降至40%~50%。血运重建术应根据患者冠状动脉病变特点及是否合并室间隔穿孔等机械并发症来选择冠状动脉介入治疗抑或冠状动脉搭桥术（CABG）。

四、心脏破裂

心脏破裂（cardiac rupture）是急性心肌梗死的主要死亡原因之一，占急性心肌梗死死亡的10%~15%。临床特征取决于受累的部位，心脏游离壁破裂较为常见，常在起病1周内出现，约占STEMI患者院内死亡原因的10%；其次为室间隔穿孔。成功的直接冠状动脉介入治疗（PCI）和早期溶栓治疗可以降低心脏破裂的发生率，并可改善远期预后，而晚期的溶栓治疗则可能增加心脏破裂的发生。

（一）心脏游离壁破裂

心脏游离壁破裂是急性心肌梗死最致命性的并发症，在所有STEMI入院患者中占1%~6%，临床救治困难。心脏破裂有两个高发期，即心肌梗死后24h以内，或心肌梗死后3~5d。

1. 心脏游离壁破裂的临床特点　①高龄患者多发，女性患者发生率更高，为男性患者的4~5倍；②高血压者更常见；③多为初次心肌梗死，既往多无心绞痛或心肌缺血证据；④大面积STEMI较易发生，尤其是梗死面积累及20%以上心肌的大面积心肌梗死；⑤心脏游离壁破裂多发生在前降支供血区域的前壁或前侧壁、梗死心肌与正常组织的交界部位；⑥左心室破裂多于右心室，心房破裂发生率很低；⑦室壁肥厚或有较好侧支循环的部位较少发生；⑧常伴随心肌梗死的延展；早期的心脏破裂更多发生在前壁心肌梗死，而与是否接受了再灌注治疗无关。晚期的心脏破裂则主要与梗死延展有关，与梗死的部位无关，而成功再灌注的患者较少发生；⑨接受溶栓治疗心脏破裂发生率高于接受成功的PCI治疗者。但如果介入治疗失败或术后发生严重的无复流或慢血流将增加心脏破裂的风险；⑩应用糖皮质激素或非甾体类抗炎药易发生心脏破裂。抗凝治疗不增加心脏破裂的风险。

心脏游离壁破裂前患者常反复发生程度剧烈的心绞痛，药物治疗效果不佳。左室游离壁破裂的典型表现包括胸痛、心电图 ST－T 改变，同时伴有迅速进展的血流动力学衰竭，或突发心脏压塞和电机械分离。

心脏破裂发生时患者病情骤变，因心包积血和急性心脏压塞对标准的心肺复苏无反应，患者可在数分钟内致死。但如果破裂口较小，患者可呈现亚急性过程，出现恶心、低血压或心包炎相似的表现，也可发生心脏压塞。存活率取决于破裂口的大小，发生的速度，血流动力学的稳定性等。

超声心动图检查是心脏机械性并发症诊断的有效手段，游离壁破裂时超声检查可发现心包积液，有时可探及破裂口和分流，并可确定心包积液程度。但病情危急的患者往往来不及进行超声心动图检查。

2. 心脏破裂的预防　①早期成功再灌注和开放侧支循环；②已经接受再灌注治疗的患者反复发生严重的胸痛，在警惕血管再闭塞的同时也要想到心脏破裂的可能；而未接受再灌注治疗的患者在积极治疗心肌缺血的过程中症状难以控制者也要高度警惕，密切观察；③识别和控制危险因素，如积极降压、控制心力衰竭，镇静等。

3. 治疗　多数心脏破裂的患者来不及救治。反复发生梗死后心绞痛者应警惕心脏破裂，给予硝酸酯类药物、吗啡，静脉 β 受体阻滞药等，令患者绝对卧床，镇静，控制血压。发生心脏破裂时可行心包穿刺引流、IABP、快速补液，部分患者病情可能暂时稳定，为外科手术创造条件。急诊手术不必等待冠状动脉造影结果。手术治疗急性心脏破裂的成功率极低。

怀疑亚急性心脏游离壁破裂、心脏压塞时可行心包穿刺引流术，有助于诊断和缓解症状。如果患者近期未行冠状动脉造影，则应在病情允许时尽早完成冠脉造影，以决定进一步的血运重建和外科修补手术。

左心室破裂口也可被血栓、血肿和心包壁层粘连而发生心脏不完全破裂，血栓机化并与心包一起形成假性动脉瘤（pseudoaneurysm）。假性动脉瘤大小不一，与左心室间通常有一个较窄的交通，可造成血液分流和动脉栓塞，瘤体不含心肌组织成分。假性动脉瘤诊断主要依据超声心动图和心室造影。

美国 ACC/AHA 对左室游离壁破裂的治疗建议如下：①游离壁破裂的患者应考虑急诊心脏手术修复，除非患者不同意或存在外科手术的禁忌证，预期进一步的支持治疗无效（工类适应证，证据级别 B）；②修补游离壁的同时应进行 CABG（Ⅰ类适应证，证据级别 C）。

（二）室间隔破裂穿孔

室间隔破裂穿孔是急性心肌梗死少见而严重的并发症，约占心脏破裂的 10%，心肌梗死总病死率的 5%。室间隔穿孔大多发生在心肌梗死后 3~5d，也可在发病 24h 内或 2 周后。在溶栓前年代室间隔穿孔通常发生在心肌梗死后 1 周，发生率为 2%；再灌注治疗使其发生率下降至 0.2%，但发生时间前移，病理变化加重。室间隔破裂穿孔的自然病程凶险，迅速发生心力衰竭、心源性休克，病死率高。内科保守治疗效果差，手术治疗有时可能挽救生命。

室间隔穿孔多发生在首次 STEMI、多支病变，尤其是左前降支病变（前壁心肌梗死）的患者。缺乏侧支循环、高龄、高血压、溶栓治疗可能也与其发生有关。

室间隔穿孔多发生在坏死心肌的边缘处，多为单一破裂口，1cm 至数厘米大小，可以是明确相通的孔洞，也可以是不规则或潜行的穿孔。前壁心肌梗死引起的室间隔穿孔大多靠近心尖部，而下壁心肌梗死引起的室间隔穿孔则在室间隔的基底部。

1. 临床表现　大部分患者室间隔穿孔时表现为胸痛加重。血流动力学异常与穿孔的面积、速度有关，患者可在几小时内出现低血压或心源性休克、严重的左右心力衰竭（右心衰竭明显）和新出现的杂音，杂音位于胸骨左缘第 3~4 肋间或心尖内侧，为粗糙、响亮的全收缩期杂音，50% 的患者可触到收缩期震颤，部分可听到心包摩擦音，约 20% 患者可出现急性二尖瓣关闭不全的体征。

二维超声心动图和彩色多普勒成像技术是诊断室间隔穿孔简便易行且较为准确的诊断方法。冠脉造影和左心室造影可进一步明确诊断并为治疗选择提供准确资料。

2. 治疗　急性心肌梗死合并室间隔穿孔的治疗十分棘手，预后不良。要根据穿孔的大小、血流动力学是否稳定、患者的伴随情况、医院的治疗水平等因素决定治疗方式。包括内科保守治疗、外科手术治疗（室间隔穿孔修补术＋CABG）、经皮室间隔破裂口封堵术及PCI。

（1）内科治疗：如果室间隔穿孔较小，分流量不大，患者的血流动力学较稳定，可以在密切观察病情变化的情况下采用内科保守治疗。包括利尿药、血管扩张药和正性肌力药物以及IABP辅助支持。药物治疗稳定病情仅仅是暂时的，大部分患者病情迅速恶化。IABP支持下，使用多巴胺和多巴酚丁胺等药物可使部分患者血流动力学有一定改善，为手术或实施介入治疗创造时机和条件。

（2）外科手术治疗：手术修补室间隔破裂口仍是目前最有效的治疗手段，可改善室间隔穿孔患者预后，明显提高存活率，美国ACC/AHA急性心肌梗死合并室间隔破裂治疗指南建议不论患者临床状态如何，均应立即进行手术干预治疗。手术疗效与手术时机、术前是否合并心源性休克、梗死及室间隔穿孔的部位等因素有关。近年来随着心外科手术水平、麻醉及围术期处理水平的显著提高，多数专家认为只要诊断明确，尤其是穿孔较大者，无论是否合并心源性休克均应急诊手术。血流动力学稳定的患者应先行内科治疗，3~6周后再手术。一般主张在行室间隔修补术同时行冠状动脉旁路移植手术。如果冠脉病变较为简单，也可采取冠脉介入治疗＋外科室间隔修补术，以减少手术创伤、缩短手术时间，降低并发症。术后有20%~25%的患者可能发生补片边缘撕裂和（或）新发室间隔穿孔。

（3）介入治疗：随着介入技术和器械的日渐发展，近几年采用经皮经导管置入Amplatzer室间隔封堵器治疗急性心肌梗死后室间隔穿孔已有报道，但国内外完成的例数均很少，尚缺乏足够的经验。完成室间隔封堵的同时酌情行PCI治疗。

（三）乳头肌功能失调或断裂（dysfunction or rupture of papillary muscle）

急性心肌梗死早期，10%~50%的患者发生乳头肌功能不全，心尖区可闻及收缩中晚期喀喇音和吹风样收缩期杂音，杂音较少超过3~4级，第一心音可不减弱或增强。临床症状不多，缺血缓解后可消失。

少数患者（3%~4%）可发生乳头肌断裂，突然出现严重的二尖瓣关闭不全及左心衰竭、急性肺水肿或心源性休克。下壁心肌梗死引起的后中乳头肌断裂较为多见。乳头肌断裂是急性心肌梗死后少见但致命性的并发症，常发生于急性心肌梗死后1周内，部分断裂可延迟至3个月内。病情进展迅速，内科疗效差，病死率高，如无外科手术治疗，90%的患者在1周内死亡

超声心动图是主要的无创检查手段，有助于诊断和鉴别诊断。

乳头肌功能不全的治疗应以扩张冠状动脉、改善心肌供血为首选，药物治疗包括硝酸酯类药物和耐受剂量的β受体阻断药，并在病情允许的情况下行冠状动脉造影，酌情行PCI或CABG治疗。乳头肌断裂的患者应尽早使用血管扩张药，降低体循环阻力，必要时置入IAB。血流动力学稳定者可先内科治疗，择期手术；病情不稳定或恶化者则应尽快行外科手术，包括瓣膜置换（成形）术和CABG。

五、心室膨胀瘤

心室膨胀瘤（ventricular aneurysm）或称室壁瘤，发生率为5%~10%，室壁瘤多见于首次发作、前降支完全闭塞且无侧支循环形成的前壁大面积心肌梗死患者，好发于前壁和心尖处。易合并充血性心力衰竭、动脉栓塞及严重的心律失常，病死率较无室壁瘤者高5~6倍。也有人将室壁瘤称为真性室壁瘤，以别于心室游离壁破裂形成的假性室壁瘤，二者的治疗和预后迥异。

临床表现包括心绞痛、充血性心力衰竭、血栓栓塞和室性心律失常。体检可见心界向左侧扩大，心脏搏动较弥散，第一心音减弱，第三心音奔马律，少数患者心尖部可闻及收缩期杂音。心电图所见为梗死相关部位ST段持续抬高，一般认为ST段抬高超过4~8周或以上即应考虑室壁瘤形成。超声心动图、放射性核素心血池显像以及左心室造影可见局部心缘突出或有反常搏动。

急性心肌梗死早期成功的再灌注治疗可减小梗死面积，限制梗死延展，有助于减少室壁瘤形成。较小的室壁瘤对心功能影响不大，不需特殊处理，但应给予ACEI类药物和抗血小板治疗，限制左室重构，防止血栓性并发症。室壁瘤较大者可使心排血量减少，影响患者的心功能并易造成血栓栓塞，必要时应行外科手术治疗。美国ACC/AHA急性心肌梗死治疗指南的建议为：STEMI患者出现室壁瘤，如果

伴有顽固性室性心动过速和（或）对药物治疗和导管治疗无反应的泵衰竭，可考虑行左室室壁瘤切除术和冠状动脉搭桥术（Ⅱa类适应证，证据级别B）。

六、心肌梗死后心包炎及梗死后综合征

急性STEMI患者常常可发生急性心包炎，表现为胸痛、心包摩擦音，可发生于心肌梗死后的24h内至6周。早期心包炎主要为梗死延展到心外膜导致的局部急性纤维素性炎症。而梗死后综合征大多发生于心肌梗死后数日至6周内，为坏死物质所致的自身免疫性心包炎、胸膜炎和（或）肺炎，表现为发热、胸膜-心包积液伴胸痛。

（一）心肌梗死后心包炎（post-infarction pericarditis）

心包炎的典型症状为胸痛，发生率达90%以上，易与梗死后心绞痛或再梗死混淆。但心包炎的疼痛持续时间更长，可向颈背肩放射，与呼吸和体位变化有关。70%左右的心包炎患者可在心肌梗死后2～3d出现心包摩擦音，但由于摩擦音持续时间较短暂，临床上易被漏诊。

心包炎典型的心电图表现为多导联ST段弓背向下抬高，但常常被心肌梗死本身的心电图变化所掩盖或被忽略。鉴别的要点是心包炎往往缺乏定位性。

治疗主要是对症止痛，重症患者可给予阿司匹林2～3g/d，分次口服。不主张用非甾体类抗炎药或肾上腺皮质激素。目前尚无证据表明心肌梗死后心包炎需要停用抗凝、抗血小板药物，但应严密监测出凝血时间及心包积液的变化。美国ACC/AHA指南建议：①阿司匹林用于STEMI后心包炎的治疗剂量为每4～6h口服650mg（肠溶制剂）（Ⅰ类适应证，证据级别B）；②如果有心包渗出或积液，应即刻停止抗凝治疗（Ⅰ类适应证，证据级别C）；③对阿司匹林不能完全控制的梗死后心包炎，最好采用以下一种或多种药物：每12h口服一次0.6mg秋水仙碱（Ⅱa类适应证，证据级别B）或每6h口服500mg对乙酰氨基酚（Ⅱa类适应证，证据级别C）；④非甾体类抗炎药可用于缓解疼痛，但可影响血小板功能，有增加心肌瘢痕变薄的危险和梗死延展（Ⅱb类适应证，证据级别B），不能长期应用。布洛芬可阻断阿司匹林的抗血小板作用，导致心肌变薄和梗死延展，不适于急性心肌梗死的患者。

心包炎本身不是心肌梗死病死率增加的独立预测因素，但它的出现提示梗死面积较大，预后不良。

（二）心包积液

心肌梗死后心包积液的发生率接近50%，前壁、大面积心肌梗死、合并心力衰竭者发生率较高。积液大多为少量，无临床症状，对血流动力学无明显影响，一般不需要特殊处理。少数患者可发生大量心包积液或心脏游离壁破裂导致大量血性心包积液、心脏压塞。应迅速行心包穿刺引流。ACC/AHA指南建议如果有心包渗出或积液，应即刻停止抗凝治疗（Ⅰ类适应证，证据级别C）。但如果患者有强烈的抗凝抗血小板治疗指征，可在严密监测下使用；如出现心脏压塞立即停药。

（三）心肌梗死后综合征（post-myocardial infarction syndrome）

也称Dressler综合征，与自身免疫反应相关。一般发生在心肌梗死后数周，表现为发热、反复发作的心包炎、胸膜炎、肺炎，白细胞增高、血沉加快。胸痛的性质与心包炎相似，受体位、呼吸等影响；心包积液的发生率达50%，以中大量心包积液多见，呈浆液性、浆液血性，少数可呈血性。胸膜炎或胸腔积液多为单侧。部分患者伴有肺部斑片状阴影。

Dressler's综合征多为自限性，治疗目的主要是止痛。可给予阿司匹林650mg，每4～6h 1次，必要时可用非甾体类抗炎药或肾上腺皮质素。但为防止梗死延展，此类药物最好在心肌梗死4周后再用。抗凝药可增加血性心包积液和心包压塞的发生率。

七、附壁血栓形成和栓塞

（一）附壁血栓（thrombus formation）

在未行抗凝治疗的急性心肌梗死患者中约20%发生心室内附壁血栓，尤其是累及左心室心尖部的大面积前壁心肌梗死更易发生。附壁血栓的形成与心肌梗死造成的心内膜炎性反应促进血小板在梗死区

的黏附聚集有关。室壁瘤的患者更易形成附壁血栓。

附壁血栓在临床上无特殊临床表现，超声心动图是附壁血栓敏感而特异的检查方法，检出率与超声医师的经验和血栓的大小有关。心脏 MRI 和超高速 CT 也是诊断附壁血栓的有效方法。虽然左心室附壁血栓脱落可引起脑、肾、脾或四肢等动脉栓塞，但心肌梗死合并附壁血栓患者的死因多为心力衰竭、心源性休克、再梗死、心律失常或心脏破裂等严重并发症。

文献报告，20% 的附壁血栓可自行消退。对于持续存在的附壁血栓既往曾用溶栓疗法，大部分患者血栓可以消失，但也有少数患者发生血栓脱落和栓塞。目前推荐抗凝治疗附壁血栓。建议给予抗凝治疗的情况包括：①已经发生体循环栓塞；②大面积前壁心肌梗死；③其他部位心肌梗死伴有心房颤动、心力衰竭、LVEF < 30%。在急性期给予低分子量肝素，1 ~ 2 周后如血栓仍然存在则改为华法林口服，维持 INR 在 2.0 ~ 3.0 为宜。

（二）深静脉血栓和肺栓塞（embolism）

既往心肌梗死患者的治疗往往强调严格的、较长时间的卧床休息，从而引发下肢静脉血栓并进而发生肺动脉栓塞。近年来，随着积极的抗凝抗血小板治疗、心肌梗死患者早期运动等治疗策略的改变，下肢静脉血栓形成的发生率已明显下降。

下肢静脉血栓多为单侧，可表现为患肢肿胀、疼痛、皮温增高，也可无任何异常发现，而是在发生急性肺栓塞后进行辅助检查时才发现。轻度肺栓塞临床症状不明显，也无特异性，易与心肌梗死后心绞痛或心力衰竭相混淆。大面积肺栓塞时患者可突然发作胸闷、呼吸困难、胸痛、心律失常等，严重时可出现急剧的血流动力学变化，导致心源性休克或猝死。

血气分析、心电图、胸 X 线片、超声心动图对肺栓塞的诊断有一定价值，确定诊断需要行胸部 CT 或核素通气/灌注扫描，但此类检查均无法在床旁进行，对病情不稳定的患者可根据患者的临床表现和前述几种检查早期诊断，并给予积极的治疗。如果病情危重，内科保守治疗效果不佳，需要经导管溶栓或取栓，或需要外科手术则应行肺动脉造影。

对于急性心肌梗死的患者应给予积极的抗凝抗血小板治疗，减少血栓性并发症的发生率。对已发生此类并发症者可行溶栓和抗凝治疗，必要时采取介入或外科治疗。美国 ACC/AHA 指南建议：①STEMI 后深静脉血栓和肺栓塞患者应使用足量低分子肝素至少 5d，直到患者使用华法林达到充分抗凝。开始使用华法林时应合并使用低分子肝素，使 INR 值在 2 ~ 3（Ⅰ类适应证，证据级别 A）。②STEMI 后合并充血性心力衰竭患者，住院时间长或不能移动且未接受抗凝治疗的深静脉血栓高危患者，应给予小剂量肝素，最好是低分子肝素以预防血栓性并发症（Ⅰ类适应证，证据级别 A）。

华法林的使用时间，应该根据患者具体的危险性而定。有肝素抗凝禁忌证的患者应该选择其他治疗方式，有些人可能需要植入下腔静脉滤器。可以参考有关静脉血栓性疾病循证医学的指南。

（杨寿山）

第四章

心律失常

第一节 心律失常总论

一、心律失常的发生机制

心脏电活动的形成源于特殊心肌细胞的内在节律性。自律性是指心肌细胞能够在没有外来刺激的情况下按一定节律重复去极化达到阈值，从而自发地产生动作电位的能力。心房和心室的工作细胞在正常状态下不具有自律性，特殊传导系统的细胞（特殊传导系统包括窦房结、房室结区、希氏束、束支及浦肯野纤维网系统）却具有自律性，故被称作起搏细胞（图4-1）。在病理状态下，特殊传导系统之外的心肌细胞可获得自律性。

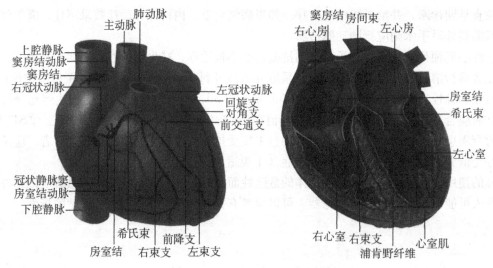

图4-1 心脏传导系统示意图

特殊传导系统中自律细胞的自律性是不同的。正常情况下，窦房结细胞的自动节律性最高（约100次/分），浦肯野纤维网的自律性最低（约25次/分），而房室结（约50次/分）和希氏束（约40次/分）的自律性依次介于二者之间。整个心脏总是依照在当时情况下自律性最高的部位所发出的节律性兴奋来进行活动。正常情况下，窦房结是主导整个心脏兴奋和搏动的正常部位，故称为正常起搏点；特殊传导系统中的其他细胞并不表现出它们自身的自律性，只是起着传导兴奋的作用，故称为潜在起搏点。某些病理情况下，窦房结的兴奋因传导阻滞而不能控制其他自律组织的活动，或窦房结以外的自律组织的自律性增高，心房或心室就受当时情况下自律性最高的部位发出的兴奋节律支配而搏动，这些异常的起搏部位就称为异位起搏点。

（一）激动形成的异常

窦房结或其他组织（包括特殊传导系统和心肌组织）的异常激动形成会导致心律失常。可导致心律失常的主要异常激动包括自律性异常（包括窦房结、特殊传导系统中的潜在起搏细胞、心房或心室肌细胞的异常自律性）和触发活动。

1. 窦房结自律性异常

（1）窦房结自律性增高：正常情况下，窦房结的自律性高低主要受自主神经系统的调控。交感神经刺激作用于起搏细胞的 β_1 肾上腺素能受体，使起搏离子流通道的开放增加，起搏离子内流增多，4 期除极的斜率增大。因此，窦房结 4 期除极达到阈值的时间较正常缩短，自律性因而增高。另外，交感神经的刺激增加电压敏感性 Ca^{2+} 通道的开放概率（起搏细胞中，Ca^{2+} 组成了 0 期去极化电流），从而使阈电位水平负向移动（降低），舒张期除极到达阈电位的时间因而提前。总之，交感神经的活动通过使阈电位阈值负值加大、起搏离子流增加而提高窦房结的自律性（图 4-2）。

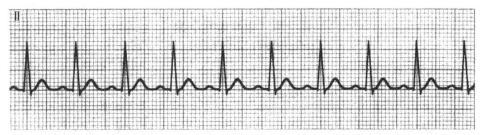

图 4-2 窦性心动过速

（2）窦房结自律性降低：生理情况下，交感神经刺激减弱和副交感神经活性增强可降低窦房结的自律性。胆碱能刺激经迷走神经作用于窦房结，减少起搏细胞离子通道的开放概率。这样，起搏离子流及 4 期除极的斜率都会下降，细胞自发激动的频率减低。此外，由于 Ca^{2+} 通道开放概率减低，阈电位向正向移动（升高）。而且，胆碱能神经的刺激增加了静息状态下 K^+ 通道开放概率，使带正电荷的 K^+ 外流，细胞的最大舒张电位负值增加。起搏离子流的减少、细胞最大舒张电位负值增加及阈电位负值降低共同作用的最终结果是细胞自发激活速率降低，心率减慢（图 4-3）。

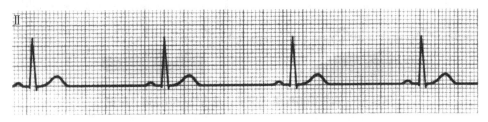

图 4-3 窦性心动过缓

2. 逸搏心律　当窦房结受到抑制使激动发放的频率降低时，特殊传导通路中的潜在起搏点通常会发出激动。由于窦房结的频率降低而使潜在起搏点引发的一次激动称作逸搏；连续的逸搏，称为逸搏心律。逸搏心律具有保护性作用，当窦房结的激动发放受损时，可确保心率不会过低。心脏的不同部位对副交感（迷走）神经刺激的敏感性不同。窦房结和房室结的敏感性最强，心房组织次之，心室传导系统最不敏感。因此，轻度副交感神经的刺激会降低窦房结的频率，起搏点转移至心房的其他部位；而强烈的副交感神经的刺激将抑制窦房结和心房组织的兴奋性，可导致房室结的传导阻滞，并出现室性逸搏心律（图 4-4）。

3. 潜在起搏点自律性增高　潜在起搏点控制激动形成的另一种方式是其自发的除极速率快于窦房结，这种情况称为异位搏动或期前收缩（异位搏动与逸搏的区别在于前者先于正常节律出现，而后者则延迟出现并中止窦性心率缓慢所造成的停搏）。连续发生的异位搏动称作异位节律。多种不同的情况都会产生异位节律，例如，高浓度的儿茶酚胺会提高潜在起搏细胞的自律性，如其除极化的速率超过窦房结，就会发生异位节律；低氧血症、缺血、电解质紊乱和某些药物中毒（如洋地黄）的作用也会导致异位搏动的出现（图4-5）。

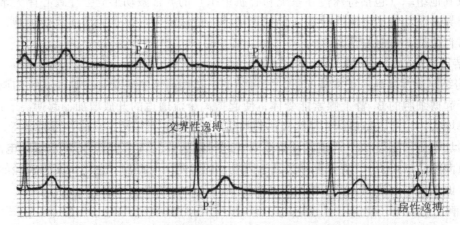

图4-4　窦性心动过速、交界性逸搏、房性逸搏心律

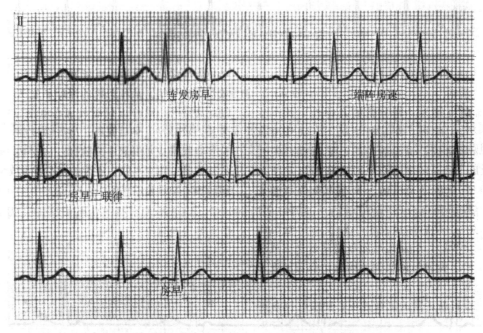

图4-5　房性期前收缩（房早）及房性心动过速（房速）

4. 异常自律性　多种病理因素会导致特殊传导系统之外、通常不具有自律性的心肌细胞获得自律性并自发除极，其表现与来自特殊传导系统的潜在起搏细胞所发出的激动相类似。如果这些细胞的去极化速率超过窦房结，它们将暂时取代窦房结，成为异常的节律起源点。这种异位节律起源点也像窦房结一样具有频率自适应性，因此，频率不等、心动过速开始时频率逐渐加快而终止时频率逐渐减慢、可被其他比其频率更快的节律所夺获是自律性心律失常的重要特征（图4-6）。

由于普通心肌细胞没有或仅有少量激活的起搏细胞离子通道，所以通常没有起搏离子流。各种病理因素是如何使这些细胞自发除极的原因尚不十分清楚，明确的是，当心肌细胞受到损伤，它们的细胞膜通透性将增加，这样，它们就不能维持正常的电离子浓度梯度，细胞膜的静息电位负值变小（即细胞部分去极化）；当细胞膜的负值小于60mV，非起搏细胞就可产生逐渐的4期除极化。这种缓慢的自发除极大概与慢钙电流和通常参与复极的某亚组 K^+ 离子通道的关闭有关。

5. 触发活动　触发活动可视为一种异常的自律性，其产生的根本原因是后除极。在某些情况下，动作电位能够触发异常除极，引起额外的心脏搏动或快速性心律失常。这与自律性升高时出现的自发活动不同，这种自律活动是由前一个动作电位所激发的。根据激发动作电位的时间不同，后除极可分为两种类型：①早后除极发生于触发动作电位的复极期（图4-7）；②延迟后除极紧随复极完成之后（图4-8）。两种后除极到达阈电位都会触发异常的动作电位。

早后除极打断正常的复极过程，使膜电位向正电位方向移动。早后除极可发于动作电位的平台期或快速复极期。某些药物的治疗和先天性长QT间期综合征时，动作电位时程（心电图上QT间期）延长，较易发生早后除极。早后除极触发的动作电位可自我维持并引起连续除极，从而表现为快速性心律失常（图4-9），连续的早后除极可能是尖端扭转型心动过速的机制。

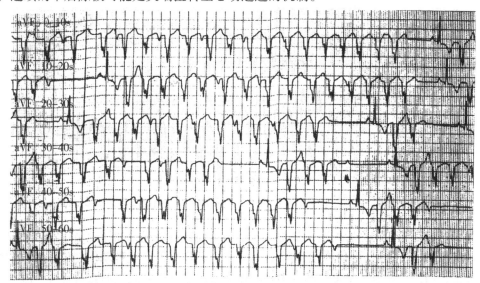

图4-6　自律性（无休止性）室速

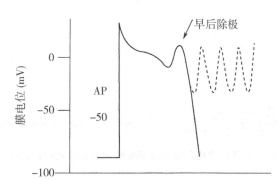

图4-7　触发活动　早后除极发生于触发动作电位（AP）完全复极之前。反复的后除极（虚线）引起连续、快速的触发动作电位，导致心动过速

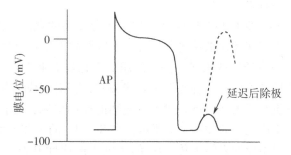

图4-8　触发活动　延迟后除极发生于触发动作电位（AP）完全复极之后。如果延迟后除极到达阈电位，触发可扩布的动作电位

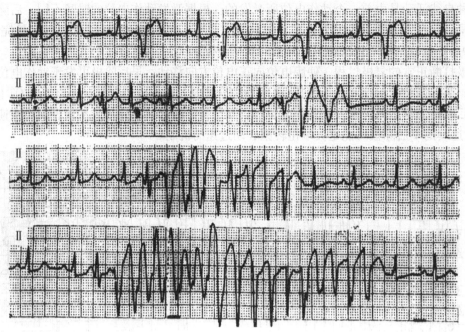

图 4 - 9　早后除极所致室性期前收缩（期前收缩）及其诱发的室性心动过速

　　延迟后除极紧随复极完成之后发生，最常见于细胞内高钙的情况，如洋地黄中毒或明显的儿茶酚胺刺激。与早后除极一样，延迟后除极达到阈电位就会产生动作电位。这种动作电位也可自我维持并导致快速性心律失常，例如，洋地黄中毒引起的多种心律失常就是延迟后除极所致（图 4 - 10）。

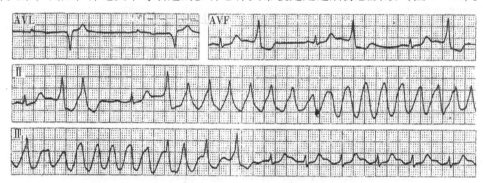

图 4 - 10　延迟后除极所致室性期前收缩及其诱发的室性心动过速

（二）激动传导异常

1. 传导障碍　传导障碍主要表现为传导速度减慢和传导阻滞。

发生传导障碍的主要机制有以下几种：

（1）组织处于不应期：不应期是心肌电生理特性中十分重要的概念。冲动在心肌细胞中发生连续性传导的前提条件是各部位组织在冲动抵达之前，脱离不应期而恢复到应激状态，否则冲动的传导将发生延迟（适逢组织处于相对不应期）或阻滞（适逢组织处于有效不应期）。不应期越短，越容易发生心律失常，反之，亦然；不应期越不均一，容易发生心律失常；相对不应期越长，越容易发生心律失常；有效不应期越长，越不易发生心律失常。抗心律失常药物的作用机制：延长不应期，使不应期均一化，缩短相对不应期，延长有效不应期。如图 4 - 11 所示：在 R_3、R_5 的 T 波上可见一提前出现的房性 P 波，因其落入前次心动周期的绝对不应期未能下传，R_5 的 T 波上的房性 P 波未下传之后接之而来的房性 P 波也不能下传，从而可证明后面的 P 波落在前一房性期前收缩隐匿性传导所形成的绝对不应期内，这种情况不能误认为房室传导阻滞。

（2）递减传导：当冲动在传导过程中遇到心肌细胞舒张期膜电位尚未充分复极时，由于"静止期"

电位值较低，0 相除极速度及振幅都相应减少，引起的激动也较弱，其在冲动的传导中所引起的组织反应性也将依次减弱，即传导能力不断降低，致发生传导障碍。不均匀传导是指十分邻近的传导纤维之间传导速度明显不同，此时，激动传导的总效力下降，也可造成传导阻滞的发生。

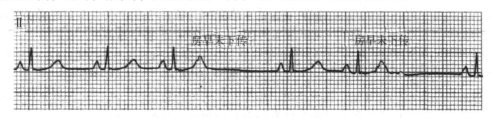

图 4 - 11 房早未下传，交界区隐匿性传导

2. 传导途径异常 正常情况下，心房和心室之间仅能通过房室结 - 希氏束 - 浦肯野纤维（房室结 - 希氏束系统）进行房室或室房传导。多种原因可出现额外的传导径路，比如功能性电传导差异所致的房室结双径路（图 4 - 12）、先天原因所致的房室旁路（图 4 - 13）、瘢痕所致的多条径路等，激动在各个径路的传导及其在各径路之间的折返都可造成心律失常。

旁路可将激动绕经房室结直接传导至心室。由于旁路提前激动了心室，心电图上显示缩短的 PR 间期和 delta 波。

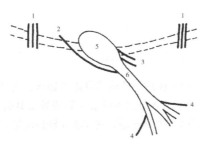

图 4 - 12 房室旁路示意图

1. Kent 束；2. 房 - 希氏束；3. 结室纤维；4. 分支室纤维；5. 房室结；6. 希氏束

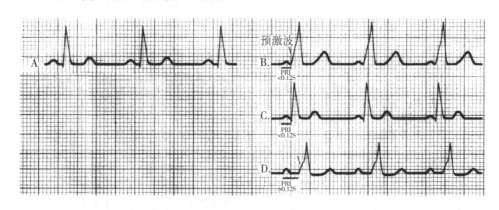

图 4 - 13 预激综合征

A. 房室正常传导；B. 经 Kent 束传导的预激综合征；C. 经 James 束传导的预激综合征；
D. 经 Mahaim 束传导的预激综合征。PRI：PR 间期

3. 折返及折返性心律失常 冲动在传导过程中，途经解剖性或功能性分离的两条或两条以上径路时，一定条件下，冲动可循环往复，即形成折返性激动。折返激动是心律失常的重要发生机制，尤其是在快速性异位搏动或异位性心律失常的发生中占有非常重要的地位。临床常见的各种阵发性心动过速、心房扑动或颤动、心室扑动或颤动，其发生机制及维持机制往往都是折返激动。折返激动的形成需如下条件。

（1）折返径路：存在解剖或功能上相互分离的径路是折返激动形成的必要条件。如图 4 - 14a 所

示：冲动由 A 点向 B 点传播时，有左（α）和右（β）两条径路可循，其 Q 和 β 两条径路既可顺向传导，亦可逆向传导。如果两者的传导性能相同，则由 A 点传导的冲动同时沿两条径路传导到 B 点，如此便不会形成折返激动。上述解剖性或功能性折返径路可以存在于心脏不同部位：①窦房结和其周围的心房组织之间；②房室结或其周围组织内；③希氏束内纵向分离；④希氏束和束支之间；⑤浦肯野纤维网及其末梢与心肌连接处；⑥房室结－希氏束系与旁路之间或旁路与旁路之间。

（2）单向阻滞：一般情况下，心脏传导组织具有前向和逆向的双向传导。但在某些生理或病理情况下，心脏某部分传导组织只允许激动沿一个方向传导，而沿另一个方向传导时则不能通过，这种情况称为单向传导或单向阻滞。生理性、先天性单向阻滞在临床上比较常见。折返环的两条径路中若一条发生单向阻滞，则为对侧顺向传导的冲动经此径路逆向传导提供了条件（图 4－14b）。

（3）缓慢传导：如冲动在对侧径路中发生延缓，延缓的时间足以使发生单向阻滞部位的组织恢复应激性，则可以形成折返激动（图 4－14c）。

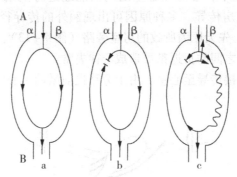

图 4－14 （a）α 和 β 两条径路传导能力相同，同时传导至 B 处；
（b）Q 径路发生阻滞，A 处激动经 β 径路传导至 B 处；（c）α 径路
发生阻滞，β 径路发生传导延缓，逆向经 α 径路传导，形成折返

（4）折返激动：循折返环运行一周所需的时间（折返周期）长于折返环路任一部位组织的不应期，只有这样，折返激动在其环行传导中才能始终不遇上处于不应状态的组织，折返激动才可持续存在，阵发性室上性心动过速即是此种机制所致心动过速之典型（图 4－15）。

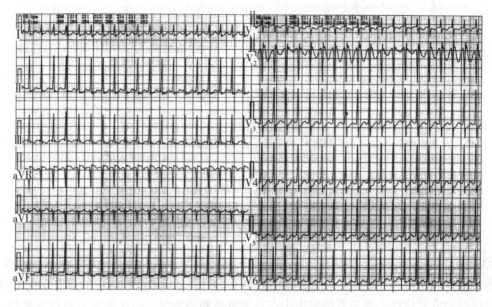

图 4－15 阵发性室上性心动过速

二、心律失常的分类

心律失常的分类方法较多，根据其发生机制，分为激动形成异常和激动传导异常两大类。

（一）激动形成异常

1. 窦性心律失常　①窦性心动过速；②窦性心动过缓；③窦性心律不齐；④窦性停搏；⑤病态窦房结综合征。

2. 异位心律

（1）被动性异位心律：①逸搏（房性、房室交界区性、室性）；②逸搏心律（房性、房室交界区性、室性）。

（2）主动性异位心律：①期前收缩（房性、房室交界区性、室性）；②阵发性心动过速（房性、房室交界区性、房室折返性、室性）；③心房扑动、心房颤动；④心室扑动、心室颤动。

（二）激动传导异常

1. 生理性传导异常　生理性传导异常干扰、干扰性房室分离、差异性传导。

2. 病理性阻滞

（1）窦房传导阻滞：一度、二度、三度窦房传导阻滞，二度窦房传导阻滞还可以分为Ⅰ型和Ⅱ型。

（2）房内传导阻滞。

（3）房室传导阻滞：一度房室传导阻滞；二度房室传导阻滞：分为Ⅰ型、Ⅱ型；三度房室传导阻滞。

（4）束支传导阻滞：右束支传导阻滞；左束支传导阻滞；左前分支阻滞；左后分支阻滞。

3. 传导途径的异常　预激综合征。

三、心律失常的诊断

（一）临床表现

1. 病史　心律失常的诊断应从详尽采集病史入手。让患者客观描述发生心悸等症状时的感受。病史通常能提供对诊断有用的线索：①心律失常的存在及其类型。年轻人曾有昏厥发作，体检正常，心电图提示预激综合征，如果心动过速快而整齐，突然发作与终止，可能系房室折返性心动过速（AVRT）；如果心率快而不整齐，可能是预激综合征合并心房颤动；老年人曾有昏厥发作，如果心室率快应怀疑室性心动过速；如果心室率慢应怀疑病态窦房结综合征（SSS）或完全性房室传导阻滞。②心律失常的诱发因素：烟、酒、咖啡、运动及精神刺激等。由运动、受惊或情绪激动诱发的心肌通常由儿茶酚胺敏感的自律性或触发性心动过速引起；静息时发作的心悸或患者因心悸而从睡眠中惊醒，可能与迷走神经有关，如心房颤动的发作。③心律失常发作的频繁程度、起止方式。若心悸能被屏气、Valsalva 动作或其他刺激迷走神经的方式有效终止，则提示房室结很有可能参与了心动过速的发生机制。④心律失常对患者造成的影响，产生症状或存在潜在预后意义。这些特征能帮助临床医师了解明确诊断和实施治疗的迫切性，如一个每日均有发作，且发作时伴有近似昏厥或严重呼吸困难的患者和一个偶尔发作且仅伴有轻度心悸症状的患者相比，前者理应得到更迅速的临床评估。

2. 体格检查　在患者发作有症状的心律失常时对其进行体格检查通常是有启迪作用的。很明显，检查心率、心律和血压是至关重要的。检查颈动脉的压力和波型可以发现心房扑动时颈静脉的快速搏动或因完全性房室传导阻滞或室速而导致的房室分离。此类患者的右心房收缩发生在三尖瓣关闭时，可产生大炮 a 波（canonwave）。第一心音强度不等有相同的提示意义。

按压颈动脉窦的反应对诊断心律失常提供了重要的信息。颈动脉窦按摩通过提高迷走神经张力，减慢窦房结冲动发放频率和延长房室结传导时间与不应期，可对某些心律失常的及时终止和诊断提供帮助。其操作方法是：患者取平卧位，尽量伸展颈部，头部转向对侧，轻轻推开胸锁乳突肌，在下颌角处触及颈动脉搏动，先以手指轻触并观察患者反应。如无心率变化，继续以轻柔的按摩手法逐渐增加压力，持续约 5s。严禁双侧同时施行。老年患者颈动脉窦按摩偶尔会引起脑梗死。因此，事前应在颈部听诊，如听到颈动脉嗡鸣音应禁止施行。窦性心动过速对颈动脉窦按摩的反应是心率逐渐减慢，停止按摩后恢复至原来水平。房室结参与的折返性心动过速的反应是可能心动过速突然终止。心房颤动与扑动的反应是心室率减慢，后者房率与室率可呈（2~4）：1 比例变化，随后恢复原来心室率，但心房颤动与扑动依然存在。鉴于诊治心律失常的方法已有长足进展，故目前按压颈动脉窦的方法已经极少使用。

（二）实验室和器械检查

1. 心电图　心电图是诊断心律失常最重要的一项无创伤性检查技术。应记录 12 导联心电图，并记录清楚显示 P 波导联的节律条图以备分析，通常选择 V_1 或 Ⅱ 导联。系统分析应包括：P 波是否存在，心房率与心室率各多少，两者是否相等；PP 间期与 PR 间期是否规律，如果不规律关系是否固定；每一心室波是否有相关的 P 波，P 波在 QRS 波之前还是 QRS 波后，PR 或 RP 间期是否恒定；P 波与 QRS 波形态是否正常，各导联中 P、QRS 波与 PR、QT 间期是否正常等。

2. 动态心电图　动态心电图（Holter ECG monitoring）检查通过 24h 连续心电图记录可能记录到心悸与昏厥等症状的发生是否与心律失常有关，明确心律失常或心肌缺血发作与日常活动的关系以及昼夜分布特征，协助评价药物疗效、起搏器或埋藏式心脏复律除颤器的疗效以及是否出现功能障碍。

不同的 Holter 记录可为各种特殊的检查服务。多次重复记录的 24h 心电图对于明确是否有房性期前收缩触发的心房颤动，进而是否需要进行电生理检查或导管消融术很有必要。12 导联动态心电图对于需要在行射频消融术前明确室性心动过速的形态或诊断心房颤动消融灶导致的形态一致的房性期前收缩方面是很有用的。目前绝大多数的 Holter 系统尚可提供有关心率变异性的数据。

3. 事件记录　若患者心律失常间歇发作且不频繁，有时难以用动态心电图检查发现。此时，可应用事件记录器（event recorder），记录发生心律失常及其前后的心电图，通过直接回放或经电话（包括手机）或互联网将实时记录的心电图传输至医院。尚有一种记录装置可埋植于患者皮下一段时间，装置可自行启动、检测和记录心律失常，可用于发作不频繁、原因未明而可能系心律失常所致的昏厥病例。

4. 运动试验　患者在运动时出现心悸症状，可进行运动试验协助诊断。运动能诱发各种类型的室上性和室性快速性心律失常，偶尔也可诱发缓慢性心律失常。但应注意，正常人进行运动试验，亦可发生室性期前收缩。临床症状与运动诱发出心律失常时产生的症状（如昏厥、持续性心悸）一致的患者应考虑进行负荷试验。负荷试验可以揭露更复杂的心律失常，诱发室上性心律失常，测定心律失常和活动的关系，帮助选择抗心律失常治疗和揭示致心律失常反应，并可能识别一些心律失常机制。

5. 食管心电图　食管心电图（图 4-16）是一种有用的非创伤性诊断心律失常的方法。解剖上左心房后壁毗邻食管，因此，插入食管电极导管并置于心房水平时，能记录到清晰的心房电位，并能进行心房快速起搏或程序电刺激。

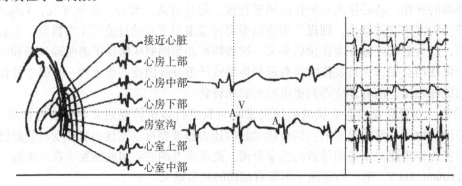

图 4-16　食管心电图

食管心电图结合电刺激技术可对常见室上性心动过速发生机制的判断提供帮助，如确定是否存在房室结双径路。房室结折返性心动过速能被心房电刺激诱发和终止。食管心电图能清晰地识别心房与心室电活动，便于确定房室分离，有助于鉴别室上性心动过速伴室内差异性传导与室性心动过速。食管快速心房起搏能使预激图形明显化，有助于不典型的预激综合征患者确诊。应用电刺激诱发与终止心动过速，可协助评价抗心律失常药物疗效。食管心房刺激技术亦用于评价窦房结功能。此外，快速心房起搏，可终止药物治疗无效的某些类型室上性折返性心动过速。

需要指出的是，食管心电图由于记录部位的局限，对于激动的起源部位尚不能做出准确的判断，仍应结合常规体表心电图才能更好地发挥其特点。此外，食管心电图描记后，根据心动过速的发生原因还可以立即给予有效的治疗。因此，应该进一步确立和拓宽食管心电图在临床上的地位与作用。

6. 心脏电生理检查　心脏电生理检查时通常把电极导管放置在右房侧壁上部和下部、右室心尖部、冠状静脉窦和希氏束区域（图 4 – 17），辅以 8～12 通道以上多导生理仪同步记录各部位电活动，包括右心房、右心室、希氏束、冠状窦（反映左心房、室的电活动）。与此同时，应用程序电刺激和快速心房或心室起搏，测定心脏不同组织的电生理功能。

（1）电极导管的放置和记录

1）右心房：通常采用下肢静脉穿刺的方式，将记录电极经下腔静脉系统放置在右心房内。右心房后侧壁高部与上腔静脉交界处（称为高位右房，HRA）是最常用的记录和刺激部位。

2）右心室：与右心房电极类似，右心室电极也多采用下腔静脉途径。右室心尖部（RVA）是最易辨认的，在此处进行记录和刺激的重复性最高。

3）左心房：左心房电活动的记录和起搏较难。因冠状静脉窦围绕二尖瓣走行，故通常采用将电极导管放置在冠状静脉窦（CS）内的方式间接记录或起搏左心房。采用自颈静脉穿刺的途径较易将电极导管成功送入位于右心房内后方的冠状静脉窦口。

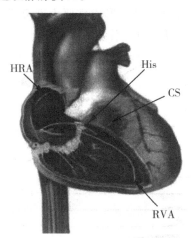

图 4 – 17　心脏电生理检查
HRA：高位右房；His：希氏束；CS：冠状静脉窦；RVA：右室心尖部

4）希氏束：位于房间隔的右房侧下部，冠状静脉窦的左上方，卵圆窝的左下方，靠近三尖瓣口的头侧。将电极导管经下肢静脉穿刺后送入右心房，在三尖瓣口贴近间隔处可以记录到希氏束电图。希氏束电图由一组波群组成，其中心房电位波以 A 代表，希氏束电位波以 H 代表，心室电位波由 V 代表。

（2）常用的程序刺激方式及作用：程序刺激是心电生理检查事先设定的刺激方式。应用不同方式、不同频率的心腔内刺激，以体表心电图与心腔内心电图对其进行同步记录，观察心脏对这些刺激的反应。常用的刺激部位为右房上部的窦房结区域（HRA）及右室心尖部（RVA）。常用的刺激方式包括频率逐渐递增的连续刺激和联律间期逐渐缩短的期前刺激。

连续刺激是以周长相等的刺激（S_1）连续进行（S_1S_1），持续 10～60s 不等。休息 1min 后，再以较短的周长（即较快的频率）再次进行 S_1S_1 刺激，如此继续进行，每次增加刺激频率 10 次/分，逐步增加到 170～200 次/分，或出现房室传导阻滞时为止。

期前刺激是指在自身心律或基础起搏心律中引入单个或多个期前收缩（期前）刺激。常见的方式

为 S_1S_2 刺激，即释放出一个期前刺激。先由 S_1S_1 刺激 8～10 次，称为基础刺激或基础起搏，在最后一个 S_1 之后发放一个期前的 S_2 刺激，使心脏在定律搏动的基础上发生一次期前搏动。逐步更改 S_2 的联律间期，便可达到扫描刺激的目的。如果在感知心脏自身的 8～10 个 P 波或 QRS 波后发放一个期前刺激，形成在自身心律的基础上出现一次期前搏动，则称为 S_2 刺激。

心脏电生理检查主要用于明确心律失常的起源处及其发生机制，并根据检查的结果指导进一步的射频消融治疗，是导管射频消融术中的一个必要环节。此外，心脏电生理检查还可应用于评估患者将来发生心律失常事件的可能性，评估埋藏式心脏复律除颤器对快速性心律失常的自动识别和终止功能，以及通过起搏的方式终止持久的室上性心动过速和心房扑动等。

（樊静静）

第二节　心律失常的遗传基础

一、概述

心肌细胞的基本功能包括机械活动（心肌收缩）和电学活动（动作电位，AP）。只有这两种活动都正常时才能完成心脏的兴奋收缩耦联，保证心脏正常搏动。电活动发生异常后就会引起心律失常。代表心肌细胞电学活动性质的动作电位分为 5 个时相（期），每个时相的形成由不同的离子流负载：0 相期主要由钠离子电流（I_{Na}）的内流引起细胞的去极化；1 相期是钾离子（Ito）的快速外流；2 相期则主要由钾离子外流（I_{Kr}、I_{Kur} 等）和钙离子内流（I_{Ca}）之间的平衡来实现，亦称平台期；3 相期是由钾离子的快速外流（I_{Ks}、I_{Kr}、I_{K1} 等）形成；4 相期的形成主要由钾离子外流（I_{K1}）承担。负载各种离子流的主要离子通道编码基因及其对应 AP 时相的关系见图 4-18。

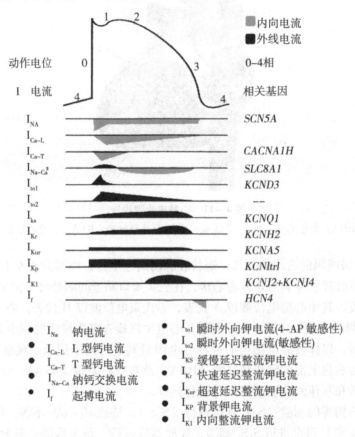

- I_{Na}　钠电流
- I_{Ca-L}　L 型钙电流
- I_{Ca-T}　T 型钙电流
- I_{Na-Ca}　钠钙交换电流
- I_f　起搏电流
- I_{to1} 瞬时外向钾电流(4-AP 敏感性)
- I_{to2} 瞬时外向钾电流(敏感性)
- I_{KS} 缓慢延迟整流钾电流
- I_{Kr} 快速延迟整流钾电流
- I_{Kur} 超速延迟整流钾电流
- I_{KP} 背景钾电流
- I_{K1} 内向整流钾电流

图 4-18　心室肌细胞跨膜动作电位的除极 0 相和复极 1、2、3、4 相
对应的离子流及其调控基因；负向为内向电流；正向为外向电流

形成离子流的物质基础是位于心肌细胞膜上的离子通道蛋白，而由这些离子通道及其相关蛋白等结构或功能异常引起的心律失常称为离子通道病（ion channelopathy），亦称原发性心电疾病（primary electrical disease）。在2013年版最新的关于遗传性原发心律失常综合征诊断与治疗的专家共识（以下简称专家共识）中，这类疾病被称作遗传性原发心律失常综合征，主要指无器质性心脏病的一类以心电紊乱为主要特征的疾病，包括长QT综合征（LQTS）、短QT综合征（SQTS）、Brugada综合征（BrS）、儿茶酚胺敏感型室速（CPVT）、早期复极（ER）、进行性心脏传导疾病（PCCD）、特发性室颤（IVF）、不明原因猝死综合征（SUDS）和婴儿猝死综合征（SUDI）、家族性特发性房颤（AF）等。

最初发现的致病基因多由编码心肌细胞上各主要离子通道亚单位的基因突变引起，如常见的LQTS主要亚型LQT 1~3就分别由编码钾离子通道的基因KCNQ1、KCNH2以及编码钠通道的基因SCN5A引起，故称"离子通道病"；但后来随着研究的进一步深入，发现还有一些非离子通道的编码基因突变也可以引起这类疾病，如引起LQT4的基因是锚定蛋白B，编码核孔蛋白的NUP155基因突变可以引起房颤等，但离子通道病这个名词概念还是被继续沿用了下来。

二、子通道病多数是单基因遗传病

该类疾病绝大多数为单基因遗传，以常染色体显性遗传最为常见，可表现为多种恶性快速性心律失常（如多形性室速、尖端扭转型室速、室颤等）或缓慢性心律失常（如病态窦房结综合征、房室传导阻滞等）。多数离子通道病有遗传异质性（genetic heterogeneity），即由不同的遗传缺陷造成同样表型的现象。

另外，同一个基因上的不同突变又可引起不同的疾病表型，比如SCN5A上的不同突变可引起像LQT3、Brugada综合征（BrS）、房室传导阻滞和单纯室速/室颤等不同表型的结果，表明基因发生不同突变后引起心律失常表型的机制是很复杂的。这种现象还不止发生在SCN5A，已知的还有KCNQ（可引起LQT1、房颤、SQTS2）、KCN H2（可引起LQT2、SQTS1、CPVT）、KCNJ2（引起LQT7、SQTS3）等。

按照致病基因的种类及其功能，目前引起各种离子通道病的基因可分为以下几种：①离子通道基因：如钾离子通道基因（KCNQ、KCNH2、KCNE1、KCNE2、KCNJ2）、钠离子通道基因（SCN5A）、钙离子通道基因（RyR2、CAQS2、Cav1.2）、起搏电流（If）通道基因（HCN4）、编码KATP通道Kir6.1亚单位的基因KCNJ8等。②胞质通道相互作用蛋白基因：如编码与Kv通道亚单位相互作用蛋白〔Kv-channel-interacting protein（KChIP2）〕，作为Kv通道的β亚单位起作用；编码与KCNQ1相互作用的yotiao蛋白的AKAP9基因；编码α-1互生蛋白的SNTA1基因和nNOS、PMCA4b、SCN5A相互作用。③细胞骨架蛋白基因（锚蛋白B）。④缝隙连接蛋白基因（CX40及CX43）。⑤编码核孔蛋白的基因NUP155。⑥钙调蛋白基因。⑦编码心房利钠肽的基因NPPA。

三、各种离子通道病的遗传学基础

（一）长QT综合征（long QT syndrome，LQTS）

指具有心电图上QT间期延长，T波异常，易产生室性心律失常，尤其是尖端扭转型室速（TdP）、昏厥和猝死的一组综合征。已发现的致病基因见表4-1。

表4-1 长QT综合征的分子遗传学

突变基因	染色体上座位	表型及综合征	编码蛋白和亚基	影响的离子流、功能及异常	占目前所有检出突变的百分数
KCNQ1	11p15.5	LQTS1，SIDS	Kv7.1，α	$I_{Ks}\downarrow K_V LQT1$	34%
KCNH2	7q35	LQTS2，SIDS	$K_V 11.1$，α	$I_{Kr}\downarrow HERG$	40%
SCN5A	3p21	LQTS3，SIDS	Nav1.5，α	$I_{Na}\uparrow$	11%
ANK2	4q25	LQTS4，ABS	锚定蛋白-B	$I_{Na,K}\downarrow I_{NCX}\downarrow$	3%
KCNE1	21q22.1	LQTS5	Mink，β	$I_{Ks}\downarrow$	5%

突变基因	染色体上座位	表型及综合征	编码蛋白和亚基	影响的离子流、功能及异常	占目前所有检出突变的百分数
KCNE2	21q22.1	LQTS6，SIDS	MiRP1，β	$I_{Kr} \downarrow$	1.6%
KCNJ2	17q23	LQTS7，ATS	Kir2.1，α	$I_{K1} \downarrow$	4%
CACNA1C	12p13.3	LQTS8，TS	Cav1.2，α	$I_{Ca-L} \zeta$	罕见
CAV3	3p25	LQTS9，SIDS	小凹蛋白 - 3	I_{Na}	
SCN4B	11q23	LQTS10	Nav1.5，β4	$I_{Na} \uparrow$	罕见
AKAP9	7q21 - q22	LQTS11	激酶A锚定蛋白α - 互	$I_{Ks} \downarrow$	罕见
SNTA1	20q11.2	LQTS12	生蛋白（syntrophin）	$I_{Na} \uparrow$	罕见
KCNE3	11q13.4 11q23	LQT13	IsK，β3	$I_{Ks} \downarrow$	罕见
KCNJ5	12p12	LQT14 + AF	Kir3.4	IKAch ↓	罕见
ALG10B (KCRJ)	14q31	LQT15 diLQT	葡萄糖基转移酶	$I_{Kr} \downarrow$ 修饰	未知
CALM1	2p21	LQT16	钙调蛋白（calmodulin）	C末端钙结合环的钙	罕见
CALM2	7q21.3	LQT17		结合力 ↓	罕见
ACN9		LQT18 (diLQT)	葡萄糖合成蛋白		未知
KCNQ1	11p15.5	JLNS1	Kv7.1，α	$I_{Ks} \downarrow K_V LQT1$	罕见
KCNE1	21q22.1	JLNS2	Mink，β	$I_{Ks} \downarrow$	罕见

注：I_{Ks}：缓慢激活延迟整流钾电流；I_{Kr}：快速激活延迟整流钾电流；I_{Na}：钠电流；I_{ca-L}：L型钙电流；diLQT：药物引起的LQTS。

已知这种疾病的原因是患者从出生就携带了某些基因水平的变异，导致心脏心肌细胞里一些细微的改变，虽然超声心动图显示心脏结构正常，但心脏的功能异常可在心电图上表现出来。目前已经发现了18个LQTS致病基因，其中KCNQ1（LQT1）、KCNH2（LQT2）及SCN5A（LQT3）为最常见的致病基因，约占遗传性LQTS患者的80%。对患者进行基因检测时，发现已知18个基因突变的阳性检出率约为80%～85%。也就是说，目前的技术水平还不能保证给所有的LQTS患者检测出他们的致病基因，只有其中的80%～85%可以通过专门的检测机构获得确切的致病基因信息。

由于LQTS的遗传方式多为常染色体显性遗传，所以在一个患者身上发现突变后，其突变遗传给后代的概率大约是50%。理论上讲，通过孕期的早期基因筛查还是可以检测出胎儿是否携带有其亲代的基因突变的，然后孕妇可以根据情况选择是否需要终止妊娠。只是限于各种原因，目前真正能够实施该项检测的机构还很少。

LQTS中还有一种比较罕见的亚型同时伴有耳聋，称为JLN综合征，是以两位最先发现该病的医生的名字命名的。这种有耳聋表型的LQTS患病率更低，约为百万分之一。致病基因为KCNQ1和KCNE1。其遗传方式为常染色体隐性遗传，即父母双方各带一个或者相同或者不同的突变，然后同时把突变传给了子代。这种情况下子代的患病率理论值为25%。由于患者携带两个突变的累加效应，通常这种亚型的患者临床症状更严重，发生致命性心脏事件的概率也更高。

药物引起的长QT综合征（drug - induced LQT，diLQT）是临床上最常见的获得性LQTS。通常与抗心律失常药、抗组胺药和抗精神病药有关。这些药物被证明通过延长QT间期，导致TdP。占所有处方量的2%～3%。大多数导致QT间期延长的药物阻滞心肌细胞延迟整流钾电流快速成分（IKr），类似HERG基因突变所导致的LQT2。1%～8%的患者接受QT间期延长药物会表现出QT间期延长或发展为TdP。因为QT间期延长易感者容易出现快速室性心律失常如TdP和室颤（VF），所以该种心律失常的病死率可以高达10%～17%。因此药物相关的长QT综合征是过去几十年里已上市药物撤出市场的最常见原因。尽管这种不良反应在人群中相对少见（小于十万分之一），QT间期延长也不总是诱发TdP。其他因素如心力衰竭、心室肥厚、女性、低钾血症、隐性长QT间期（存在基因突变而QT间期仍在正常范围）、猝死家族史等影响心脏的复极稳定性，也与药物诱发的 TdP 有关。现在已经发现了两个真正与 diLQTS 有关的基因：ALG10B 和 ACN9（表 4 - 1）。

在临床实践中，避免药物致 QT 间期延长应该注意如下几点：不使用超过推荐剂量；对已存在危险因素的患者减少使用剂量；避免已知延长 QT 间期的药物联合使用；药物诱发 TdP 的幸存患者和猝死者家族成员进行可能的基因筛查，了解是否存在隐性 LQTS 等。

目前对 LQTS 进行基因检测的专家共识推荐建议如下。

（1）以下情况推荐进行 LQT1～3（KCNQ1、KC - NH2、SCN5A）的基因检测：基于病史、家族史及心电图（ECG）表型［静息 12 导联 ECG 和（或）运动或儿茶酚胺应激试验］心脏病专家高度怀疑 LQTS 的患者；无症状的特发性 QT 间期延长者（其中青春前期 QTc > 480ms 或成人 QTc > 500ms，排除继发性 QT 间期延长因素，如电解质异常，药物因素，心肌肥厚，束支传导阻滞等）（Ⅰ类推荐）。

（2）以下情况可以考虑进行 LQT1～3 基因检测：无症状特发性 QT 间期延长者，其中青春前期 QTc > 460ms，成人 QTc > 480ms（Ⅱb 类推荐）。

（3）已在先证者发现 LQTS 致病基因突变者，推荐其家族成员及相关亲属进行该特定突变的检测（Ⅰ类推荐）。

（4）对药物诱发 TdP 的先证者应考虑行基因检测（Ⅱb 类推荐）。

（5）如果 LQT1～3 突变检测阴性，但有 QTc 间期延长，应该考虑基因再评价，包括重复基因检测或进行其他更多致病基因检测（Ⅱb 类推荐）。

（二）短 QT 间期综合征（short QT syndrome，SQTS）

SQTS 是以短 QT 间期、发作性心室颤动（室颤）和（或）室性心动过速及心脏性猝死为特征，心脏结构正常的一组心电紊乱综合征。已发现的致病基因有：KCNH2（SQT1）、KCNQ1（SQT2）、KCNJ2（SQT3）、CACNAJC（SQT4）、CACNB2b（SQT5）。

最新的 SQTS 的诊断标准如下：①若有 QTc ≤ 330ms，则诊断 SQTS。②若有 QTC < 360ms，且存在下述一个或多个情况，可以诊断 SQTS：有致病突变、SQTS 家族史、年龄 ≤ 40 岁发生猝死的家族史，无器质性心脏病室速或室颤（VT/VF）的幸存者。

对 SQTS 进行基因检测的专家共识建议如下。

（1）基于病史，家族史以及 ECG 表型，临床高度怀疑 SQTS 的患者，可以考虑检测 KCNH2、KCNQ1 及 KCNJ2 基因（Ⅱb 类推荐）。

（2）推荐家族成员及其他相关亲属进行特定突变位点检测（Ⅰ类推荐）。

（三）Brugada 综合征（Brugada syndrome，BrS）

符合下列情况之一者可以诊断 BrS：①位于第 2 肋间、第 3 肋间或第 4 肋间的右胸 V₁、V₂ 导联，至少有一个导联记录到自发或由Ⅰ类抗心律失常药物诱发的 1 型 ST 段抬高 ≥ 2mm；②位于第 2 肋间、第 3 肋间或第 4 肋间的右胸 V₁、V₂ 导联，至少有一个导联记录到 2 型或 3 型 ST 段抬高，并且Ⅰ类抗心律失常药物激发试验可诱发Ⅰ型 ST 段 ECG 形态。

BrS 的主要特征为心脏结构及功能正常，右胸导联 ST 段抬高，伴或不伴右束支传导阻滞及因室颤所致的心脏性猝死。BrS 呈常染色体显性遗传，但有 2/3 的患者呈散在发病。到目前为止已经发现 7 个 BrS 的致病基因，分别是编码心脏钠离子通道 α、β 亚单位的 SCN5A 和 SCN1b，钠通道调节因子 GPDIL，编码钙通道的 α、β 亚单位的 CACNA1C 和 CACNB2b，编码 I_to 通道的 β 亚单位的 KCNE3，编码 I_kr 通道的 KCNH2 基因。我国目前共有 10 个 SCN5A 突变位点报道。

对 BrS 进行基因筛查的专家共识建议如下。

（1）推荐家族成员及其他相关亲属进行特定突变检测（Ⅰ类推荐）。

（2）基于病史、家族史以及 ECG 表现［静息 12 导 ECG 和（或）药物激发试验］，临床怀疑 BrS 的患者进行 SCN5A 基因检测（Ⅱa 类推荐）。

（3）不推荐孤立的 2 型或 3 型 Brugada ECG 表现个体进行基因检测（Ⅲ类推荐）。

（四）儿茶酚胺敏感型多形性室速

CPVT 是一种少见但严重的遗传性心律失常，常表现为无器质性心脏病个体在交感兴奋状态下发生双向室速（bVT）或多形性室速（pVT），可发展为室颤，引起患者昏厥，甚至猝死。在静息状态时可无明显临床症状。CPVT 发病年龄平均为 8 岁，一部分人首次昏厥发作可以到成年出现。大约 30% CPVT 患者 10 岁前发病，60% 患者 40 岁以前至少有 1 次昏厥事件发作。

目前已发现的与 CPVT 相关的基因有 3 个：兰尼丁受体（ryanodine receptor 2，RYR2）、集钙蛋白（calsequestrin 2，CASQ2）和钙调蛋白（calmodulin，CALM1）。在已知 2 个 CPVT 致病基因中，约 65% 先证者存在 RYR2 突变，3% ~5% 为 CASQ2 突变。65% 诊断为 CPVT 患者基因筛查为阳性。由于 RYR2 基因非常大，目前大部分的文献报道仅提供覆盖关键区域外显子检测。基因检测阳性和阴性先证者的治疗无差别，但对家族成员的处理具有重要价值。鉴于猝死可能是 CPVT 的首发症状，对 CPVT 先证者的其他所有家庭成员早期进行 CPVT 相关基因检测，有助于对他们在出现症状前进行诊断、合理的遗传咨询以及开始 β 受体阻滞剂治疗。另外，因为 CPVT 发病年龄小而且与部分 SIDS 发生有关，所以对先证者有 CPVT 突变的其他家族成员，出生时应进行特定突变位点基因检测，以便对基因检测阳性的个体尽早给予 β 受体阻滞剂治疗。

目前对 CPVT 进行基因筛查的专家共识建议如下。

（1）CPVT1（RYR2）和 CPVT2（GASQ2）的基因检测推荐：基于病史、家族史，以及运动或儿茶酚胺应激诱发的 ECG 阳性表型，具有 CPVT 临床证据的患者，都推荐进行上述基因检测（Ⅰ类推荐）。

（2）家族成员及其他相关亲属行特定突变检测（Ⅰ类推荐）。

（五）心房颤动（AF）

心－颤动是一种房性心动过速，心电图表现 P 波消失，代之为小 f 波，频率约 350 ~600 次/分。AF 多见于老年人或伴有基础性疾病者，但也有少数特发性房颤有家族性，已发现的致病基因有 9 个：KCNQ1、KCNE2、KCNJ2、KCNH2、SCN5A、KCNA5、NPPA、NUP155、GJA5，但还没有一个致病基因代表了 ≥5% 的 AF，因此目前不推荐对 AF 患者进行基因检测，也不推荐行 SNP 基因分型。推荐家族性 AF 到专门的研究中心诊治。

（六）进行性心脏传导疾病（progressive cardiac conduction disease，PCCD）

PCCD 又称 Lenegre 病，为传导系统的退行性纤维化或硬化的改变呈进行性加重，常从束支阻滞逐渐发展为高度或三度房室传导阻滞，传导阻滞严重时患者发生昏厥或猝死的概率较高。PCCD 呈常染色体显性遗传，隐性遗传及散发病例少见。已发现的致病基因有 SCN5A、TRPM4、SCN1B。目前报道的与 PCCD 相关的 SCN5A 突变有 30 个，其中仅与 PCCD 相关的突变有 11 个，与 Brugada 综合征重叠的突变有 19 个，而 SCN1B 上有两个突变与 PCCD 有关。PCCD 患者分层基因检测应该包括 SCN5A、SCB 和 TRPM4 基因。

对 PCCD 进行基因筛查的专家共识建议如下：

（1）在先证者发现 PCCD 致病基因突变后，推荐在家族成员及其他相关亲属中检测该突变（Ⅰ类推荐）。

（2）对于孤立性 PCCD 或伴有先天性心脏病的 PCCD，尤其存在 PCCD 阳性家族史时，基因检测可以考虑作为诊断性评价的一部分（Ⅱb 类推荐）。

其他还有一些与遗传相关的心律失常，如早期复极综合征、特发性室颤、不明原因猝死综合征等，关于这些疾病虽然也有一些基因学证据发现，但只能解释极少数该类患者的病因，因此在此文中暂不详述，待以后本书再版时视本学科的进展情况再加以补充阐述。

（樊静静）

第三节　期前收缩

期前收缩是指起源于窦房结以外的异位起搏点而与基本心律中其他搏动相比在时间上过早发生的搏

动，又称过期前收缩动，简称期前收缩。几乎100%的心脏病患者和90%以上的正常人均可发生，是临床上最常见的心律失常。

一、病因

（1）生活习惯：过多的茶、烟、咖啡或腹内胀气、便秘、过度疲劳、紧张或忧虑等精神刺激或情绪波动常常是发生期前收缩的诱因。

（2）神经反射：特别是通过胃肠道的感受器所激发的神经反射更为常见。当运动或饱餐使心率加快，随后在休息时心率又逐渐减慢时容易出现。亦有人在卧床，准备入睡之际发生。

（3）药物：如麻黄碱、肾上腺素、异丙肾上腺素亦可诱发期前收缩。器质性心脏病患者，特别是心脏功能代偿失调发生了心力衰竭时，期前收缩往往增多。服用强心药如洋地黄制剂后，心力衰竭得到控制，期前收缩减少或消失。若在继续服用洋地黄制剂过程中，反而引起更多的室性期前收缩，甚至发生二联律，这往往是洋地黄中毒或过量的结果。

（4）手术或操作：心脏手术过程中特别是当手术进行到直接机械性刺激心脏传导系统时，期前收缩几乎是不可避免的。此外，在左、右心脏导管检查术、冠状动脉造影术中，当导管尖端与心室壁，特别是与心室间隔接触时，或注射造影剂时，都往往引起各式各样的心律失常，其中期前收缩便是最常见的一种。此外，胆道疾病、经气管插管的过程中亦容易发生期前收缩。

（5）各种器质性心脏病：尤其是慢性肺部疾病、风湿性心脏病、冠心病、高血压心脏病等，房性期前收缩更加常见。一组多中心临床研究提供的1 372例65岁以上老年人大样本资料，经24h动态心电图检测，发现房性期前收缩检出率为97.2%，而超过连续3次以上的室上性心动过速几乎占一半。90%以上的冠心病、扩张型心肌病患者可出现室性期前收缩。二尖瓣脱垂患者常见频发和复杂的室性期前收缩，如果伴有二尖瓣关闭不全造成的血流动力学损害、心源性昏厥病史、频发的室性期前收缩则提示可能有猝死的危险。而且，无论何种原因所致的心力衰竭，均常发生室性心律失常，频发室性期前收缩的发生率可达80%以上，40%可伴短阵室速，常成为心力衰竭患者发生猝死的主要原因。

二、产生机制

（1）折返激动：折返激动是指心脏内某一部位在一次激动完成之后并未终结，仍沿一定传导途径返回到发生兴奋冲动的原发部位，再次兴奋同一心肌组织并引起二次激动的现象。在折返激动中，如果折返一次即为折返性期前收缩。由折返激动形成的期前收缩其激动来自基本心律的起搏点而并非来自异位起搏点，折返激动是临床上最常见的期前收缩发生原理。环行折返或局灶性微折返如折返途径相同则过期前收缩动形态一致；如折返中传导速度一致，则过期前收缩动与前一搏动的配对时间固定。

（2）并行心律：心脏内有时可同时有两个起搏点并存，一个为窦房结，另一个为异位起搏点，但其周围存在着完全性传入阻滞，因而不受基本心律起搏点的侵入，使两个起搏点能按自身的频率自动除极互相竞争而激动心房或心室。因异位起搏点的周围同时还有传出阻滞，故异位起搏点的激动不能任何时候都可以向四周传播，只有恰遇周围心肌已脱离不应期，才能以零星期前收缩的形式出现，若异位起搏点周围的传出阻滞消失，可形成并行心律性心动过速。并行心律是异位起搏点兴奋性增高的一种特殊形式，是产生期前收缩的一个重要原因。

（3）异位起搏点的兴奋性增高：①在某些条件下，如窦性冲动到达异位起搏点处时由于韦金斯基现象，使该处阈电位降低及舒张期除极坡度改变而引起过期前收缩动；②病变心房、心室或浦肯野纤维细胞膜对不同离子通透性改变，使快反应纤维转变为慢反应纤维，舒张期自动除极因而加速，自律性增强，而产生过期前收缩动。

三、分类

根据异位搏动发生部位的不同，可将期前收缩分为窦性、房性、房室交界性和室性期前收缩，其中以室性期前收缩最为常见，房性次之，交界性比较少见，窦性极为罕见。

描述期前收缩心电图特征时常用到下列术语。

（1）联律间期（couplinginterval）：指异位搏动与其前窦性搏动之间的时距，折返途径与激动的传导速度等可影响联律间期长短。房性期前收缩的联律间期应从异位 P 波起点测量至其前窦性 P 波起点，而室性期前收缩的联律间期应从异位搏动的 QRS 波起点测量至其前窦性 QRS 波起点。

（2）代偿间歇（compensatory pause）：当期前收缩出现后，往往代替了一个正常搏动，其后就有一个较正常窦性心律的心动周期为长的间歇，叫作代偿间歇。由于房性异位激动，常易逆传侵入窦房结，使其提前释放激动，引起窦房结节律重整，因此房性期前收缩大多为不完全性代偿间歇。而交界性和室性期前收缩，距窦房结较远不易侵入窦房结，故往往表现为完全性代偿间歇。在个别情况下，若一个室性期前收缩发生在舒张期的末尾，可能只激动了心室的一部分，另一部分仍由窦房结下传的激动所激发，这便形成了室性融合波。

（3）插入性期前收缩：指插入在两个相邻正常窦性搏动之间的期前收缩。

（4）单源性期前收缩：指期前收缩来自同一异位起搏点或有固定的折返径路，其形态、联律间期相同。

（5）多源性期前收缩：指在同一导联中出现 2 种或 2 种以上形态及联律间期互不相同的异位搏动。如联律间期固定，而形态各异，则称为多形性期前收缩，其临床意义与多源性期前收缩相似。

（6）频发性期前收缩：依据出现的频度可人为地分为偶发和频发性期前收缩。目前一般将 ≤10 次／小时（≤5 次／分）称为偶发期前收缩，≥30 次／小时（5 次／分）称为频发期前收缩。常见的二联律（bigeminy）与三联律（trigeminy）就是一种有规律的频发性期前收缩。前者指期前收缩与窦性心搏交替出现；后者指每 2 个窦性心搏后出现 1 次期前收缩。

四、临床表现

由于患者的敏感性不同，可无明显不适或仅感心悸、心前区不适或心脏停搏感。高血压、冠心病、心肌病、风湿性心脏病病史的询问有助于了解期前收缩原因指导治疗，询问近期内有无感冒、发热、腹泻病史有助于判断是否患急性病毒性心肌炎，洋地黄类药物、抗心律失常药物及利尿剂的应用有时会诱发期前收缩的发生。

五、体检发现

除原有基础心脏病的阳性体征外，心脏听诊时可发现在规则的心律中出现提早的心跳，其后有一较长的间歇（代偿间歇），提早出现的第一心音增强，第二心音减弱，可伴有该次脉搏的减弱或消失。

六、心电图检查

1. 房性期前收缩（premature atrial complex）　心电图表现：①期前出现的异位 P 波，其形态与窦性 P 波不同；②PR 间期 >0.12s；③大多为不完全性代偿间歇，即期前收缩前后两个窦性 P 波的间距小于正常 PP 间距的两倍（图 4-19 某些房性期前收缩的 PR 间期可以延长；如异位）。P 波后无 QRS-T 波，则称为未下传的房性期前收缩；有时 P 波下传心室引起 QRS 波群增宽变形，多呈右束支传导阻滞图形，称房性期前收缩伴室内差异性传导。

2. 房室交界性期前收缩（premature junctional complex）　心电图表现：①期前出现的 QRS-T 波，其前无窦性 P 波，QRS-T 波形态与窦性下传者基本相同；②出现逆行 P 波（P 波在 Ⅱ、Ⅲ、aVF 导联倒置，aVR 导联直立），可发生于 QRS 波群之前（P'R 间期 <0.12s）或 QRS 波群之后（RP' 间期 <0.20s），或者与 QRS 波相重叠；③大多为完全性代偿间歇（图 4-20）。

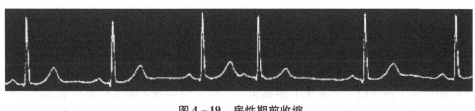

图 4-19 房性期前收缩

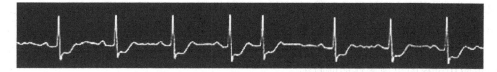

图 4-20 房室交界性期前收缩

3. 室性期前收缩（premature ventricular complex） 心电图表现：①期前出现的 QRS - T 波前无 P 波或无相关的 P 波；②期前出现的 QRS 波形态宽大畸形，时限通常 >0.12s，T 波方向多与 QRS 波的主波方向相反；③往往为完全性代偿间歇，即期前收缩前后的两个窦性 P 波间距等于正常 PP 间距的两倍（图 4-21）。

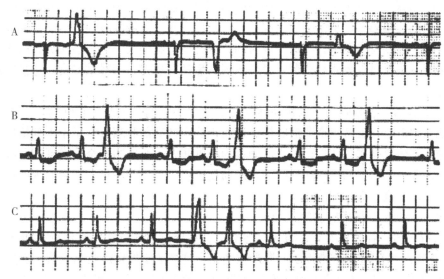

图 4-21 室性期前收缩

A. 多源性室性期前收缩；B. 三联律；C. 成对的室性期前收缩

室性期前收缩（室早）显著变形增宽，QRS 波 >160ms，常强烈提示存在器质性心脏病。室性期前收缩的配对间期多数固定，配对间期多变的室性期前收缩可能为室性并行心律。过早出现的室性期前收缩，靠近前一心动周期 T 波的顶峰上，称为 R on T 现象，易诱发室颤或室速，特别当心肌缺血、电解质紊乱及其他导致室颤阈值下降的情况时，R on T 现象具有较大危险性（表 4-2）。

表 4-2 室性前期收缩的 Lown 分级

分级	心电图特点
0	无室性期前收缩
1	偶发，单一形态室性期前的收缩 <30 次/小时
2	频发，单一形态室性期前收缩 ≥30 次/小时
3	频发的多形性室性期前收缩
4A	连续的，成对的室性期前收缩
4B	连续的事 ≥3 次的室性期前收缩
5	R on T 现象

七、诊断

根据体表心电图或动态心电图形态，房性期前收缩和室性期前收缩的诊断不难确定。临床上还需要对期前收缩进行危险分层，区分生理学和病理性期前收缩，尤其是对室性期前收缩要判断其对预后的影响。

房性期前收缩可见于正常健康人和无心脏病患者，但正常健康人频发性房性期前收缩极为少见。房性期前收缩多见于器质性心脏病患者。当二尖瓣病变、甲状腺功能亢进、冠心病和心肌病中发生频发性房性期前收缩时，特别是多源性期前收缩时，常是要发生心房颤动的先兆。以下房性期前收缩可能与器质性心脏病有关，常提示为病理性期前收缩：①频发持续存在的房性期前收缩；②成对的房性期前收缩；③多形性或多源性房性期前收缩；④房性期前收缩二联律或三联律；⑤运动之后房性期前收缩增多；⑥洋地黄应用过程中出现房性期前收缩。

八、治疗

期前收缩分为功能性和病理性两类，功能性期前收缩一般不需要特殊治疗，病理性期前收缩则需要及时进行处理，否则可能引起严重后果，甚至危及生命。了解和掌握功能性和病理性期前收缩的鉴别知识，及时进行判断，这对于疾病的预防和治疗具有重要意义。

1. 功能性期前收缩　在中青年人中并不少见，大多数查不出病理性诱因，往往是在精神紧张、过度劳累、吸烟、酗酒、喝浓茶、饮咖啡后引起的，一般出现在安静或临睡前，运动后期前收缩消失，功能性期前收缩一般不影响身体健康，经过一段时间，这种期前收缩大多会不治而愈，故无须治疗，但平时应注意劳逸结合，避免过度紧张和疲劳，思想乐观，生活有规律，不暴饮暴食、过量饮酒，每天进行适当的体育锻炼。

2. 病理性期前收缩　患心肌炎、冠状动脉粥样硬化性心脏病、风湿性心脏病、甲亢性心脏病、二尖瓣脱垂及洋地黄中毒时，也常出现期前收缩，这属于病理性期前收缩。常见于下列情况：发生于老年人或儿童；运动后期前收缩次数增加；原来已确诊为心脏病者；心电图检查除发现期前收缩外，往往还有其他异常心电图改变。对于病理性期前收缩，应高度重视，需用药治疗，如果出现严重的和频繁发作的期前收缩，最好住院进行观察和治疗。

3. 功能性和器质性室性期前收缩的鉴别

（1）QRS 波群时间：若心肌本身无病变，则不论心室异位起搏点在心室何处，QRS 波群时间均不会超过 0.16s。更宽大的 QRS 波群常提示心肌严重受累，这样的室性期前收缩是器质性的。

（2）QRS 波群形态：异位起搏点位于右室前壁（或室间隔前缘）和心底部的室早，多属于功能性的。

（3）QRS 波群形态结合 ST－T 改变：这是由 Schamroch，提出的鉴别方法（见表 4－3）。

表 4－3　Schamroch 功能性和器质性室早的比较法

心电图特点	功能性室早	器质性室早
QRS 波振幅	≥20mm	<10mm
QRS 波时间	<0.14s	>0.14s
粗钝切迹	无	常见
ST 段等电位线	ST 段起始部无等电位线	有
T 波	不对称，与 QRS 波反向	对称、高尖、与 QRS 波同向

（4）运动负荷试验：一般认为休息时有室早，运动时消失者多属于功能性；运动时出现且为频发，则器质性的可能性大。

4. 房性期前收缩　应积极治疗病因，必要时可选用下列药物治疗：①β 受体阻滞剂，如普萘洛尔（心得安）；②维拉帕米（异搏定）；③洋地黄类，适用于伴心力衰竭而非洋地黄所致的房性期前收缩，常用地高辛 0.25mg，1 次/日；④奎尼丁；⑤苯妥英钠 0.1g，3 次/日；⑥胺碘酮。前两类药物对低血压和心力衰竭患者忌用。

5. 房室交界性期前收缩的治疗　与房性期前收缩相同，如无效，可试用治疗室性期前收缩的药物。

6. 室性期前收缩的治疗　室性期前收缩的临床意义可参考以下情况判断并予以重视：①有器质性心脏病基础，如冠状动脉疾病（冠心病）、急性心肌梗死、心肌病、瓣膜疾病等；②心脏功能状态，如有心脏扩大、左心室射血分数低于40%或充血性心力衰竭；③临床症状，如眩晕、黑蒙或昏厥先兆等；④心电图表现，如室性期前收缩呈多源、成对、连续≥3个出现，或在急性心肌梗死或QT间期延长基础上发生的R on T现象。治疗室性期前收缩的主要目的是预防室性心动过速，心室颤动和心脏性猝死。

室早的治疗对策如下：①无器质性心脏病的患者，室早并不增加其死亡率，对无症状的孤立的室早，无论其形态和频率如何，无须药物治疗。②无器质性心脏病的患者，但室性期前收缩频发引起明显心悸症状，影响工作和生活者，可酌情选用美西律、普罗帕酮，心率偏快、血压偏高者可用β受体阻滞剂。③有器质性心脏病，伴轻度心功能不全（左心室射血分数40%～50%），原则上只处理心脏病，不必针对室性期前收缩用药，对于室性期前收缩引起明显症状者可选用普罗帕酮、美西律、莫雷西嗪、胺碘酮等。④急性心肌梗死早期出现的室性期前收缩可静脉使用利多卡因、胺碘酮。⑤室性期前收缩伴发心力衰竭、低钾血症、洋地黄中毒、感染、肺源性心脏病等情况时，应首先治疗上述病因。

7. 室性期前收缩的经导管射频消融治疗　导管消融术的出现极大地改变了心律失常临床治疗模式，使得心律失常的治疗从姑息性的控制转向微创性的根治术。经过十余年的发展，已经成为绝大多数快速性心律失常的一线治疗。

对于有明显临床症状、药物治疗无效或患者不能耐受、无伴发严重器质性心脏病的频发室性期前收缩患者，可考虑经导管射频消融。根据患者室性期前收缩发生时的体表心电图可以初步诊断室性期前收缩的起源部位在左心室或右心室，经激动标测结合起搏标测，可确定消融部位。目前还可以结合三维电解剖标测手段（Carto、Ensite3 000），提高消融治疗成功率。

射频消融的适应证选择可参考下列条件：①心电图及动态心电图均证实为频发单形性室性期前收缩，室早稳定，而且频发，24h动态心电图显示同一形态的室性期前收缩通常超过1万次以上，或占全天心律的8%以上；②有显著的临床症状，心理治疗加药物治疗无效或药物有效但患者不能耐受长期药物治疗或者不愿意接受药物治疗者；③因频发室早伴心悸、乏力症状和（或）精神恐惧，明显影响生活和工作者；④因频发室早影响到学习或就业安排，有强烈根治愿望。

射频消融的禁忌证：①偶发室性期前收缩；②多源性室性期前收缩；③器质性心脏病所致室性期前收缩。

室性期前收缩导管射频消融特点：①室性期前收缩多起源于右室流出道；②多采用起搏标测；③无期前收缩时不宜进行标测和消融；④消融成功率高，并发症少。

九、室性期前收缩的并发症

本病会诱发室性心动过速、心室颤动，在严重的情况下还会导致心脏性猝死。

1. 室性心动过速　室性心动过速是指起源于希氏束分叉处以下的3～5个以上宽大畸形QRS波组成的心动过速，与阵发性室上性心动过速相似，但症状比较严重，小儿烦躁不安，苍白，呼吸急促，年长儿可诉心悸，心前区疼痛，严重病例可有昏厥、休克、充血性心力衰竭者等，发作短暂者血流动力学的改变较轻，发作持续24h以上者则可发生显著的血流动力学改变，体检发现心率增快，常在150次/分以上，节律整齐，心音可强弱不等。

2. 心室颤动（VF）　是由于许多相互交叉的折返电活动波引起，其心电图表现为混乱的记录曲线，VF常可以致死，除非用直流电除颤（用胸部重击或抗心律失常药物除颤难以奏效）。

3. 心脏性猝死　指平素健康或病情已基本恢复或稳定者，突然发生意想不到的非人为死亡，大多数发生在急性发病后即刻至1h内，最长不超过6h者，主要由于原发性心室颤动、心室停搏或电机械分离，导致心脏突然停止有效收缩功能。

（樊静静）

第四节　心房颤动

一、病因及发病机制

凡能够引起窦房结损伤、缺血、心肌病变或心房压增高、心房扩大的各种疾病均可发生心房颤动（atrial fibrillation，AF），是人类最常见的心律失常类型之一。青年人最常见的病因是风湿性心脏病，尤其是二尖瓣狭窄；老年人则常见于老年退行性心脏瓣膜病；还可见于心肌病、心肌炎、缩窄性心包炎、甲亢、先天性心脏病、预激综合征、冠心病等，亦可见于洋地黄中毒患者。部分阵发性心房颤动可见于正常人或无明确原因，反复发作，又称之为孤立性心房颤动或特发性房颤。在使用洋地黄过程中，若心房颤动伴室内差异性传导，提示洋地黄用量不足；若心房颤动出现室性期前收缩，心室率慢而节律齐，常提示中毒。其发生是由于心房内存在多个折返环，多发的环行激动使心房失去有效的收缩，而表现为心房颤动。其他机制，如心房内多个起搏点自律性增高尚未得到证实。房颤开始时，常表现为阵发性、反复发作，持续时间延长而转变为持续性或永久性房颤。

二、临床要点

1. 症状与体征　心率慢者可无症状，或自觉心跳不规则；心室率快者可有心悸、疲乏、虚弱、头晕、无力、恶心、面色苍白等症状；严重二尖瓣狭窄者可诱发急性肺水肿。体征可有：①动脉脉搏和心搏完全不规则。②心脉率不一致而表现为脉短绌，心率越快则脉短绌越明显。③听诊心音强弱不等。

2. 心电图表现

（1）各导联 P 波消失，代之以形态、振幅、间期完全不一的基线波动（f 波），频率为 350～600次/min，心室律绝对不齐，即 RR 间期绝对不等，一般在 120～180 次/min，不超过 200 次/min，QRS波群一般呈室上性。f 波在心电图上可能相当显著，类似不纯性扑动，也可能非常细小，甚至看不到。一般来说，f 波愈粗大，频率愈低；愈纤细，频率愈高。

（2）心房颤动伴室内差异性传导：心房颤动时，下传的心室搏动其 QRS 波群可以正常或宽大，宽大的 QRS 波群可由于同时存在束支传导阻滞、预激综合征或时相性室内差异性传导引起：心房颤动，由于室率多快速而不规则，常有 Ashman 现象，故比心房扑动更易产生室内差异性传导，而形成宽大畸形的 QRS 波群。QRS 波群多呈右束支传导阻滞图形（占 90%），其起始向量多与正常心搏一致，偶可呈左束支传导阻滞图形。前一个心动周期愈长，"联律间期"愈短，则 QRS 波群增宽愈显著，同时无代偿间歇。

（3）心房颤动伴房室传导阻滞

1）心房颤动伴 Ⅱ 度房室传导阻滞：出现不同程度的房室交界性或室性逸搏，发生在比较固定的长间歇后。RR 间期虽长短不一，但不规则中有规律，如渐短突长或渐长突长的类文氏现象。心房颤动时f 波频率为 350～600 次/分。生理性干扰、隐匿性传导是机体的保护性反应，也可造成长 RR 间期，不能单凭 RR 间期长短决定 AVB 的存在。

2）心房颤动伴 Ⅲ 度房室传导阻滞：心房颤动时，心电图示 RR 间期相等即说明合并 Ⅲ 度 AVB。根据起搏点部位，QRS 时间、频率不一，心室律可表现为非阵发性或阵发性结性心动过速，也可表现为阵发性或非阵发性室性心动过速。室性逸搏心律使 QRS 宽大畸形。

（4）预激综合征伴心房颤动：①心房颤动常为阵发性。②心室率较快，常大于 200 次/分，节律完全不规则。③QRS 波群时间取决于下传途径，由异常路径下传时，QRS 宽大畸形，可有典型预激综合征图形，较为常见。由正常径路下传时，QRS 波群正常，此时如伴有室内差异性传导，可使 QRS 波宽大畸形，易被误认为房颤沿旁路下传；也可在心电图上呈现"手风琴"现象，QRS 波群宽大与正常相间出现。

三、诊断关键

1. 诊断　主要依据临床和心电图表现。

2. 病情危重指标　心房颤动发生后可为持续性，但也有阵发性者，而后反复发作呈持续型房颤。心房颤动时，由于心房失去有效收缩，使心室舒张期充盈不良，故心输出量减少25%～30%，可诱发或加重心力衰竭，尤其当心室率过快时更易发生。心房颤动发生后可能导致心房内血栓形成，尤其是二尖瓣狭窄的患者，当左房极度增大或心室率很快时心房内更易形成血栓，血栓脱落造成动脉栓塞的发生率达41%左右。孤立性房颤一般预后良好，但需预防发生栓塞。预激综合征伴心房颤动由于心室率极快，可引起严重血流动力学异常，甚至心室颤动和猝死。

3. 鉴别诊断

（1）心房颤动合并室内差异性传导与心房颤动合并室性心动过速：①前者心室节律绝对不齐，心室率极快时可基本规则；后者多基本规则（RR间期相差0.01～0.04s）。②前者QRS波多呈三相型，呈右束支阻滞图形，偶可呈左束支阻滞图形，QRS波群时间<0.14s，易变性大；后者多呈单相性QRS波群，QRS波群时间可>0.16s，易变性小（除非是多源性室速）。③前者宽大畸形的QRS波群的配对间期多不固定；后者则固定，并且与室性期前收缩的配对时间相等。④前者无代偿间期，后者有类代偿间歇。⑤前者无室性融合波，后者可有室性融合波及心室夺获。

（2）心房颤动合并预激综合征与心房颤动合并室性心动过速：①前者心室率多超过180次/分；后者常小于180次/分。②前者心室节律不规则，R-R间期相差可超过0.03～0.10s；后者心室节律可稍有不均匀或完全均齐。③前者QRS波群形态宽大畸形，起始部分可见预激波；后者QRS波群很少呈右束支阻滞图形，无预激波。④前者无心室夺获，后者可有心室夺获。⑤前者发作前后心电图可见到预激综合征图形，而后者可能有室性期前收缩。

（3）心房颤动合并室内差异性传导与心房颤动合并室性期前收缩：①合并室内差异性传导多发生在心室率较快时，而合并室性期前收缩多发生在心室率较慢时。②合并室内差异性传导时，QRS波群多呈右束支传导阻滞图形，起始向量与基本心率相同；合并室性期前收缩时，QRS波群常出现QR、QR或RS形，波形模糊、有切迹，常在QRS波群起始部分已很明显。③合并室内差异性传导时，宽大畸形的QRS波群多紧随在长RR间期后发生（即Ashman现象或称长-短周期），而后者无此规律。④心房颤动合并室内差异性传导无固定的配对间期，而合并室性期前收缩多有固定的配对间期。⑤合并室内差异传导时，QRS波群畸形程度可有很大差别，QRS波群时间可大于0.12s，也可小于0.12s；而合并室性期前收缩时，QRS波群如果有多种形态，都是典型的室性期前收缩波形，QRS波群时间均大于0.12s。⑥心房颤动合并室内差异性传导时其后多无类代偿间歇，而合并室性期前收缩其后多有类代偿间歇。

四、治疗关键

治疗分为以下几个方面。

1. 转复房颤　目前主张同步直流电转复，转复后用胺碘酮或奎尼丁维持窦性心律，胺碘酮维持率高且死亡率较低，被推荐为首选药物。也可用奎尼丁或胺碘酮行药物转复。转复的禁忌证为房颤持续时间过长（超过6个月），心房较大或合并严重心肌损害的器质性心脏病。

2. 控制心室率　是治疗的主要目的之一，可减轻症状，增加心排血量。适用于不适宜行房颤转复者或转复前心室率较快者，常用药物有洋地黄类，无严重心肌功能不全者也可使用β受体阻滞剂或维拉帕米。

3. 抗凝治疗　β受体阻滞剂和钙拮抗剂是房颤时控制心室率的一线药物。

（樊静静）

第五节　室上性心动过速

室上性心动过速（室上速，SVT）是最常见的一种心动过速，其电生理机制也是认识得最清楚的。根据电生理分类，SVT由房室结折返、房室折返和房性心动过速组成。本文主要针对狭义上的室上速，即房室结折返和房室折返性心动过速的电生理机制及射频消融进行简单介绍。

一、房室结折返性心动过速（AVNRT）

AVNRT的电生理基础是房室结双径路。房室结双径路被认为是房室结传导功能性纵向分离的电生理现象，可能与房室结的复杂结构形成了非均一性的各向异性有关。

1. 房室结双径路的诊断　典型的房室结双径路表现为：在高位右房的S_1S_2刺激中，当S_1S_2缩短10～20ms，而出现A_2H_2突然延长50ms以上，即出现房室传导的跳跃现象。若跳跃值仅50ms，诊断应慎重。此时若同时伴有心房回波或诱发SVT，且能除外隐匿性旁路和房内折返；或连续两个跳跃值都是50ms，则可诊断。

当高位右房的S_1S_2刺激无跳跃现象，应加做以下检查。当出现下述表现时，亦可诊断。

（1）心房其他部位（如冠状窦）S_1S_2刺激出现跳跃现象。

（2）RVA的S_1S_2刺激出现V_2A_2的跳跃现象。快慢型AVNRT患者常有此现象。

（3）给S_2S_3刺激，或刺激迷走神经，或给予阿托品、异丙肾上腺素、腺苷三磷酸等药物后，出现跳跃现象，或诱发出AVNRT。

此外，若观察到以下现象，也是诊断房室结双径路的证据。

（1）窦性心律或相似频率心房起搏时，发现长短两种PR或AH间期，二者相差在50ms以上。

（2）心房或心室期前刺激，偶尔观察到双重反应（1∶2传导），前者表现为1个A_2后面有两个V_2；后者为1个V_2后有两个A_2。

（3）心房或心室快速起搏，房室结正传或逆传出现3∶2以上的文氏传导时，观察到AH或VA间期出现跳跃式延长，跳跃值在50ms以上。

2. AVNRT的类型与电生理特性　虽然房室结双径路是AVNRT的电生理基础，但要形成AVNRT，还需要快径路与慢径路在不应期与传导速度上严格的匹配。这就是为什么临床上没有SVT的病例，电生理检查中，25%可以出现房室结双径路现象的原因。根据快慢径路在AVNRT中传导方向的不同，可以分为两型：慢快型和快慢型。

（1）慢快型：又称常见型、占AVNRT的95%。它的电生理特点是正传发生在慢径路，而逆传发生在快径路。由于快速的逆传，使心房的激动发生在心室激动的同时，或稍后，或稍前。因此，心电图上逆行P波大多数重叠在QRS波中（占48%）或紧随其后（占46%），少数构成QRS波的起始部（占2%）。在心内电生理记录可以发现，逆传心房激动呈中心型，最早激动出现在房室交界区［即记录希氏束电图（HBE）的部位］；HBE的AH＞HA间期，VA＜70ms，甚至为负值。

（2）快慢型：又称少见型，仅占AVNRT的5%。它的电生理特点是正传发生在快径路，逆传发生在慢径路，因而逆P波远离QRS波，而形成长的RP间期。心内电生理检查，逆传心房激动也是中心型，但最早激动点是冠状静脉窦（CS）口；HBE的AH＜HA间期。此时，需与房性心动过速、慢传导的隐匿性房室旁路参与的房室折返性心动过速（即PJRT）相鉴别。

3. AVNRT诊断要点

（1）常见型AVNRT

1）房性、室性期前刺激，或用引起房室结正向文氏周期的频率进行心房起搏，可诱发和终止。

2）心房程序刺激，房室结正向传导出现跳跃现象。

3）发作依赖于临界长度的AH间期，即慢径路一定程度的正向缓慢传导。

4）逆向性心房激动最早点在房室连接区，HBE的VA间期为－40～＋70ms。

5）逆行 P 波重叠在 QRS 波中，或紧随其后，少数构成 QRS 波的起始波。

6）心房、希氏束与心室不是折返所必需。兴奋迷走神经可减慢，然后终止 SVT。

（2）少见型 AVNRT

1）房性、室性期前刺激，或用引起房室结逆向文氏周期的频率进行心室起搏，可诱发和终止。

2）心室程序刺激，房室结逆向传导出现跳跃现象。

3）发作依赖于临界长度的 HA 间期，即慢径路一定程度的逆向缓慢传导。

4）逆向性心房激动最早点在 CS 口。

5）逆行 P 波的 RP 间期长于 PR 间期。

6）心房、希氏束和心室不是折返所必需，兴奋迷走神经可减慢并终止 SVT，且均阻滞于逆向传导的慢径路。

4. AVNRT 的心电图表现

（1）慢快型 AVNRT 的心电图有以下表现

1）P 波埋于 QRS 波中。各导联无 P 波，但由于 P 波的记录与辨认有时非常困难，因而仅凭心电图判断有无 P 波常常难以做到。

2）SVT 时的心电图与窦性心律时比较。常常可以发现 QRS 波群在 Ⅱ、Ⅲ、aVF 导联多 1 个 S 波假 S 现象，在 V$_2$ 导联多 1 个 r' 波（假 r' 现象），这两种现象虽然出现率不太高，但诊断的可靠性相当高。

3）若各导联有 P 波，RP 间期 <80ms，与 AVRT 的区别在于后者的 RP 间期 >80ms。当 RP 间期在 80ms 左右时，诊断应谨慎，因二者在此范围中有重叠。

（2）快慢型 AVNRT 的心电图表现与房速（AT）和 PJRT 一样，仅凭心电图无法区分。

此外，由于 AVNRT 多见于女性，女：男约为 7：3，因而仅凭心电图诊断男性患者为 AVNRT 应谨慎。

5. AVNRT 的鉴别诊断　AVNRT 需要与间隔部位起源的房速（AT）或间隔部旁路参与的房室折返性心动过速（AVRT）以及加速性结性心律失常相鉴别。

（1）心动过速时心房与心室激动的时间关系：V－A 间期 <65ms 可排除 AVRT，但不能区别开 AV7NRT 和 AT。

（2）室房传导特征：心室程序刺激无递减传导特性，强烈提示有房室旁路，但如有明确递减传导特性，不能排除慢旁路的存在。

（3）希氏束旁刺激：刺激方法是以较高电压（脉宽）刺激希氏束旁同时夺获心室肌和希氏束或右束支（HB－RB），然后逐渐降低电压，使起搏只夺获心室肌，不夺获 HB－RB，观察心房激动顺序，刺激信号至 A 波（SA）以及 H－A 间期变化。如 S－A 间期和心房激动顺序均不变，提示房室旁路逆传；如 S－A 间期延长，H－A 间期不变，而且心房激动顺序也不变，提示无房室旁路，激动经房室结逆传；如心房激动顺序不同提示既有旁路也有房室结逆传。

（4）心动过速时希氏束不应期内心室期前刺激（RS2 刺激）：希氏束不应期内心室期前刺激影响心房激动（使心房激动提前或推后）或终止心动过速时未夺获心房，均提示房室之间除房室结之外还有其他连接，即房室旁路，但刺激部位远离旁路时会有假阴性。

（5）心室超速起搏可以拖带心动过速，并有 QRS 融合波者提示 AVRT。

以上几个方面的检查有助于 AVNRT 与 AVRT 的鉴别，在排除 AVRT 之后，间隔部起源心动过速的鉴别主要集中在房速与 AVNRT 之间。如心室超速起搏不夺获心房常提示为房速，若能夺获心房，但停止心室起搏后心房激动呈 A－A－V 关系也提示心动过速为房速。非间隔起源房速易于鉴别，心房激动顺序呈偏心性，区别于不同类型的 AVNRT。

6. 典型 AVNRT 的消融　慢径消融治疗 AVNRT 的成功率高，房室传导阻滞发生率低，已成为 AVN-RT 的首选治疗方法。不同类型 AVNRT 均可通过慢径消融取得成功，消融可以通过解剖定位或慢径电位指导完成，而目前最常用的方法是将两种方法结合，通过解剖法首先进行初步定位，之后结合心内电图标测，寻找关键的靶点。

解剖定位指导的消融方法：首先将标测消融导管送至心室，慢慢向下并回撤导管至 CS 开口水平，之后回撤并顺时针旋转使消融导管顶端位于 CS 开口和三尖瓣环之间，并稳定贴靠，局部心内电图呈小 A，大 V 波，A/V 在（0.25～0.7）：1，A 波通常碎裂、多幅。

慢径电位指导的消融方法：心内电图指导下的慢径消融是指将标测导管置于 CS 开口和三尖瓣环之间，标测所谓的慢径电位区域作为消融靶点。Jackman 和 Haissaguerre 分别介绍了两种不同形态的慢径电位。Jackrnan 等描述的慢径电位是一种尖锐快波，窦性心律时位于小 A 波终末部，通常只能在 CS 日周围 <5mm 的直径范围内记录到。Haissaguerre 等描述的慢径电位是一种缓慢、低频、低幅波，在 CS 口前面的后间隔或中间隔区域可以记录到。

消融终点：①房室结前传跳跃现象消失，并且不能诱发 AVNRT；②房室结前传跳跃现象未消失，跳跃后心房回波存在或消失，但在静滴异丙肾上腺素条件下不能诱发心动过速；③消融后新出现的持续性一度或一度以上房室传导阻滞。

消融成功标准：①房室结前传跳跃现象消失，并且不能诱发 AVNRT；②房室结前传跳跃现象未消失，跳跃后心房回波存在或消失，但在静滴异丙肾上腺素条件下不能诱发心动过速；③消融后无一度以上房室传导阻滞。

二、房室折返性心动过速（AVRT）

AVRT 的电生理机制是由于房室间存在附加旁路，导致电兴奋在心房、心脏传导系统、心室和房室旁路所组成的大折返环中做陀形运动：因此，AVRT 的解剖学基础是房室旁路。房室旁路的产生是由于胚胎发育时，二尖瓣环和三尖瓣环这两个纤维环未能完全闭合，在未闭合处便出现心房肌与心室肌相连，即房室旁路。左前间隔处是主动脉瓣环与二尖瓣环间的纤维连续（亦称心室膜）、二尖瓣环在此处不会发生不闭合。因而，除此处之外，二尖瓣环与三尖瓣环的任何部位都能出现房室旁路。

1. 房室旁路的电生理特性　如前所述，房室旁路的组织学本质是普通心肌，因而它的电生理特性与心房肌和心室肌基本相同，而与心脏传导系统不同。其与房室结传导特性的区别在于，前者表现为全或无传导，而后者是递减传导（亦称温氏传导），即房室旁路的传导时间不随期前刺激的提前而延长，而房室结呈现明显延长。这是鉴别是否存在房室旁路的最根本的电生理依据。

房室旁路的传导方向，可以是双向，也可以是单向。单向中，大多数为仅有逆向传导，少数为仅有正向传导，这可能是由于旁路的心室端电动势大于心房端的缘故。旁路的传导可以持续存在，也可以间断存在。当旁路有双向传导时，患者表现为典型的预激综合征：窦性心律时的心电图有 δ 波（心室预激），且有 SVT 发作。当旁路仅有正向传导时，患者表现为仅有心室预激，而无 SVT（此时临床不应诊断预激综合征，应诊断为心室预激）。当旁路仅有逆向传导时，患者无心室预激，而仅有 SVT（此时临床最好采用隐匿性房室旁路的诊断而不用隐匿性预激综合征的诊断，因为患者没有心室预激）。当旁路存在时，是否发生 SVT，还取决于旁路的不应期、传导速度与房室结是否匹配。一船来说，正传不应期旁路长于房室结，而逆传不应期旁路则短于或等于房室结。这正是 AVRT 中大多数为顺向型，极个别是逆向型的原因。

在间歇性预激中，患者表现为一段时间心电图有 δ 波，一段时间 δ 波消失。这有两种可能：①旁路的正向传导呈间歇性；②旁路的正传实际上始终存在，但由于旁路位于左侧，当房室结传导较快时，δ 波过小而误认为 δ 波消失；当房室结传导较慢时，δ 波加大而显现。另外，δ 波也可表现为与心跳按一定比例出现，多数为 2：1。这是由于旁路的正传不应期过长所致。

所谓隐匿性预激也有两种情况，一种是隐匿性旁路，一种是左侧显性旁路，但由于房室结正传始终较快，δ 波太小而误认为是隐匿性预激，后者在刺激迷走神经或注射腺苷三磷酸后就表现为显性预激。

根据近年电生理的研究，无一人能证实 James 束（即房结束）的存在。心电图中 PR 间期 <0.12s 而无 SVT 者，实际上都是房室结传导过快。所谓 L－G－L 综合征（PR 间期 <0.12s，且有 SVT 发作），实际上是房室结传导过快伴 AVNRT 或 AVRT。因此，James 束实际上可能并不存在，只是根据心电图无

δ波的短 PR 间期的一种推论而已。

另一种特殊旁路 Mahaim 束，以往根据心电图有 δ 波，但 PR 间期 >0.12s 推论它应该是结室束或束室束。但近年电生理研究和射频消融术已证实，结室束或束室束是极少见的，它大多数是连接于右房与右束支远端之间的房束旁路，但它的传导特性不是全或无的，而具有一定程度的递减传导。它一般只有正传而无逆传，因而多引起逆向型房室折返性心动过速。从电生理特性和组织学考虑，Mahaim 束实际上是异常存在的发育不健全的副房室传导系统。

还有一种特殊的慢传导的隐匿性旁路，其逆传十分缓慢，当冲动经旁路、心房抵达房室结时，房室结不应期已过，又可使冲动下传。因而，这种患者的 SVT 十分容易发作且不易终止，故称为无休止的房室交界区折返性心动过速（PJRT）。虽然发作时心电图类似于房速或 AVNRT，但实质上仍是 AVRT。据近年来电生理研究和射频消融术的结果，PJRT 的旁路大多数位于冠状静脉窦口附近，与房室结双径路的慢径路位置相同，因而还需与快慢型 AVNRT 鉴别。少数也可位于其他部位，如前间隔或游离壁。

总之，就大多数的房室旁路而言，其全或无传导特性明显地有别于房室结的显著递减性传导特性。但对于少数特殊旁路或少数房室结传导能力过强者，这种传导特性的区别变得很不明显，对于这些个别患者在进行心电生理检查和射频消融术时，应特别注意仔细鉴别，以免误判。

2. AVRT 的类型

（1）顺向型 AVRT（O - AVRT）：此型 AVRT 是以房室传导系统为前传支，房室旁路为逆传支的房室间大折返。其发生的条件为：房室旁路的前传不应期长于房室结，而逆传不应期短于房室结，而且房室传导系统（主要是房室结）的前传速度较慢。由于大多数旁路的不应期都有上述特点，而房室结的前传速度与不应期又能受自主神经影响而满足上述条件，因此，95% 的 AVRT 都是顺向型的，由于隐性旁路只能逆传，因而它参与的 AVRT 必然都是顺向型的。

（2）逆向型 AVRT（A - AVRT）：A - AVRT 是少见的房室折返性心动过速，发生于房室旁路有前向传导功能的患者。电生理检查中经心房和心室刺激均能诱发和终止这种房室折返性心动过速。心动过速的前传支为显性房室旁路，由此引起心室激动顺序异常而显示宽大畸形的 QRS 波，结合心腔内各部位电图的特点易与 O - AVRT 合并功能性束支传导阻滞和室性心动过速鉴别。目前电生理研究和射频消融结果均证实 A - AVRT 患者常存在多条房室旁路，而且心动过速的前传支和逆传支由不同部位的房室旁路构成。

（3）持续性交界性心动过速（PJRT）：PJRT 实际上是一种特殊的房室折返性心动过速，具有递减传导性能的房室旁路参与室房传导是心动过速的电生理基础。PJRT 的 P 波或 A 波远离 QRS 波或 V 波，而位于下一个心室激动波之前，与部分房性心动过速和少见型房室结折返性心动过速有某些相似之处，消融前进行鉴别诊断甚为重要。①鉴别室房传导途径：心室多频率或不同 S_1S_2 间期刺激时其室房之间没有 H 波，这一特点说明室房传导不是沿 AVN - HPS 途径传导。因此观察 H 波清楚的 HBE 导联在心室刺激时无逆传 H 波，提示存在房室旁路室房传导。②比较心房顺序：心室刺激或心动过速的心房激动顺序异常无疑可确定心动过速的性质。房室慢旁路仅少数位于左、右游离壁，多数位于间隔区（尤其是冠状静脉窦口附近）。因此应在冠状静脉窦口附近详细标测，寻找到最早心房激动部位有助于诊断。③心动过速与 H 波同步刺激心室是否改变心房激动周期（AA 间期）：房性心动过速或房室结折返性心动过速，与 H 波同步刺激心室因恰逢希氏束不应期而不能逆传至心房，故 AA 间期不受影响。如为房室折返性心动过速，则于希氏束不应期刺激心室仍能逆传至心房，并使 AA 间期改变。由于 PJRT 系房室慢旁路逆向传导，因此心室刺激可使 AA 间期缩短或延长。

（4）多旁路参与的 AVRT：多条房室旁路并不少见，约占预激综合征患者的 10%。电生理检查中，出现下述情况提示存在多条旁路：①前传的 δ 波在窦性心律、房颤或不同心房部位起搏时，出现改变；②逆向心房激动有两个以上最早兴奋点；③顺向型 AVRT 伴间歇性前传融合波；④前传预激的位置与顺向型 AVRT 时逆传心房的最早激动位置不符合；⑤逆向型 AVRT 的前传支为间隔旁路（因为典型的逆向型 AVRT 的前传支都是游离壁旁路）和（或）逆向型 AVRT 的周长明显短于同一患者的顺向型 AVRT 的周长。

在多旁路参与的 AVRT 中，各条旁路所起的作用可能是不同的：可以是两种顺向型 AVRT，以其中一条为主，另一条为辅，也可是仅一种顺向型 AVRT，另一条旁路只是旁观者，当主旁路被阻断后，次旁路才参与形成 AVRT。以上情况是最常见的多旁路情况。有时两条旁路可以是一条作为前传支，另一条作为逆传支，形成不典型的逆向型 AVRT。

遇到多旁路患者应进行详尽的电生理检查。若进行射频消融术，应首先阻断引起 AVRT 或 δ 波明显的旁路；然后，在情况变得比较简单后，再确定另一条旁路的位置并消融。

3. 左侧房室旁路消融术　左侧旁路包括左游离壁（简称左壁）、左后间隔和极少数左中间隔旁路。左壁旁路，特别是左侧壁旁路最常见，而且操作也较其他部位的旁路简单。

大多数左侧旁路消融术采取左室途径，即经股动脉左室二尖瓣环消融，又称为逆主动脉途径。

（1）股动脉置鞘：常选取右侧股动脉穿刺置入鞘管，鞘管内径应比大头导管外径大 1F。股动脉置入鞘管后应注意抗凝，常规注射肝素 3 000 ~ 5 000IU，手术延长 1h 应补充肝素 1 000IU。

（2）导管跨瓣：大头导管经鞘管进入动脉逆行至主动脉弓处应操纵尾端手柄，使导管尖端弯曲成弧，继续推送导管至主动脉瓣上，顺时针轻旋并推进导管，多数病例中能较容易地跨过主动脉瓣进入左室。

（3）二尖瓣环标测：导管进入左室后，应在右前斜位透视，使导管尖端位于二尖瓣环下并接触瓣环。局部电图记录到清楚的 A 波和高大的 V 波，提示大头导管尖端从心室侧接触瓣环。进一步操作可在右前斜或左前斜透视下标测二尖瓣环的不同部位。

（4）有效消融靶点：放电消融 10s 内可阻断房室旁路，延长放电 30s 以上可完全阻断房室旁路的部位为有效消融靶点。

靶电图的识别：靶电图是指大头电极在放电成功部位（即"靶点"）双极记录到的心内电图。从二尖瓣环不同部位的横截面得知，在游离壁部位心房肌紧靠房室环而且与其他组织相比，所占比例较大，而在左后间隔部位，心房肌距房室环较远，所占比例也较少。因此，游离壁部位的靶电图，A 波较大，其与 V 波振幅之比应为 1∶4 ~ 1∶2；而左后间隔部位的靶电图，A 波较小，A∶V 约为 1∶6 ~ 1∶4，甚至刚能见到 A 波就能成功。对于显性旁路，除了 A 波达到上述标准外，A 波还应与 V 波相连，二者间无等电位线。此外，记录到旁路电位，V 波起始点早于体表心电图的 QRS 波起始点，亦是可供参考的靶电图标准。隐匿性旁路与显性旁路逆传功能的标测，可采用窦 - 室 - 窦标测法。前后窦性心律的靶电图，其 A 波大小应达到上述标准；中间心室起搏的靶电图，V 波应与其后的 A 波相连，二者间无等电位线。

（5）放电消融旁路：当靶电图符合上述标准后，即可试消融 10s。显性旁路在窦性心律下放电，同时注意体表心电图 δ 波是否消失。由于左侧旁路绝大多数为 A 型预激，因而最好选择 V1 导联进行观察。δ 波消失时，原有的以 R 波为主的图形立即变成以 S 波为主的图形，变化十分明显，容易发现。也可以观察冠状静脉窦内电图，当 δ 波消失时，原来相连的 A 波与 V 波立即分开，二者之间出现距离，这种变化也十分明显，容易发现。隐匿性旁路一般采用在心室起搏下放电，起搏周长多用 400ms，频率过快可能引起大头电极移位。试放电中注意观察冠状静脉窦内电图，VA 逆传但不能保持 1∶1，或虽然是 1∶1，但 V 波与 A 波间距离突然加大都表明放电成功。试消融成功后，继续加强消融 60s 以上。

（6）穿间隔左房途径：利用房间隔穿刺术，可建立股静脉至左房途径达到于二尖瓣心房侧消融左游离壁房室旁路的目的。完成心腔内置管和消融前电生理评价后，进行房间隔穿刺术，大头导管再经鞘管进入左房进行消融。

（7）并发症：左侧旁路消融术的并发症发生率为 0.86% ~ 4%。可分为三大类型：①血管穿刺所致并发症，股动脉损伤最常见；②瓣膜损伤和心脏穿孔；③与射频消融直接有关的并发症。

4. 右壁旁路消融术

（1）由于房室环在透视下无标志，只能依据靶电图来判定大头电极是否在瓣环的心房侧。靶电图的标准为：A 波与 V 波紧密相连，二者振幅之比为（1 ~ 2）∶3。显性预激的靶电图在实际观察中，最大的困难是不易确定哪个成分是 A 波，哪个成分是 V 波。正确的方法是同步记录冠状静脉窦内电图，将靶电图与之对照，凡在冠状静脉窦内电图 A 波之前的为靶电图 A 波成分，与 A 波同时发生的为靶电图 V 波成分。

（2）由于大头电极在显性旁路附近记录到的电图区别不大，只有相互比较才能看出。因此，在经验不足时，最好用两根大头导管在旁路附近做交替标测：固定二者之中记录的 V 波较早的导管，移动 V 波较晚的导管，直到找不到 V 波更早的位置。隐匿性旁路应采用前述的窦 - 室 - 窦标测法。一旦确定旁路位置，最好在荧光屏上做标记，并保持电极头与患者体位不变。操纵大头导管的方法一般是先将大头电极送至房室环的心室侧，并保持在标记的旁路处，观察着记录的心内电图缓慢后撤，待 A 波振幅够大时停止后撤，然后利用轻微旋转大头导管来控制大头电极位于瓣环房侧，顺钟向旋转可使大头电极略向心室方向移动，逆钟向旋转则向心房方向移动。

（3）由于大头电极在房室环心房侧都难以紧贴心内膜，故输出功率应增大，一般选用 30 ~ 35W，甚至可增至 50W。若在放电过程中出现 δ 波时隐时现的情况，说明大头电极不稳定，此时术者应用手指稳住导管，同时加大输出功率，延长放电时间。最好能更换新的加硬导管，提高稳定度，使 δ 波在放电的 10s 内消失，且无时隐时现的情况。

5. 旁路阻断的验证方法与标准

（1）前传阻断：体表心电图 δ 波消失和心内电图的 A 波与 V 波之间距离明显加大。

（2）逆传阻断：相同频率的心室起搏，消融前 1 ：1 逆传在消融后再不能保持，或虽然保持 1 ：1 逆传，但 V 波与逆传 A 波间的距离明显加大。判断有困难时，加做心室程序刺激，室房逆传由消融前的全或无传导变为消融后的递减传导。

显性旁路必须同时达到上述（1）（2）两条，隐匿性旁路只需达到第（2）条即可。

（樊静静）

第六节　室性心动过速

室性心动过速（室速，ventricular tachycardia）是指起源于希氏束以下水平的左、右心室或心脏的特殊传导系统的快速性心律失常，是急诊科和心内科医师经常面临的临床问题。室速包括多种机制和类型，其中一些类型对患者无特殊损害，而另一些则可能直接威胁患者生命。

室速常发生于各种器质性心脏病患者。最常见为冠心病，特别是曾有心肌梗死的患者。其次是心肌病、心力衰竭、心瓣膜疾病等，其他病因包括代谢障碍、电解质紊乱、长 QT 间期综合征等，偶可发生在无器质性心脏病者。

一、临床表现

室速的临床症状取决于发作时的心室率、持续时间、基础心脏病变和心功能状况等。非持续性室速的患者可无明显症状。持续性室速常伴有明显血流动力学障碍与心肌缺血。临床症状包括低血压、气促、昏厥等。

二、分型

1. 根据心动过速时 QRS 波形态分类

（1）单形室速：室速的 QRS 波形态一致。

（2）多形性室速：有多个不同 QRS 波形态的室速。

2. 根据室速持续时间分类

（1）持续性室速：发作时间超过 30s，需药物或电复律终止。

（2）非持续性室速：能够在 30s 内自行终止的室速。

（3）室速风暴：24h 发作至少 3 次以上的持续性室速，需要电复律才能终止。

3. 根据室速的机制分类

（1）瘢痕折返性室速：起源于心肌的瘢痕区的室速，并具有折返性室速的电生理特征。

（2）大折返性室速：折返环的范围较广，为数厘米。

（3）局灶性室速：有最早起源点，且由此激动点向四周传播。其机制包括自律性机制、触发机制和小折返机制。

（4）特发性室速：指发生在无明显器质性心脏病患者中的室速。

三、发病率

无明显基础心脏疾病人群的非持续性室速患病率较低，为 1%～3%，且无显著性别差异。在冠心病患者中，非持续性室速的发作取决于疾病的不同时期。经冠状动脉造影证实心肌缺血的慢性冠心病患者约 5% 发生非持续性室速。其他结构性心脏病也可导致室速发病率明显增加，肥厚型心肌病为 20%～28%，左心室肥厚患者为 2%～12%，非缺血性扩张型心肌病患者可高达 80%。

四、心电图特征

室速的心电图特征为：①3 个或 3 个以上的室性期前收缩连续出现；②QRS 波群形态畸形，时限超过 0.12s；ST－T 波方向与 QRS 波群主波方向相反；③心室率通常为 100～250 次/分；心律规则，但亦可略不规则；④心房独立活动与 QRS 波群无固定关系，形成室房分离，偶尔个别或所有心室激动逆传夺获心房；⑤通常发作突然开始；⑥心室夺获与室性融合波：室速发作时少数室上性激动可下传心室，产生心室夺获，表现为在 P 波之后，提前发生一次正常的 QRS 波群。室性融合波的 QRS 波群形态介于窦性与异位心室搏动之间，其意义为部分夺获心室。心室夺获与室性融合波的存在对确立室性心动过速诊断提供重要依据。

需要注意的是，非持续性的宽 QRS 波心动过速也可能是室上性心动过速伴差异性传导。Brugada 四步法是临床常用的判断宽 QRS 波心动过速性质的流程，具有较高的敏感性和特异性：①若所有胸前导联均无 RS 波形，诊断为室速，否则进入第 2 步；②若任一胸前导联 RS 波谷时限 >100ms，诊断为室速，否则进入第 3 步；③存在房室分离诊断为室速，否则进入第 4 步；④QRS 波呈右束支传导阻滞型（V_1、V_2 导联呈 R、QR、RS 型，V_6 导联呈 QR、QS 或 R/S <1），QRS 波呈左束支传导阻滞型（V_1、V_2 导联的 R 波 >30ms 或 RS 时限 >60ms，V_6 导联呈 QR、QS 型），诊断为室速。

Vereckei 等提出的新的宽 QRS 波心动过速 4 步法鉴别流程让人耳目一新，该法使宽 QRS 波心动过速的鉴别诊断进一步简化，尤其适合急诊应用。aVR 单导联鉴别宽 QRS 波心动过速的 4 步新流程内容包括：①QRS 波起始为 R 波时诊断室速，否则进入第 2 步；②QRS 波起始 r 波或 q 波的时限 >40ms 为室速，否则进入第 3 步；③QRS 波呈 QS 形态时，起始部分有顿挫为室速，否则进入第 4 步；④QRS 波的 V_1/V_t 值 ≤1 为室速，V_1/V_t 值 >1 为室上速。

五、发生机制

室速发生的机制包括局灶性室速和瘢痕相关性折返。局灶性室速有一个最早发生室性激动的起源点，激动从该部位向各处传导。自律性、触发活动或微折返为其发生基础。瘢痕相关性折返是指具有折返特征的、起源于某个通过心电特征或心肌影像学确认的心肌瘢痕区的心律失常。瘢痕相关性折返是由瘢痕区域的折返所造成的。室速的机制决定着标测和确定消融靶点策略选择。对于特发性室速来说，局灶性起源或折返通路的关键位置通常只处于很小的范围内，散在的损伤即可消除室速；对于瘢痕相关性室速来说，消融切断室速的关键峡部。

六、治疗

1. 非持续性短暂室速　无器质性心脏病患者发生非持续性短暂室速，如无症状或血流动力学影响，处理的原则与室性期前收缩相同；有器质性心脏病的非持续性室速应考虑治疗。主要针对病因治疗，抗心律失常药物亦可以选用。

2. 持续性室速　无论有无器质性心脏病，均应给予治疗。

（1）若患者无显著的血流动力学障碍，终止室速发作首选利多卡因，其次胺碘酮、普鲁卡因胺、普罗帕酮（心律平）、苯妥英钠、嗅苄胺等，均应静脉使用。首先给予静脉注射负荷量：①利多卡因50～100mg；②胺碘酮150～300mg；③普罗帕酮70mg，选择其中之一，继而静脉持续滴注维持。

（2）若患者有显著的血流动力学障碍如低血压、休克、心绞痛、充血性心力衰竭或脑血流灌注不足的症状，终止室速发作首选直流电复律。

3. 室性心动过速的导管消融治疗　近十几年来，导管消融被证实是特发性室速和室性期前收缩唯一有效的根治方法，且随着三维标测系统的发展和灌注消融导管等技术的出现，在多中心临床试验中也显示出导管消融明显减少或消除结构性心脏病室速的反复发作。对导管消融的综合建议见表4-4。

导管消融治疗旨在破坏室速产生或维持的病理性基质、关键折返环。对心动过速起源进行定位的技术主要依据为大多数室速为心内膜下起源，对室速进行定位的方法包括，通过分析室速发作时心电图的形态，心内膜激动顺序标测，心内膜起搏标测，瘢痕区标测，以及孤立电位标测。

表4-4　室性心动过速导管消融的适应证

结构性心脏病患者（包括既往心肌梗死、扩张型心肌病、AVRC/D）

推荐室速导管消融：

1. 有症状的持续单形性室速，包括ICD终止的室速，若使用抗心律失常药物治疗后以及抗心律失常药物不耐受或不接受者

2. 非短暂可逆原因所致的室速或室速风暴时

3. 频发可引起心室功能障碍的室性期前收缩或室速的患者

4. 束支折返性或束支间折返性室速

5. 抗心律失常治疗效果欠佳的反复发作的持续多形性室速和室颤，存在可标测消融的疑似触发灶

考虑导管消融：

1. 患者至少发作一次室速，使用过至少一种Ⅰ类或Ⅲ类抗心律失常药物

2. 既往心肌梗死患者，反复发作室速，左室射血分数<30%，预期寿命超过1年，适合选择胺碘酮以外治疗

3. 既往心肌梗死而残存左室射血分数尚可（>35%）的血流动力学能耐受的室速者，即使抗心律失常药物治疗失败

无结构性心脏病患者

推荐特发性室速患者导管消融：

1. 造成严重症状的单形性室速

2. 抗心律失常药物疗效欠佳、不耐受或不接受药物治疗的单形性室速患者

3. 抗心律失常治疗效果欠佳的反复发作的持续多形性室速和室颤（电风暴），存在可标测消融的疑似触发灶室速导管消融的禁忌证

4. 存在活动的心室内血栓（可考虑行心外膜消融）

5. 非导致及加重心室功能不全的无症状室早和（或）单形性室速

6. 由短暂可逆原因所致的室速，如急性缺血、高钾血症或药物引起的尖端扭转型室速

根据室速发作时标准12导联心电图的QRS波形态，能够分辨或识别室速的起源。根据心梗的部位、室速的束支传导阻滞形态、QRS波额面电轴、胸前导联的演变形式等，能够显著缩小分析室速起源的范围。室速消融的步骤为：第一步，选择血管途径，右室起源的室速经静脉途径，左室起源室速经动脉逆行途径或穿刺房间隔途径。第二步诱发室速，第三步进行标测和消融，第四部进行检验，判断心律失常是否能再被诱发。

4. 埋藏式心脏复律除颤器（ICD）治疗　目前植入ICD已成为治疗室性快速性心律失常最有效的方法之一，能够成功地预防心脏性猝死，降低心血管疾病死亡率（表4-5）。

表4-5　室性心动过速植入ICD的适应证

推荐室速ICD治疗：

1. 非可逆性原因引起的室颤或血流动力学不稳定的持续性室速所致的心搏骤停

2. 伴有器质性心脏病的自发的持续性室性心动过速，无论血流动力学是否稳定

3. 原因不明的昏厥，在心电生理检查时能诱发有血流动力学显著改变的持续性室速或室颤

4. 心肌梗死所致非持续室速，左室EF<4 004且心电生理检查能诱发出室颤或持续室速

室速考虑 ICD 治疗:

1. 心室功能正常或接近正常的持续性室速

2. 服用 β 受体阻滞剂期间发生昏厥和（或）室速的长 QT 间期综合征

3. 儿茶酚胺敏感型室速，服用 β 受体阻滞剂后仍出现昏厥和（或）室速

不推荐 ICD 治疗的室速:

1. 合并 WPW 综合征的房性心律失常、右室或左室流出道室速、特发性室速，或无器质性心脏病的分支相关性室速，经手术或导管消融可治愈者

2. 没有器质性心脏病，由完全可逆病因导致的室性快速性心律失常（如电解质紊乱、药物或创伤）

七、特殊类型的室性心动过速

（一）加速性心室自主节律

亦称缓慢性室速，其发生机制与自律性增加有关。心电图通常表现为连续发生 3～10 个起源于心室的 QRS 波群，心率常为 60～110 次/分。心动过速的开始与终止呈渐进性，跟随于一个室性期前收缩之后，或当心室起搏点加速至超过窦性频率时发生。由于心室与窦房结两个起搏点轮流控制心室节律，融合波常出现于心律失常的开始与终止时，心室夺获亦很常见。

本型室速常发生于心脏病患者，特别是急性心肌梗死再灌注期间、心脏手术、心肌病、风湿热与洋地黄中毒。发作短暂或间歇。患者一般无症状，亦不影响预后。通常无须抗心律失常治疗。

（二）尖端扭转型室速

尖端扭转型室速（torsades de pointes）是多形性室性心动过速的一个特殊类型，因发作时 QRS 波群的振幅与波峰呈周期性改变，宛如围绕等电位线连续扭转而得名，频率 200～250 次/分。其他特征包括：QT 间期通常超过 0.5s，U 波显著。当室性期前收缩发生在舒张晚期、落在前面 T 波的终末部可诱发此类室速。此外，在长 - 短周期序列之后亦易引发尖端扭转型室速。尖端扭转型室速亦可进展为心室颤动和猝死。临床上，无 QT 间期延长的多形性室速亦有类似尖端扭转的形态变化，但并非真的尖端扭转，两者的治疗原则完全不同。

本型室速的病因可为先天性、电解质紊乱（如低钾血症、低镁血症）、抗心律失常药物（如 I A 类或Ⅲ类）、吩噻嗪和三环类抗抑郁药、颅内病变、心动过缓（特别是三度房室传导阻滞）等。

应努力寻找和去除导致 QT 间期延长的病因和停用有关药物。I A 类或Ⅲ类抗心律失常药物可使 QT 间期更加延长，故不宜应用。亦可使用临时心房或心室起搏。起搏前可先试用异丙肾上腺素或阿托品。利多卡因、美西律或苯妥英钠等常无效。先天性长 QT 间期综合征治疗应选用 β 受体阻滞剂。对于基础心室率明显缓慢者，可起搏治疗，联合应用 β 受体阻滞剂。药物治疗无效者，可考虑左颈胸交感神经切断术，或植入 ICD 治疗。

（樊静静）

第七节 病态窦房结综合征

病态窦房结综合征（sick sinus syndrome，SSS）简称病窦，又称窦房结功能障碍（sinus node dysfunction），是因窦房结及其周围组织病变，或者由于各种外在因素导致窦房结冲动形成或传导障碍而产生的多种心律失常临床症候群。临床中多见于老年患者，其表现形式多样。可急性产生，或缓慢形成；病程迁延或间歇出现。

一、病因

病窦的病因较为复杂，包括如下几种。

（1）心脏疾患：冠心病、心肌炎、心包炎、心肌病、先天性心脏病、传导系统退行性病变等。

（2）内分泌或系统性疾病：淀粉样变性、血色病、硬皮病、系统性红斑狼疮、甲状腺功能减退等。

（3）药物或电解质紊乱：β 受体阻滞剂、钙通道阻滞剂、抗心律失常药物及交感神经阻滞剂（可乐定、甲基多巴）、高血钾及高钙血症等。

（4）自主神经系统紊乱：迷走神经张力增高、血管迷走性昏厥及颈动脉高敏综合征等。

（5）其他：外伤、手术及导管消融等。

二、临床表现

可见于任何年龄，老年人多见。起病隐匿，发展缓慢，病程可长达数年甚至数十年。早期多无症状，当心率缓慢影响了主要脏器如心脏、脑部供血时，则可引发明显的临床症状。

脑部供血不足时可以出现头晕、记忆力减退、一过性黑矇、近似昏厥或昏厥。严重者可出现抽搐乃至猝死。心脏方面多表现为心悸，部分患者可出现心力衰竭或心绞痛。骨骼肌供血不足时则可出现四肢乏力、肌肉酸痛等症状，常因不突出而被忽略。

三、心电图表现

可有多种心电图表现，其中以严重而持久的窦性心动过缓最为常见，同时多伴发快速性心律失常，特别是心房颤动。部分患者也可并发房室传导阻滞或室内阻滞。

（1）窦性心动过缓：心率常小于 50 次/分，运动时心率亦不能相应提高，多低于 90 次/分（图 4 - 22）。

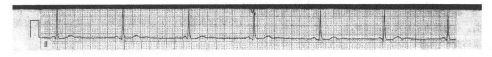

图 4 - 22　显著窦性心动过缓伴交界性逸搏

（2）窦性停搏：心电图上表现为 P 波脱落和较长时间的窦性静止，其长间歇与基础窦性心动周期不成倍数关系，多伴交界性或室性逸搏（图 4 - 23）。

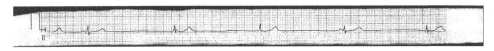

图 4 - 23　窦性停搏；缓慢的交界性自主心律，部分伴窦性夺获；不完全性干扰性房室分离

（3）窦房传导阻滞：理论上可分为三度，但一度和三度窦房传导阻滞体表心电图上不能诊断，故临床上仅见于二度窦房传导阻滞，可分为：莫氏Ⅰ型和莫氏Ⅱ型。其中莫氏Ⅰ型的特点为：PP 间期逐渐缩短，直至一次 P 波脱落；P 波脱落前的 PP 间期最短；长的 PP 间期短于最短 PP 间期的 2 倍；P 波脱落后的 PP 间期长于脱落前的 PP 间期。莫氏Ⅱ型的特点为：PP 间期不变，可见一个长的 PP 间期；长的 PP 间期与基础 PP 间期之间存在倍数关系（图 4 - 24）。

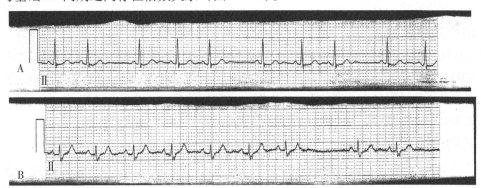

图 4 - 24　窦房传导阻滞

A. 二度Ⅰ型窦房传导阻滞；B. 二度Ⅱ型窦房传导阻滞

（4）心动过缓－心动过速综合征（bradycardia－tachycardia syndrome）简称慢－快综合征：在窦性心动过缓的基础上，可伴有阵发性心房颤动、心房扑动或室上性心动过速。在心动过速终止时，伴有一个较长的间歇。此类患者中，昏厥常见。心电图特点为：在窦性心动过缓的基础上，间歇出现阵发性房颤、房扑或室上性心动过速；心动过速终止时，窦性心律恢复缓慢状态，可出现窦性停搏、房性或交界性逸搏甚至室性逸搏心律（图4－25）。严重者可反复发作昏厥或发生猝死。此型应与心动过速－心动过缓综合征（简称快－慢综合征）相鉴别。在后者，基础窦房结功能正常，在心动过速（阵发性房颤、房扑或室上速）终止时，可出现较长的间歇；患者甚至出现一过性黑矇或昏厥。

（5）合并其他部位阻滞：在缓慢的窦性心律基础上，可伴发心脏其他部位的阻滞，如房室结、束支或室内阻滞。合并房室传导阻滞时，部分学者将其称为"双结病变"。心电图特点为：在缓慢窦性心律基础上（符合病窦标准），合并出现下列情况：如PR间期0.24s；无诱因出现二度或二度以上房室传导阻滞；完全性右束支、左束支或室内传导阻滞等。

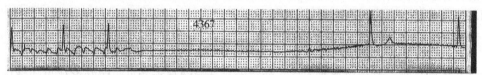

图4－25　房颤后伴长RR间期4 367ms，伴交界性逸搏

四、实验室检查

病窦综合征的患者往往起病隐匿，发展缓慢。早期多无相关的临床症状而容易被漏诊，也有部分患者因症状间歇发作，难以捕捉而给临床诊断带来困难，因此需要通过各种实验室手段来检测窦房结的功能，以帮助临床诊断及鉴别诊断。

（一）体表心电图

常规的体表心电图检查，对于临床十分必要。它可提供非常有用的临床线索及诊断价值，但因心电图记录时间短暂，若患者间歇发作，则容易漏诊或忽略一过性心律失常。

（二）动态心电图

动态心电图是评判窦房结功能是否正常的有效检测方法。它比常规体表心电图记录的时间更长，可持续记录24h、48h甚至72h，因而可捕捉到间歇出现的缓慢性窦性心律失常如窦性停搏或窦房传导阻滞等，并证实这些心律失常与临床症状之间的关系，也可提供其他一些心电图信息，如ST－T改变。

（三）心电监测系统

对于临床症状不突出或间歇发作的患者，即便应用了动态心电图，有时亦难以捕捉到一过性心律失常，因而有必要使用记录时间较长或实时的心电监测系统包括电话监测心电图和植入式Holter检查。这些情况下，该系统可能更为有效。

（四）运动负荷试验

在评判窦房结功能状态时，除了强调检测其自律性高低的同时，还应注意其在运动状态下心率的变化能力即心率的变异性是否正常。运动负荷试验检查的目的就是根据运动后的心率增加能否达到预计心率，通常采用根据年龄计算最大心率的Burce方案。运动后的最大心率大于120次/分，则可排除病窦；若运动后的最大心率小于90次/分，则提示窦房结功能低下。

（五）药物试验

包括阿托品和异丙肾上腺素试验。通常情况下，静脉注射阿托品2mg（或0.04mg/kg，不超过3mg）后，分别记录注射后1min、2min、3min、4min、5min、10min、15min、20min、30min时刻的心电图，计算最小和最大的心率。若最大心率低于90次/分，则认为窦房结功能低下。如试验中或试验后出现了窦性停搏、窦房传导阻滞或交界性逸搏，则可明确病窦的诊断。由于该方法较为简单且容易实施，故在基层医院应用较为广泛。但需注意的是，该方法诊断病窦的特异性不高，因而存在一定的假阳性率，分析时应谨慎。

临床上，部分学者提出也可静脉应用异丙肾上腺素检测窦房结功能。具体方法是：每分钟静脉滴注异丙肾上腺素 1~4μg，观察心率变化。如出现频发或多源室性期前收缩、室性心动过速或异丙肾上腺素剂量已达 4μg/min，而最大心率仍未达到 100 次/分时，则可考虑窦房结功能低下。

（六）固有心率测定

有学者提出应用心得安和阿托品同时阻断交感神经和迷走神经后，就可使窦房结自身的内在特性显露。具体方法为：给予受试者经静脉滴注 0.2mg/kg 的普萘洛尔（心得安），滴注速度为 1mg/min，10min 后再在 2min 内静脉推注 0.04mg/kg 的阿托品，观察 30min 内的心率。窦房结固有心率与年龄相关。也可用校正的回归方程大致推算受试者窦房结固有心率的正常值。预计固有心率（IHRp）=118.1 - (0.57×年龄)，其 95% 的可信区间为计算值的 14%（小于 45 岁）或 18%（大于 45 岁）。若低于此值则提示窦房结功能低下。

（七）心脏电生理检查

心脏电生理检查包括食管和心内电生理检查。可测定窦房结恢复时间（sinus nodal recovery time，SNRT）和窦房传导时间（sinoatrial conduction time，SACT）。其原理为窦房结细胞的自律性具有超速抑制的作用，超速抑制的刺激频率越快，对窦房结的抑制越明显。故当心房的超速刺激终止后，最先恢复的应是窦性节律。从最后一个心房刺激信号开始至第一个恢复的窦性 P 波之间的距离，被称为窦房结恢复时间。它反映了窦房结细胞的自律性高低。试验的方法为：停用可能影响检查结果的心血管活性药物如拟交感胺类药物、氨茶碱和阿托品类制剂以及抗心律失常类药物至少 5 个半衰期以上。在受试者清醒空腹状态下，插入食管或心内电极导管，待心率稳定后，用快于自身心率 20 次/分的频率开始刺激，逐渐增加刺激的频率。每次刺激至少持续 30s，两次刺激间隔至少 1min，终止刺激后观察窦性节律的恢复情况。正常成人的 SNRT < 1 500ms，若大于此值则提示窦房结功能低下。为排除自身心率的影响，也可采用校正的窦房结恢复时间（CSNRT）即用测量的 SNRT 减去基础窦性周期，CSNRT 正常值应小于 550ms。

窦房传导时间的计算方法较为复杂，临床上有 Strass 和 Narula 两种方法。Strass 法具体方法为：应用 RS2 刺激即每感知 8 个自身窦性 P 波后，发放一个房性期前收缩刺激。在 Ⅱ 区反应内记录和测量窦性基础周长（A1A1）、期前收缩联律间期（A1A2）和回复周期（A2A3），Ⅱ 反应 = 不完全代偿间期（A1A1 + A2A3 < 2A1A1）。Natula 法是取一个平均的窦性周长（记录 10 次基础窦性周长取其平均值），然后用略快于基础窦性频率 5~10 次/分的频率连续刺激心房（连续发放 8~10 个刺激脉冲），停止刺激后测量。SNRT 的正常值通常小于 120ms。

（八）直立倾斜试验

对疑似血管迷走性昏厥特别是心脏抑制型的患者，也可考虑行直立倾斜试验。

五、诊断

由于病窦是一多种心律失常组合的临床综合征，因而必须结合患者的临床症状、心电图及电生理检查结果综合考虑。若能证实临床症状如头晕、一过性黑矇及昏厥与缓慢性窦性心律失常密切相关，则可确定病窦的诊断。

六、治疗

（一）病因治疗

部分患者病因明确，如服用抗心律失常药物、电解质紊乱及甲状腺功能减退等，这些均可通过纠正其病因而使窦房结功能恢复。

（二）对症治疗

对于症状轻微或无症状的患者，可随访观察而无须特殊处理。对于部分症状不明显且不愿接受起搏器治疗的患者，也可给予提高心率的药物如抗胆碱能制剂阿托品、山莨菪碱和 β 受体激动剂异丙肾上腺素、沙丁胺醇（舒喘灵）和氨茶碱等。

（三）起搏治疗

对于临床症状明显的病窦患者，起搏治疗具有十分重要的作用。需要强调的是，起搏治疗的主要目的在于缓解因心动过缓引发的相关临床症状和提高患者的生活质量。起搏器植入的适应证应有严格的指征，对于临床症状明显且其病因不可逆转或需要服用某些抗心律失常药物控制快速性心律失常的病窦患者均可考虑植入心脏永久起搏器治疗。起搏器植入治疗时，应优先选择生理性起搏模式的起搏器如 AAIR、AAI、DDD 或 DDDR 型起搏器。已有研究证实，心室起搏可增加病窦患者发生房颤的概率。此外，心室起搏特别是心尖部起搏由于心室激动顺序的异常和血流动力学的异常均可影响患者的心脏功能，而引发心脏的病理生理改变，因此临床中应尽量避免或减少心室起搏。

（任 勇）

第八节 房室传导阻滞

房室传导阻滞是指窦房结发出冲动，在从心房传到心室的过程中，由于生理性或病理性的原因，在房室交界处受到部分或完全、暂时性或永久性的阻滞。房室传导阻滞可发生在心房内、房室结、希氏束以及左或右束支等不同的部位。根据阻滞程度不同，可分为一度、二度和三度房室传导阻滞。三种类型的房室传导阻滞其临床表现、预后和治疗有所不同。

一度房室传导阻滞为房室间传导时间延长，但心房冲动全部能传到心室；二度房室传导阻滞为部分心房冲动不能传至心室；三度房室传导阻滞则全部心房冲动均不能传至心室，故又称为完全性房室传导阻滞。

一、病因

本病常作为其他疾病的并发症出现，如急性下壁心肌梗死、甲状腺功能亢进、预激综合征等都可以引起本病。

（1）以各种原因的心肌炎症最常见，如风湿性、病毒性心肌炎和其他感染。

（2）迷走神经兴奋，常表现为短暂性房室传导阻滞。

（3）药物不良反应可能导致心率减慢，如地高辛、胺碘酮、心律平等，多数房室传导阻滞在停药后消失。

（4）各种器质性心脏病，如冠状动脉粥样硬化性心脏病、风湿性心脏病及心肌病。

（5）高钾血症、尿毒症等。

（6）特发性传导系统纤维化、退行性变（即老化）等。

（7）外伤、心脏外科手术或介入手术及导管消融时误伤或波及房室传导组织时可引起房室传导阻滞。

二、分型

按阻滞部位常分为房室束分支以上与房室束分支以下阻滞两类，其病因、临床表现、发病规律和治疗各不相同。还可按病程分为急性和慢性房室传导阻滞；慢性还可分为间断发作与持续发作型。也可按病因分为先天性与后天性房室传导阻滞；或按阻滞程度分为不全性与完全性房室传导阻滞。从临床角度看，按阻滞部位和阻滞程度分型不但有利于估计阻滞的病因、病变范围和发展规律，还能指导治疗，因而比较切合临床实际。

三、临床表现

不同程度的房室传导阻滞，其临床表现各不相同。

①一度房室传导阻滞症状不明显，听诊发现第一心音减弱、低钝；②二度房室传导阻滞临床症状与心室率快慢有关，心室脱落较少时，患者可无症状或偶有心悸，如心室脱落频繁可有头晕、胸闷、心悸、乏力及活动后气急，严重时可发生昏厥，听诊有心音脱落；③三度房室传导阻滞的症状取决于心室率及原有心功能，常有心悸、心搏缓慢感、乏力、气急、眩晕，心室率过慢、心室起搏点不稳定或心室停搏时，可有短暂的意识丧失，心室停搏超过15s时可出现昏厥、抽搐和青紫，即阿－斯综合征发作。迅速恢复心室自主心律时，发作可立即中止，神志也立即恢复，否则可导致死亡。听诊心率每分钟30～40次、节律规则，第一心音强弱不等，脉压增大。

房室束分支以上阻滞，大多表现为一度或二度Ⅰ型房室传导阻滞，病程一般短暂，少数持续。阻滞的发展与恢复有逐步演变过程，突然转变的少见。发展成三度时，心室起搏点多在房室束分支以上（QRS波形态不变），这些起搏点频率较高，35～50次/分（先天性房室传导阻滞时可达60次/分），且较稳定可靠，因而患者症状较轻，阿－斯综合征发作少见，死亡率低，预后良好。

房室束分支以下阻滞（三分支阻滞），大多先表现为单支或二束支传导阻滞，而房室传导正常。发展为不完全性三分支阻滞时，少数人仅有交替出现的左或右束支传导阻滞而仍然保持正常房室传导，多数有一度、二度Ⅱ型、高度或三度房室传导阻滞，下传的心搏仍保持束支传导阻滞的特征。早期房室传导阻滞可间断发生，但阻滞程度的改变大多突然。转为三度房室传导阻滞时，心室起搏点在阻滞部位以下（QRS波群畸形），频率慢（28～40次/分），且不稳定，容易发生心室停顿，因而症状较重，阿－斯综合征发作常见，死亡率高，预后差。

四、体表心电图表现

房室传导阻滞可发生在窦性心律或房性、交界性、室性异位心律时。冲动自心房向心室方向传导阻滞（前向传导或下传阻滞）时，心电图表现为PR间期延长，或部分甚至全部P波后无QRS波群。冲动自心室向心房传导阻滞（后向传导或逆传阻滞）时，则表现为RP间期延长或部分QRS波群后无逆传P波。以下主要介绍前向阻滞的表现，后向阻滞的相应表现可以类推。

（一）一度房室传导阻滞

每个P波后均有QRS波群，但PR间期在成人超过0.20s，老年人超过0.21s，儿童超过0.18s。诊断一度逆传阻滞的RP间期长度目前尚无统一标准。

应选择标准导联中P波起始清楚、QRS波群以Q波起始的导联测量PR间期，以最长的PR间期与正常值比较。PR间期明显延长时，P波可隐伏在前一个心搏的T波内，引起T波增高、畸形或切迹，或延长超过PP间距，而形成一个P波越过另一个P波传导。后者多见于快速房性异位心律。显著窦性心律不齐伴一度房室传导阻滞时，PR间期可随其前的RP间期的长或短而相应地缩短或延长。

（二）二度房室传导阻滞

间断出现P波后无QRS波群（亦称心室脱漏）。QRS波群形态正常或呈束支传导阻滞型畸形和增宽。P波与QRS波群可呈规则的比例（如5∶4、3∶1等）或不规则比例。二度房室传导阻滞的心电图表现可分两型。莫氏Ⅰ型（又称文氏现象）PR间期不固定，心室脱漏后第一个PR间期最短，以后逐次延长，但较前延长的程度逐次减少，最后形成心室脱漏。脱漏后第一个PR间期缩短，如此周而复始。RR间距逐次缩短，直至心室脱漏时形成较长的RR间距。P波与QRS波群比例大多不规则。不典型的文氏现象并不少见，可表现为：心室脱漏前一个PR间期较前明显延长，导致脱漏前一个RR间期延长；由于隐匿传导而使脱漏后第一个PR间期不缩短；或在文氏周期中出现交界性逸搏或反复搏动，从而打乱典型的文氏现象。莫氏Ⅱ型PR间期固定，可正常或延长，QRS波群呈周期性脱落，房室传导比例可为 2 : 1、3 : 1、3 : 2 等。

（三）高度房室传导阻滞

二度Ⅱ型房室传导阻滞中，房室呈 3 : 1 以上比例传导，称为高度房室传导阻滞。

（四）近乎完全性房室传导阻滞

绝大多数 P 波后无 QRS 波群，心室基本由房室交界处或心室自主心律控制，QRS 波群形态正常或呈束支传导阻滞型畸形增宽。与完全性房室传导阻滞的不同点在于，少数 P 波后有 QRS 波群，形成一个较交界处或心室自主节律提早的心搏，称为心室夺获。心室夺获的 QRS 波群形态与交界性自主心律相同，而与心室自主心律不同。

（五）三度或完全性房室传导阻滞

全部 P 波不能下传心室，P 波与 QRS 波群无固定关系，PP 和 RR 间距基本规则。心室由交界处或心室自主心律控制，前者频率 35～50 次/分，后者 35 次/分左右或以下。心室自主心律的 QRS 波群形态与心室起搏点部位有关。在左束支起搏，QRS 波群呈右束支传导阻滞型；在右束支起搏，QRS 波群呈左束支传导阻滞型。在心室起搏点不稳定时，QRS 波群形态和 RR 间距多变。心室起搏点自律功能暂停则引起心室停搏，心电图上表现为一系列 P 波。

完全性房室传导阻滞时偶有短暂超常传导表现。心电图表现为一次交界性或室性逸搏后出现一次或数次 P 波下传至心室的现象，称为韦金斯基现象，其发生机制为逸搏作为对房室传导阻滞部位的刺激，可使该处心肌细胞阈电位降低，应激性增高，传导功能短暂改善。

由三分支阻滞引起的房室传导阻滞的心电图表现有以下类型：①完全性三分支阻滞：完全性房室传导阻滞，心室起搏点在房室束分支以下或心室停顿；②不完全性三分支阻滞：一度或二度房室传导阻滞合并二分支传导阻滞；一度或二度房室传导阻滞合并单分支阻滞；交替出现的左束支传导阻滞和右束支传导阻滞，合并一度或二度房室传导阻滞。

五、心内电图表现

（一）一度房室传导阻滞

以 A－H 间期延长（房室结内阻滞）最为常见，H－V 间期延长且 V 波形态异常（三分支阻滞）较少见。其他尚可表现为 P－A 间期延长、H 波延长、H 波分裂和 H－V 间期延长但 V 波形态正常。

（二）二度房室传导阻滞

①Ⅰ型大多数表现为 A－H 间期逐次延长，直至 A 波后无 H 波，且 H－V 间期正常（房室结内阻滞）；极少表现为 H－V 间期逐次延长，直至 H 波后无 V 波，而 A－H 间期正常（三分支阻滞）；②Ⅱ型以部分 H 波后无 V 波而 A－H 间期固定（三分支阻滞）最为多见；表现为部分 A 波后无 H 波而 H－V 间期固定的情况（房室结内阻滞）少见。

（三）三度房室传导阻滞

可表现为 A 波后无 H 波而 H－V 关系固定，A 波与 H 波间无固定关系（房室结内阻滞）或 A－H 关系固定、H 波后无固定的 V 波，V 波畸形。

六、诊断

根据典型心电图改变并结合临床表现，不难做出诊断。为估计预后并确定治疗，尚需区分生理性与病理性房室传导阻滞、房室束分支以上阻滞和三分支阻滞，以及阻滞的程度。

个别或少数心搏的 PR 间期延长，或个别心室脱漏，多由生理性传导阻滞引起，如过早发生的房性、交界性期前收缩，心室夺获，反复心搏等。室性期前收缩隐匿传导引起的 PR 间期延长（冲动逆传至房室结内一定深度后中断，未传到心房，因而不见逆传 P 波；但房室结组织则因传导冲动而处于不应期，以致下一次冲动传导迟缓）也属生理性传导阻滞。此外室上性心动过速的心房率超过 180 次/分时伴有的一度房室传导阻滞，以及心房颤动由于隐匿传导引起的心室律不规则，均为生理性传导阻滞的表现。生理性传导阻滞的另一种表现－干扰性房室分离，应与完全性房室传导阻滞引起的房室分离仔细鉴别。前者心房率与心室率接近而心室率大多略高于心房率；后者心室率慢于心房率。

三分支阻滞的诊断应结合病史、临床表现和心电图分析，有条件时辅以希氏束电图。不完全性三分支阻滞的心电图表现中，除交替出现左束支和右束支传导阻滞可以肯定诊断外，其他几种都可能是房室束分支以上和以下多处阻滞的组合。

一度房室传导阻滞或二度2：1房室传导阻滞时，如全部或未下传的P波埋在前一个心搏的T波中，可分别被误诊为交界性心律或窦性心动过缓。二度房室传导阻滞形成的长间歇中可出现1~2次或一系列交界性逸搏，打乱房室传导规律，甚至呈类似三度房室传导阻滞的心电图表现，仔细分析可发现P波一次未下传，与QRS波群干扰分离的现象。

七、治疗原则

房室束分支以上阻滞形成的一至二度房室传导阻滞，并不影响血流动力学状态者，主要针对病因治疗。房室束分支以下阻滞者，不论是否引起房室传导阻滞，均必须结合临床表现和阻滞的发展情况，慎重考虑起搏治疗的适应证。

（一）病因治疗

如解除迷走神经过高张力、停用有关药物、纠正电解质紊乱等。各种急性心肌炎、心脏直视手术损伤或急性心肌梗死引起的房室传导阻滞，可试用肾上腺皮质激素治疗，氢化可的松100~200mg加入500mL液体中静脉滴注，但心肌梗死急性期应慎用。

（二）增快心率和促进传导

1. 药物治疗

（1）拟交感神经药物：常用异丙肾上腺素，能选择性兴奋心脏正位起搏点（窦房结），并能增强心室节律点的自律性及加速房室传导。对心室率在40次/分以下或症状显著者可以选用。每4h舌下含5~10mg，或麻黄碱口服，0.03g，3~4次/天。预防或治疗房室传导阻滞引起的阿－斯综合征发作，宜用0.5~2mg溶于5%葡萄糖溶液250~500mL中静脉滴注，控制滴速使心室率维持在60~70次/分，过量不仅可明显增快心房率而使房室传导阻滞加重，而且还能导致严重室性异位心律。

（2）阿托品：每4h口服0.3mg，适用于房室束分支以上的阻滞，尤其是迷走神经张力过高所致的阻滞，必要时肌内或静脉注射，每4~6h 0.5~1.0mg。

（3）碱性药物：碳酸氢钠或乳酸钠有改善心肌细胞应激性、促进传导系统心肌细胞对拟交感神经药物反应的作用，5%碳酸氢钠或11.2%乳酸钠100~200mL静脉滴注，尤其适用于高钾血症或伴酸中毒时。

2. 阿－斯综合征的治疗

（1）心脏按压、吸氧。

（2）0.1%肾上腺素0.3~1mL，肌内注射，必要时亦可静脉注射。2h后可重复一次。亦可与阿托品合用。

（3）心室颤动者改用异丙肾上腺素1~2mg溶于10%葡萄糖溶液200mL中静脉滴注。必要时用药物或电击除颤。

（4）静脉滴注乳酸钠或碳酸氢钠100~200mL。

（5）对反复发作者，合用地塞米松10mg，静脉滴注，或以1.5mg，每日3~4次口服，可控制发作。但房室传导阻滞仍可继续存在。其发作可能为：①增强交感神经兴奋，加速房室传导；②降低中枢神经对缺氧的敏感性，控制其发作；③加速心室自身节律。

对节律点极不稳定，反复发作阿－斯综合征者，节律点频率不足以维持满意的心排血量，肾、脑血流量减少者，可考虑采用人工心脏起搏器。

3. 人工心脏起搏治疗　心室率缓慢并影响血流动力学状态的二至三度房室传导阻滞，尤其是阻滞部位在房室束分支以下，并发生在急性心肌炎、急性心肌梗死或心脏手术损伤时，均有用临时起搏治疗的指征。安装永久起搏器前，或高度至三度房室传导阻滞患者施行麻醉或外科手术时，临时起搏可保证麻醉或手术诱发心室停搏时患者的安全，并可预防心室颤动的发生。

植入永久性心脏起搏器的适应证如下。

（1）伴有临床症状的任何水平的高度或完全性房室传导阻滞。

（2）束支 - 分支水平阻滞，间歇发生二度Ⅱ型房室传导阻滞，且有症状者。

（3）房室传导阻滞，心室率经常低于 50 次/分，有明显临床症状，或是间歇发生心室率低于 40 次/分，或由动态心电图显示有长达 3s 的 RR 间期（房颤患者长间歇可放宽至 5s），虽无症状，也应考虑植入永久起搏器。

4. 禁止使用抑制心肌的药物　如普萘洛尔（心得安）、奎尼丁及普鲁卡因胺等。

（任　勇）

第九节　心律失常的药物治疗

一、概述

本节关注室上性和室性心律失常药物治疗的电生理学理论知识。读者需要熟悉抗心律失常药物的生理学特性和心律失常的机制，目标是对抗心律失常药物有一个比较全面的认识，在对心律失常机制充分把握的基础上实现对药物的理性选择。抗心律失常药物通过直接或者间接作用于细胞的兴奋性和传导性起作用。药物通过作用于膜受体和离子通道改变细胞膜电位。本章对抗心律失常药物做如下概述：①细胞电生理学；②抗心律失常药物分类；③药物抗心律失常的机制；④抗心律失常药物对心脏的影响。

二、细胞电生理学

为了使抗心律失常药物治疗最优化，医生必须掌握基本的细胞电生理学知识。心肌细胞静息膜电位（4 期）是钾离子平衡电位。动作电位 1 期，钠离子内流，导致快速除极上升支（0 期）。0 期的斜率决定除极活动的强度。钙离子内流出现时间较晚但持续时间较长，出现的是平台期（2 期），导致心脏收缩。接着出现的是钾离子的外流，开始除极（3 期），并最终恢复静息电位（4 期）（图 4 - 26）。钠离子依赖快速除极细胞构成心脏细胞的主体（心房、心室、浦肯野纤维网甚至旁路）。其他部位，包括窦房结、房室结等是"慢反应细胞"，在这些细胞 0 期的除极活动来自钙离子的内流，而不是钠离子（图 4 - 27 和图 4 - 28）。

细胞的不应期决定了细胞受到外界刺激而除极，形成动作电位并不断累及形成心脏冲动的能力，后者也称为可兴奋性。钠离子通道是电压依赖性的，其活性受到膜电位水平的影响。在动作电位 2 期和 3 期，细胞逐渐恢复可兴奋性并逐渐达到平衡静息电位。3 期称为相对不应期，受的刺激不能开放足够的钠离子通道，致足量的钠离子内流继发动作电位，此时细胞处于绝对不应期。如果刺激来得稍晚一些，部分钠离子通道激活，但不是所有的通道，此时的刺激导致 0 期除极上升速度较慢；再晚一些的刺激可能通过足量开放的通道，导致动作电位的发生（图 4 - 29）。

抗心律失常药物于细胞动作电位的作用

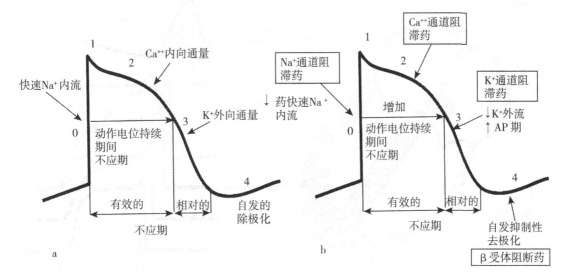

图 4 - 26　抗心律失常药物对心脏细胞电位的影响

（a）心脏动作电位（AP）由细胞快速除极引起（0 期），主要由快钠通道内流所致。复极被分为 3 个时相。1 期代表早期复极期，2 期为平台期，3 期为复极晚期。钙离子内流维持平台期，钾离子外流导致除极。4 期代表细胞自动除极，也被描述为有效不应期和相对不应期。（b）抗心律失常药物作用机制：Ⅰ类：钠离子通道拮抗药，阻滞快钠通道和 0 期除极。Ⅳ类抗心律失常药物（钙离子通道拮抗药）影响 2 期钙离子的内流（也阻断窦房结和房室结细胞 0 期的除极）。Ⅲ类抗心律失常药物（钾离子通道拮抗药）阻滞钾离子外流，阻止复极，动作电位时限被延长，不应期延长。Ⅱ类是 β 受体拮抗药，主要在 4 期起作用

不同心脏组织的动作电位波形

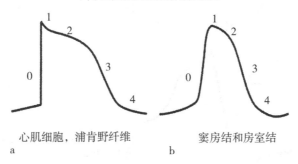

图 4 - 27　心脏动作电位

a. 快钠通道存在于心房、心室、浦肯野纤维网；b. 慢钙通道存在于房室结和窦房结

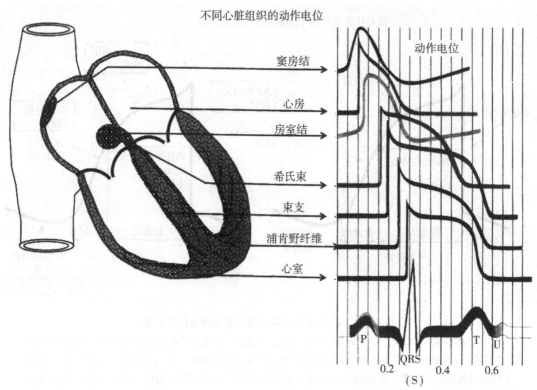

不同心脏组织的动作电位

图4-28 不同心脏组织动作电位，窦房结发放心脏冲动，通过房内纤维传导至房室结。再通过希氏束进入两侧心室，通过浦肯野纤维网到心室肌细胞。注意窦房结和房室结是慢钙通道，而其他的心脏组织特别是浦肯野纤维网都基本是快钠通道

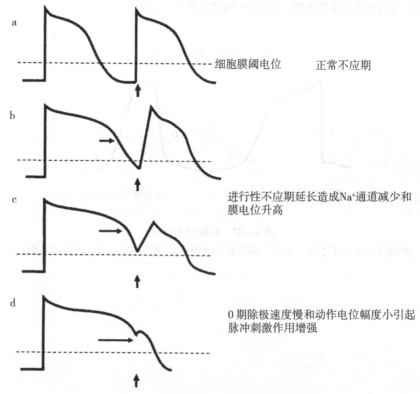

图4-29 动作电位不应期对传导的影响

静息电位时冲动（箭头）诱发正常的动作电位（a）。逐渐提早的刺激（或者不应期延长）越是提前，越是遇到更少开放的钠离子通道（b，c），引起的是幅度减小的动作电位，下降的0期除极速度、传导速度。在绝对不应期冲动不能传导（d）

三、抗心律失常药物分类

抗心律失常药物影响细胞膜受体和离子通道，在细胞水平改变膜电位，在组织学上影响冲动的形成和传导，从而表现出抗心律失常的作用。一般来说，抗心律失常药物使用 Vaughan Williams 分类法。Singh 和 Vaughan Williams 根据以下效应将抗心律失常药物进行分类①：快钠通道除极电流；②心脏交感神经作用；③复极电流；④慢钙电流（表 4-6）。

表 4-6　Vaughan Williams 抗心律失常药物的分类

Ⅰ类：钠离子通道拮抗药

Ⅰ A 中度抑制 0 期除极、延缓传导、延长不应期、抗胆碱能活性

例如：奎尼丁、普鲁卡因胺、丙吡胺

Ⅰ B 轻度抑制 0 期除极、缩短动作电位和不应期，选择性作用于缺血组织

例如：利多卡因，妥卡尼、美西律、苯妥英、莫雷西嗪

Ⅰ C 最强大的钠离子通道拮抗药

显著抑制 0 期除极，传导速度减慢，明显减低浦肯野纤维网传导，增宽 QRS 波，对不应期影响较小

例如：氟卡尼、普罗帕酮、恩卡尼

Ⅱ类：交感神经拮抗药：β 受体阻断药，窦房结、房室结阻滞药

Ⅲ类：钾离子通道拮抗药：阻滞复极，延长动作复极，延长动作电位不应期

例如：胺碘酮、索他洛尔、溴苄铵、伊布利特

Ⅳ类：钙离子通道拮抗药：阻滞钙离子内流，阻滞窦房结、房室结

Ⅰ类抗心律失常药物阻滞快钠通道，后者是早期快速除极形成动作电位的主要离子。阻滞 0 期动作电位，减缓传导速度可造成冲动的减缓和阻滞。Ⅱ类药物是 β 受体阻断药，主要抗心律失常作用基于影响第二信使 cAMP 的形成，作用于 2 期和 4 期，并且抑制触发活动。另一类重要的抗心律失常药物（Ⅲ类）是钾离子拮抗药，通过阻滞钾离子的外流和影响细胞膜复极为静息电位，使得动作电位的时间延长，导致细胞膜不应期（3 期）的延长。Ⅳ类抗心律失常药物（钙离子通道拮抗剂），影响慢钙离子流，最主要作用于房室结见图 4-26。

Vaughan Williams 分类方法主要基于药物对细胞膜的特异性效应。但是，在抗心律失常药物效应、心律失常机制、治疗效果方面没有建立联系。在临床工作中，这种分类方法有很多缺陷。首先，它并没有考虑单药可能存在的多重药物效应。比如，奎尼丁有Ⅰ类和Ⅲ类效应，索他洛尔有Ⅱ类和Ⅲ类效应，胺碘酮有Ⅳ类抗心律失常作用。其次，同一类药物的效应和毒性不具有一致性，而同一类药物可以引发不同的电生理学特性。比如，早前所述的工类抗心律失常药物对钠离子通道的作用有较大差别。虽然Ⅰ类药物的亚分类对差异进行了校正，但是Ⅰ A 类药物继发的去迷走神经效应并没有直观显现。另外，Vaughan Williams 分类法没有考虑到药物活性代谢物的药学效应，而这一点在口服药差别也非常大。比如，普鲁卡因胺阻断钠离子内流和钾离子外流，是典型的Ⅰ A 类抗心律失常药物。它的主要代谢产物 N-乙酰普鲁卡因胺，是单纯的钾离子拮抗剂，成为Ⅲ类抗心律失常药物。所以乙酰普鲁卡因胺最终的药学特性取决于该药物的原代和活性代谢产物的比例，而这在一定程度上取决于肝、肾功能的状况。最后，很多药物并没有被划分入该药物分类法，比如腺苷和地高辛。

（一）Ⅰ类抗心律失常药物

根据钠离子通道拮抗能力差别，Ⅰ类抗心律失常药物被分为 3 个亚类。Ⅰ C 类（氟卡尼、普罗帕酮、恩卡尼）对钠离子通道的影响最大，使得冲动的传导减缓和 0 期除极上升速度减慢。其与激活的钠离子通道有结合倾向，心率越快，激活的钠离子通道越多，药物与通道解离越慢。因此，Ⅰ类抗心律失常药物（特别是Ⅰ C 类），表现出频率依赖性的抗心律失常特性。Ⅰ B 类药物（利多卡因、美西律）与非激活的钠离子通道结合（心率慢时），因此很难按需发挥作用。利多卡因在缺血性心脏病的益处已被证实，在急性冠状动脉综合征和心肌梗死情况下非常适用于预防室性心律失常。Ⅰ A 类抗心律失常

药物，如普鲁卡因胺、丙吡胺，对钠离子通道活性，以及除极和传导的抑制能力居中。但是，ⅠA类药物也表现出对钾离子通道的抑制，延长动作电位时程和细胞不应期。另外，典型的ⅠA类药物，有抗胆碱能神经作用（去迷走神经张力作用），有可能促进房室传导，在心房颤动时加快心室率。临床挑选ⅠA类抗心律失常药物时，需要考虑药物的这种抗胆碱效应（图4-30）。

奎尼丁是一种ⅠA类药物原型，是典型的快钠通道拮抗药，有较弱的Ⅲ类药物特性（延长动作电位）。另外，作为同一组药物，ⅠA药物均作用于毒蕈碱受体，导致抗胆碱作用。奎尼丁阻滞外周和心脏肾上腺素能受体，因此静脉使用时可能导致低血压。它的使用可能出现一些不良反应，比如腹泻（33%）、恶心（18%）、头痛（13%）、头晕（8%），葡萄糖酸盐预处理可能减轻消化道症状。中枢神经系统毒性表现为金鸡纳反应，包括耳鸣、听力减退、意识错乱、视觉障碍，这些表现不罕见，尤其是老年人。免疫反应比如皮疹、发热、贫血、白细胞减少、肝毒性、过敏反应等，这些以前都有所报道。总而言之，药物不良反应使得奎尼丁治疗的患者30%以上被迫停药。地高辛、胺碘酮、维拉帕米之间有药物的相互作用，须对患者进行血浆药物水平监测。表4-7提供的是一些重要药物的相互作用。

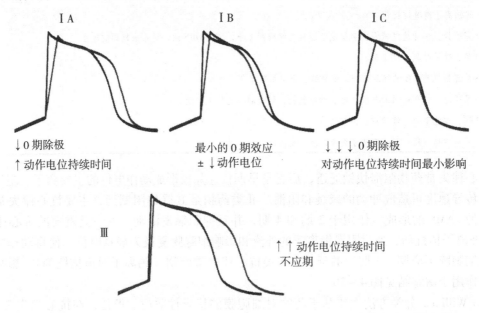

图4-30 Ⅰ类和Ⅲ类抗心律失常药物对细胞膜电位的影响。ⅠA类药物表现为中等程度的钠离子通道拮抗作用，轻度抑制0期除极和传导。ⅠA类药物也阻滞钾离子通道，延长动作电位和不应期

表4-7 抗心律失常药相互作用

药物	相互作用药物	影响
奎尼丁	地高辛	地高辛浓度↑
	Ⅰ类抗心律失常药	负性肌力影响和传导抑制↑
	β受体阻断药	低血压，负性肌力
	胺碘酮，索他洛尔	尖端扭转型室性心动过速（室速）
	利尿药	低血钾，尖端扭转型室速
	维拉帕米	奎尼丁浓度↑
	硝苯地平	奎尼丁浓度↓
	华法林	抗凝作用↑
普鲁卡因胺	H_2 受体阻断药	普鲁卡因胺浓度↑
	卡托普利	增强免疫效应
丙吡胺	其他Ⅰ类抗心律失常药	负性肌力影响和传导抑制↑↑，心肌抑制↑↑

药物	相互作用药物	影响
	抗胆碱能药	严重抗胆碱能作用
利多卡因	β 受体阻断药，H_2 受体阻断药，氟烷	减少肝清除率，毒性增加
美西律	苯妥英	肝酶诱导，血浆浓度↓
	丙吡胺	负性肌力作用
氟卡尼	β 受体阻断药，钙离子通道阻滞药	窦房结和房室结传导抑制
	其余负性肌力药	心肌抑制作用↑↑↑
	ⅠA 类或Ⅲ类药物	希氏束传导↓↓
普罗帕酮	类似于氟卡尼	氟卡尼浓度增加
	地高辛	地高辛浓度增加
索他洛尔	利尿药，ⅠA 类药物，胺碘酮	尖端扭转型室速危险↑↑
	吩噻嗪，三环类抗抑郁药	
胺碘酮	类似于索他洛尔	尖端扭转型室速危险或↓
	地高辛	地高辛浓度↑
	氟卡尼	氟卡尼浓度↑
	华法林	抗凝作用水平约增加 2 倍
多非利特	类似于索他洛尔，利尿药，ⅠA 或Ⅲ类药物，延长 Q-T 间期药物	尖端扭转型室速危险↑↑
	维拉帕米	血浆峰值浓度及尖端扭转型室速发生↑
维拉帕米	地高辛，β 受体阻断药	窦房结、希氏束和房室结功能障碍，心动过缓
	奎尼丁	负性肌力增强，奎尼丁浓度↑

普鲁卡因胺是一种多效药物，可以通过口服、静脉，甚至偶尔肌内注射。15mg/kg 负荷剂量后以 50mg/min 静脉维持可以达到血液浓度稳态（8～10μg/mL）。转换为口服药物之前，维持剂量为 1～4mg/min 或者 0.11mg/（kg·min）。静脉注射时可能由于其扩血管作用而引发低血压，因此必须根据患者的血流动力学耐受情况调整剂量。与奎尼丁不同，普鲁卡因胺并不增加地高辛浓度。不过，肾功能不全的患者药物清除显著减少。普鲁卡因胺有一些非心脏作用，包括引起消化系统和神经系统症状。另外，发热、皮疹、肌痛、手指血管炎和雷诺现象均有所报道。可能威胁生命的不良反应有全血细胞减少症和粒细胞减少症。一般是出现在使用普鲁卡因胺数天后的过敏或者超敏反应。20%～30% 的患者可能出现系统性红斑狼疮样症状，在长期服用普鲁卡因胺的患者有 60%～70% 血清学试验呈阳性。这种临床表现是可逆的，血清学的异常并不是停药的理由。

丙吡胺的抗心律失常效应与其他ⅠA 类药物相似，药物的清除主要通过肾，因此肾功能不全的患者需要减少药量，最常见的药物不良反应与副交感神经高度相关，如抗胆碱效应引起尿潴留、口感、便秘。老年患者、青光眼和前列腺肥大、重症肌无力患者不应该使用。在使用药物后的 48h 以内急性心力衰竭常见，特别是在一些有心力衰竭史的患者（55%）。

（二）Ⅲ类抗心律失常药物

Ⅲ类抗心律失常药物选择性阻滞延迟整流钾通道（IKr），逐渐延长动作电位，减缓心率。因此其表现出一种"反向按需调节"，也就是说，在心率相对较低时延长不应期。这使得在心率慢时，心肌对早期后除极的敏感性增加。表现出"反向按需调节"的抗心律失常药物在治疗快速型心律失常方面比用于转复窦性心律有效。因为Ⅲ类的"反向按需调节"作用，使得他可能在心率较慢时表现出致心律失常的作用。常见的Ⅲ类药物包括胺碘酮、阿奇利特、溴苄铵、多非利特、伊布利特、索他洛尔。

胺碘酮是一种碘化呋喃衍化物，有扩张冠状动脉和外周血管的作用。它的药物学特性和电生理学特性非常复杂。胺碘酮延长动作电位和不应期，一般被划分为典型Ⅲ类抗心律失常药物（阻滞钾通道）。

但是胺碘酮也阻滞钠离子通道，延缓 0 期动作电位产生，同时具有非竞争性 α 与 β 受体拮抗药和钙离子通道拮抗药（Ⅳ类）。另外，胺碘酮阻碍外周甲状腺氨酸（T_4）向三碘甲腺原氨酸（T_3）转化。胺碘酮含有大量碘（占总质量的38%），药物的许多药理学效应类似于甲状腺功能减退患者的临床表现。药物的代谢时间非常长，肾清除率非常低。胺碘酮的药物分布很广，有中等程度的和游走性的生物利用度，半衰期波动于 26～107d（平均50d）。药物呈脂溶性，可以沉积于各种组织，特别是脂肪含量比较高的组织（比如肝、肺、心脏、皮肤、脂肪组织），透析不能清除沉积药物。

（三）胺碘酮

胺碘酮用于治疗一大类的室性心律失常，特别适合在急性期静脉使用。药物成功转复取决于心律失常的类型、基础心脏病、患者基本情况和治疗随访时间。一般而言，胺碘酮疗效接近或者超过其他的抗心律失常药物，在60%～80%的室上性心律失常和40%～60%的室性心律失常有效。因为药物的半衰期非常长，组织分布非常广，理想负荷剂量还有一定的争议，但无论如何，医生一定要考虑患者心脏功能和心律失常类型。总的来说，室性心律失常患者至少需要在开始的 2～3 周每天口服 800～1 800mg。口服药物的起效时间需要数天，维持剂量为400mg/d。大多数接受胺碘酮长期治疗的患者无法耐受其不良反应，需要治疗 12～24 个月后减药。胺碘酮可以用于威胁生命的室性心律失常，且对其他药物反应欠佳时也可用于房颤治疗。静脉注射胺碘酮药物的起效时间在数小时以内。起始给予 150mg 静脉推注 10min 以上后，0.5～1.0mg/min 维持。与口服药物不同，静脉胺碘酮可以引起血管扩张和负性肌力作用（抗肾上腺素效应），因此需要严密监测。治疗室上性心律失常，使用相对较小剂量的负荷（400～800mg/d），随后每天的有效维持剂量为 100～200mg。考虑到胺碘酮的半衰期非常长，治疗效果好，顺应性佳，应给予患者小剂量的胺碘酮作为一线治疗。

胺碘酮长期治疗的不良反应发生率为50%～80%。不良反应发生是与剂量和使用时间相关的，因此必须给予患者密切随访以防治严重的不良反应（表4-8）。大多数不良反应可以在停药后得到逆转。胺碘酮引起的致心律失常的作用比较小，即使是在有威胁生命的心律失常、严重结构性心脏病和心室功能不全的患者。非心脏不良反应中肺毒性是最重要的（>15%），一般在治疗的前 30d 发生，很少一部分在 2～3 周就发生。发病机制还不是很清楚，但是可能与超敏反应和（或）药物过量，碘剂沉积于肺组织有关。肺毒性有 10% 的病死率，并且在治疗剂量 <400mg/d 时发生较少。患者出现呼吸困难、低氧血症、咳嗽、发热时应该有所怀疑并接受早期的筛查。弥漫性间质改变或者肺泡浸润是常见的异常胸片表现，镓扫描常呈阳性，高分辨 CT 扫描见充盈下降。治疗方面应考虑停止用药和支持治疗，激素治疗有很大争议。

表 4-8　胺碘酮的不良反应

可见不良反应	角膜微沉淀（95%），多数无症状
	视物模糊（6%～14%）
	可能有视神经炎
皮肤不良反应	光过敏（25%～75%）
	蓝到灰的皮肤脱色（5%～8%）
	皮疹
胃肠道不良反应	肝功能检验异常（50%）
	肝炎（3%）
	恶心、厌食、便秘
神经系统不良反应	周围神经病变（5%），震颤（30%）
	睡眠紊乱（25%）、肌病、头痛（14%）
心脏血管不良反应	症状性心动过缓（6%），房室传导阻滞
	心力衰竭（4%）
	心律失常（1%）

甲状腺不良反应	TSH 升高，T_3、T_4 异常（25%）
	症状性甲状腺功能减退（1% ~22%）、亢进（1% ~12%）
肺部不良反应	间质性肺炎（3% ~15%），ARDS

（四）伊布利特

伊布利特被认为是Ⅲ类抗心律失常药物，治疗房颤和房扑有效。其阻滞延迟整流钾通道，增加钠离子内向电流。伊布利特延长不应期时程而不影响传导，能快速终止房颤和房扑。在一项多中心研究，其治疗房扑的效果优于房颤，特别是在一些发作时间比较短且左心房大小正常的患者。主要的不良反应是多形性室性心动过速（尖端扭转型室速），报道发生率约为8.3%。伊布利特可以作为严密监护条件下电复率的替代方法。

（五）多非利特

多非利特是一种单纯的Ⅲ类抗心律失常药物，阻滞延迟整流钾通道。延长心房和心室不应期，增加心室颤动的阈值，表现"反向按需调节"，心脏负性肌力作用较小。多非利特对室性心律失常和房性心律失常有效，可以作为胺碘酮治疗的替代治疗。多非利特通过肝 CYP3A4 细胞色素系统代谢，大多数（80%）以活性状态排泄。药物的使用必须严密检测并根据肾功能调整剂量。

多非利特在治疗房颤或房扑有效，即使是在一些心室功能不全的患者。目前，多非利特被严格地在医院内使用。住院期间用药后，需要进行心电图 Q－T 间期和肌酐清除率的监测。不推荐与其他可能延长 Q－T 间期的药物联合使用。在使用多非利特前，其他的Ⅰ类或者Ⅲ类抗心律失常药物需要停用。不要与排钾利尿药联合使用，因为有可能诱发低钾、低镁血症，导致恶性心律失常，如尖端扭转型室速。该药可能与一些抗生素、抗真菌药、三环类抗抑郁药物、吩噻嗪类、维拉帕米有相互作用，避免同时使用。在使用多非利特前必须对患者的用药进行仔细的审查。同样索他洛尔也需要引起相同的重视。

（六）腺苷

腺苷拮抗腺苷酸环化酶，降低细胞内 cAMP 和钙离子电导。腺苷是生理性钙离子拮抗剂，使得窦房结和房室结受抑制。腺苷临床使用的指征包括窄 QRS 波室上性心动过速，以及没有明确诊断的宽 QRS 波室性心动过速。药物最大的优点是其超短的半衰期（<10s）。不良反应包括恶心、面部潮红、低血压、心动过缓、传导阻滞以及气管痉挛。腺苷效应可以被甲基黄嘌呤、咖啡因和茶碱阻滞。

（七）地高辛

治疗浓度的地高辛有直接和非直接的心脏作用。药物直接阻滞 $Na^+ － K^+ － ATP$ 酶，使得细胞内钠离子浓度增加，于是导致细胞内钙超载（通过 $Na^+ － Ca^{2+}$ 交换），心肌收缩能力增强，降低房室传导。地高辛非直接作用通过副交感神经自主调节系统起作用。地高辛提高心脏迷走神经张力，降低窦性心率，缩短心房不应期（增加房颤或房扑心房率），阻碍房室传导阻滞。地高辛通过间接阻滞房室结降低房颤和房扑患者的心室率。

药物主要通过尿液排泄，肾功能不全患者需要调节剂量。地高辛可以引起各种形式的心律失常，最典型的药物中毒表现为异位心律失常伴传出阻滞（原因是触发活动）。地高辛中毒最常见的心律失常是室性心动过速，比如二联律、交界区心率伴不同程度的窦房结和房室结抑制。

房颤的患者出现地高辛中毒可能表现为高度传导阻滞伴交界区心律，因此房颤病程中出现室性心律正常化应高度重视。少数情况下，可能出现交替性束支传导阻滞室性心动过速，或者窄 QRS 室性心动过速（图4－31）。临床上常常检测地高辛水平，但是在老年人、低钾血症、甲状腺功能低下的患者常常见其水平升高。地高辛中毒相关心律失常常规的治疗方法是停药、补钾/镁。有全身症状的地高辛中毒心律失常患者可以考虑使用苯妥英钠，出现威胁生命的心律失常患者可以考虑给予地高辛单克隆抗体治疗；出现有症状的心动过缓患者需要接受起搏治疗。

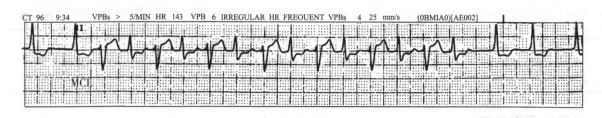

CT 96　9:34　　VPBs > 5/MIN HR 143　VPB 6 IRREGULAR HR FREQUENT VPBs　4 25 mm/s　　[0BMIA0][AE002]

图 4－31　洋地黄可诱导双向性室性心动过速和交替性束支传导阻滞的 QRS 波形态

四、心律失常机制

考虑到 Vaughan Williams 分类方法的缺陷，抗心律失常药物新的分类方法于 1991 年被采纳。这种新的分类方法关注心律失常的机制，包括识别可能作为抗心律失常药物治疗的靶点。如前面所述心律失常部分，心律失常可以被分为①自主性异常；②触发激动；③折返。4 期自发除极活动的异常或者细胞膜阈电位水平的异常均可以导致不稳定的自除极（图 4－32）。因此针对自除极，必须使用钙离子拮抗剂、β 受体阻断药或者降低膜电位水平，或者降低 4 期除极的速度（斜率）。触发活动导致的心律失常由后除极诱发，无论是早期除极还是晚期除极（图 4－33）。长 Q－T 间期相关的多形性室速（无论是药物诱发的还是原发的尖端扭转型室速）都被认为是早期除极所导致的，不过地高辛中毒相关室速被认为是晚期除极导致的（伴有钙超载）。使用儿茶酚胺类药物，缩短除极时程，缩短 Q－T 间期是治疗尖端扭转型室速的选择。

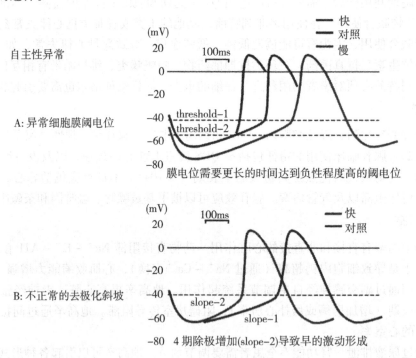

图 4－32　异常自律性源自于（A）细胞膜阈电位水平异常；（B）4 期自主除极异常

（A）异常降低的阈电位水平（threshold－2）导致比正常者（threshold－1）早期动作电位形成（导致心率增加）。而负性程度高的膜电位需要更长的时间达到阈电位，从而降低了心率；（B）4 期除极增加（slope－2）导致早的激动形成和较快的心率，与正常者（slope－1）差别很大

心律失常最主要的机制是折返；折返的条件包括：①适时的期前收缩；②折返环路异形组织部分单向阻滞且处于不应期；③冲动传播通过旁路途径；④传导速度非常缓慢，使得冲动能够通过原来处于不应期的环路部分（图 4－34）。总而言之，折返能被药物终止；可以是阻滞期前收缩的出现，或者是改变折返环的特性。钠离子通道拮抗药（ⅠA 类，Ⅰc 类）可以减缓冲动的传导或者阻滞。与 β 受体阻断药或者钙离子拮抗药（Ⅱ类和Ⅳ类）联合使用，可以消除期前收缩终止触发，或者造成折返环双相阻

滞。一些钠离子通道拮抗药和钾离子通道拮抗药增加组织不应期，使得环路冲动传导的前端到达此处组织时，该处正发生单向阻滞（图4－35）。以下是临床常用抗心律失常药物的作用机制。

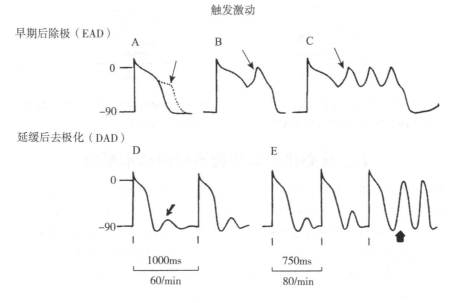

图4－33　触发活动由异常的细胞膜电位振荡引起，后者由此前的动作电位引起

早期后除极在细胞膜完成复极前的2相后期或者3相出现（A）。当细胞膜电位振荡达到阈电位，出现第二次除极（B）。重复出现的早期除极可能导致心动过速或者灌注损伤（C）。延迟后除极出现在3期或者4期的前段，此时细胞膜几乎完全复极（D）。晚期除极可能见于由地高辛中毒等造成心律失常，也见于儿茶酚胺依赖的房性和室性心动过速（E）

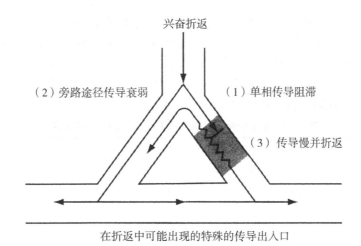

图4－34　折返的必要条件：（1）单相阻滞；（2）双径路；（3）传导"非常慢"，使冲动进入此前的不应期快径

抗心律失常药物对折返的效果

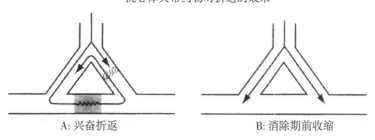

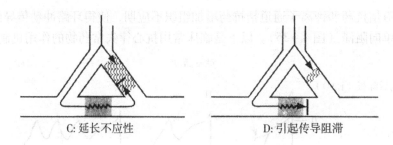

C: 延长不应性　　　　　　　　　D: 引起传导阻滞

图4-35 药物抗折返（A）的效果包括：（B）消除早期触发活动；（C）增加不应期并且使得激动恢复程度不充分；（D）环路内阻滞作用

五、抗心律失常药物治疗的基本原则

首先必须熟悉患者的基本情况和心律失常的病史。使用多重药物可能引起新的心律失常或者导致原来心律失常的加重。治疗方案必须具有整体性，考虑患者的许多自身因素，包括缺氧、电解质失调、心肌缺血、脓毒血症、心力衰竭、肾功能不全或者药物中毒等。患者的预后取决于基础心脏病和全身健康状况。对心律失常患者必须进行及时的诊断来决定使用抗心律失常药物的类型。对于室上性心律失常来说，最需要与室性心动过速或者预激导致的心动过速相鉴别。在治疗心律失常前就必须明了具体患者的治疗指征、治疗目标和治疗终点等。治疗心律失常最重要的指征是预防猝死，如室速、室颤以及偶尔见到的室上性预激心动过速。次要指征是减轻心律失常导致的症状。另外，医生必须搞清楚急性期终止心律失常和预防发作是不一样的。有时候达到治疗的终点或者预防发作是不大可能的。有时候，可以接受药物控制房颤心室率或者减缓室性心动过速，减轻症状的姑息治疗策略。

选择合理的心律失常治疗策略时需要考虑很多因素：①抗心律失常的药物有效性；②不良反应；③长期治疗安全性和有效性。药物的选择需要个体化。首先，根据心律失常的类型对药物进行筛评（表4-9）。具体药物的选择需要考虑到药物的心血管和非心血管不良反应。药物的不良反应包括：①主观症状；②器官毒性；③负性肌力作用；④致心律失常作用。另外，不能忽视药物之间的相互作用，特别是在重症患者接受多重治疗或者多重器官衰竭者的患者（表4-10）。最后，需要评估药物的长期治疗安全性和耐受性。每天1次或者两次的给药方案比较容易被接受。多次用药（每天3次或4次）顺应性欠佳，并且可能因为血浆药物浓度的变化而出现不良反应。

表4-9　基于心律失常发生机制建立的药物作用分类

心律失常	发生机制	药物作用	代表药物
	钠离子依赖性兴奋折返		
典型心房扑动	可激动间隙延长	传导和兴奋性下降	钠离子受体阻断药（IAIC类）
顺行性房室折返性心动过速			钠离子受体阻断药（IAIC类）
持续单形室性心动过速			钠离子受体阻断药
非典型心房扑动	可激动间隙变短	不应期延长	钾离子受体阻断药（胺碘酮、
折返性房性心动过速			索他洛尔）
心房扑动			奎尼丁，普鲁卡因胺，丙吡胺
单形、多形室性心动过速			溴苄铵
心室颤动			
	钙离子依赖性兴奋折返		
房室结折返性心动过速		传导和兴奋性下降	钙离子通道阻滞药
顺行性房室折返性心动过速			腺苷
维拉帕米敏感性室性心动过速			

心律失常	发生机制	药物作用	代表药物
	自律性		
不适当窦性心动过速	增加	4期复极化缩短	β受体阻断药
原发性室性心动过速			钠离子受体阻断药
异位房性心动过速	异常	舒张期起搏电流超极化	钙或钠离子受体阻断药
心室自主心律加快		4期复极化缩短	M$_2$受体激动药
		触发激动	
尖端扭转型室性心动过速	EADs	自主搏动持续时间缩短	β受体激动药和迷走神经抑制剂增加心率
洋地黄毒性	DADs	抑制EADs	β受体阻断药，镁离子
原发性室性心动过速		降低钙离子超载	钙离子、钠离子通道阻滞药
		抑制EADs	β受体阻断药，腺苷

注：EADs，早期后除极；DADs，延迟后去极化。

表4-10　疾病状态对抗心律失常药物药动学的影响

疾病或状况	影响
充血性心力衰竭	降低利多卡因、普鲁卡因胺和氟卡尼的清除率
肝病	降低利多卡因的分布容量
	降低利多卡因、丙吡胺、
肾病	苯妥英和β受体阻断药清除率
	降低普鲁卡因胺、氟卡尼、丙吡胺、
心肌梗死/缺血	溴苄铵和妥卡尼清除率
	降低普鲁卡因胺的清除率
	影响利多卡因和奎尼丁的蛋白结合

六、心律失常药物治疗的临床建议

（一）室上性心律失常

总的来说，室上性心动过速（supraventricular tachyarrhythmias，SVT）可以按照发病机制分为房室结依赖性或房室依赖性心动过速（图4-36）。房室结依赖性室上性心动过速以房室旁路为环路，比如房室结折返性心动过速（AV nodal reentrant tachycardia，AVNRT），或房室折返性心动过速（AV recipro-cating tachycardia，AVRT）。AVNRT是窄QRS波折返性心动过速最常见的类型，由房室结范围内两条功能活性通路参与折返形成。这种双径路由不应期时间较长的快径和不应期时间较短的慢径构成。典型的AVNRT中，一般是慢径前传，快径回传，心电图见短的VA间期。少数情况下，快径前传，慢径回传，被称为"快—慢型"（图4-37）。顺向AVRT是包含心房和心室的折返传导。传导的顺序是通过房室结前传，通过房室旁路（钠离子依赖性）回传。室上性心动过速常表现为心慌、焦虑、轻度头晕、胸痛、呼吸困难，少见昏厥。部分患者可能因为瓣膜病、心肌缺血或者心脏功能不全而出现血流动力学不稳定。

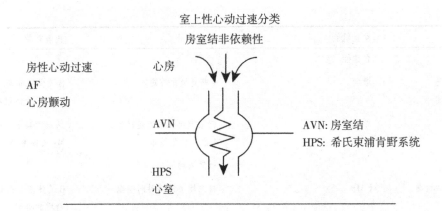

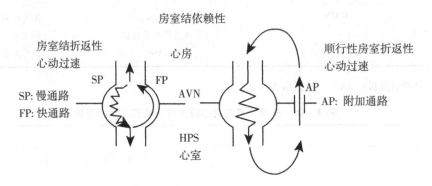

图 4-36 室上性心动过速机制有房室结依赖性和非房室结依赖性两类

非房室结依赖性的室上性心动过速并不需要房室结来维持心动过速，这就包括各种形式房性心动过速。房室结依赖性的心动过速利用房室结作为环路的一部分，阻滞房室结的冲动即可终止此类心律失常。这一类的心律失常包括房室结折返性心动过速（AVNRT）和房室折返性心动过速（AVRT）

  SVT 患者的急诊药物治疗方面，各种指南都首选腺苷，主要是该药物在诊断和治疗方面都具有独特的优势。腺苷使用过程中需要监护，尽管气管痉挛和室颤等不良反应比较少见，也需要常备心肺复苏装置。器官移植或者严重阻塞性肺部疾病的患者禁忌使用腺苷。血流动力学稳定的 SVT 患者可以使用维拉帕米（Ⅳ类）或 β 受体阻断药（Ⅱ类）（表 4-11）。药物复率 SVT 时，可以选择的二线药物包括普鲁卡因胺（classIA）或者伊布利特（class Ⅲ）。房室结不相关的室上性心律失常不需要房室结来维持心动过速。房颤、房扑或者房性心动过速是典型的房室结非依赖性心动过速。房室结阻断药（Ⅱ类，Ⅳ类）并不能够影响心律失常本身，但是可以减慢心室率，从而带来血流动力学和症状的改善。直接作用于细胞膜的药物，比如钠离子拮抗药或者钾离子拮抗药（Ⅰ、Ⅲ类）可作用于心房肌以及房室旁路（由心肌纤维构成）。这些药物在房性心动过速和室上性心动过速的急性期和稳定期治疗都是有效的。胺碘酮和索他洛尔有Ⅲ类药物作用，并具有阻断房室结效应，可用于治疗各种形式的室上性心动过速。

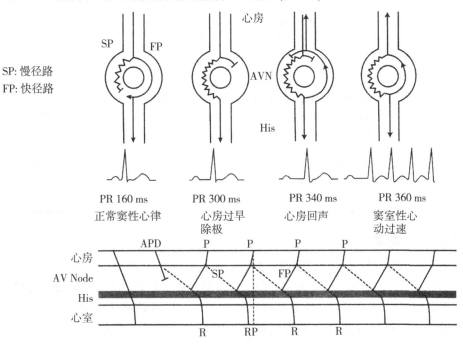

典型房室结折返性心动过速 (AVNRT)

SP: 慢径路
FP: 快径路

心房

SP　FP

AVN

His

| PR 160 ms | PR 300 ms | PR 340 ms | PR 360 ms |
| 正常窦性心律 | 心房过早除极 | 心房回声 | 窦室性心动过速 |

心房　　APD　　P　　P　　P　　P
AV Node　　　　SP　　FP
His
心室
　　　　　　R　　RP　　R　　R

图 4 - 37　展示的是典型的 AVNRT

房室结大致被分成双径路，慢径路（α）和快径路（β）。正常窦性心律，冲动通过快径传导。房性期前收缩被快径阻滞，兴奋通过慢径下传，导致长 P - R 间期。当慢径传导非常慢时有可能导致一次心房回传波（单个折返波形）。环路内进一步的慢传导可能诱发折返维持。低梯形图展示出在 AVNRT 过程中 RP 的关系。在典型的 AVNRT 过程中，冲动沿慢径下传快径回传。心房和心室几乎同时被平行激活，导致 VA 间期非常短

表 4 - 11　阵发性室上性心动过速的紧急药物治疗

药物	剂量	不良反应	注意事项
窄 QRS 综合波的规律心动过速			
腺苷	6mg 快速静脉推注，可以在 1 ~ 2min 再给 12mg	面部潮红，胸痛，低血压，房室传导阻滞和短暂心跳停止、支气管痉挛和心房颤动	注意心脏移植患者，因为心脏停滞时长，注意有气道高反应性患者
	超短半衰期（10s）	非持续性室性心动过速（少见）	
维拉帕米	5mg/3 ~ 5min 静脉注射，最大剂量可达 15mg	低血压，心脏传导阻滞，负性肌力作用	如果发生低血压，可用钙剂 1g 静脉推注当解药
备用药物 地尔硫䓬	0.25mg/kg 2min 静脉推注，可以重复用 0.35mg/kg 静脉推注 然后持续静脉滴注 5 ~ 15mg/h	低血压，心脏传导阻滞负性肌力作用	如果发生低血压，解药及用法同上
美托洛尔	5mg 2min 静脉推注，可以重复使用 3 次（15mg）	低血压、心脏传导阻滞心动过缓、负性肌力作用哮喘患者慎用	如果发生心动过缓，用 β 受体激动药（多巴胺/多巴酚丁胺/异丙肾上腺素）和胰高血糖素逆转心动过缓/低血压
艾司洛尔	200 ~ 500µg/kg 静脉推注 1min，然后 50 ~ 200µg/（kg·min），持续 4min	不良反应同上	处理方法同上

药物	剂量	不良反应	注意事项
普萘洛尔	0.15mg/kg 静脉推注 2min	不良反应同上	处理方法同上
室上性心动过速合并心房颤动及预激综合征 对以上药物可能无效，采用			
普鲁卡因胺	15～17mg/kg 按 50mg/min 静脉推注，然后静脉滴注 1～4mg/min 维持	低血压，QRS 波变宽，扭转型室性心动过速	注意低钾血症，在给药后需要 ECG 监护 4～6h
伊布利特	1mg 10min 静脉推注（体重＞60kg），或 0.01mg/kg 10min 静脉推注（体重＜60kg）	Q-T 间期延长，扭转型室速	注意事项同上

（二）室性心律失常

室性心律失常的治疗比较复杂。大多数结构性心脏病相关的室性心动过速（室速/室颤）与折返相关（无论是单形性还是多形性室速）。因为心肌的折返是钠离子依赖性的，所以Ⅱ类和Ⅳ类药物没有效果，只有直接细胞膜作用药物（Ⅰ、Ⅲ类）可以被考虑。经验性使用ⅠC类抗心律失常药物来压抑心肌梗死后室性异位心律可能导致病死率的增加。与之相对应的是，根据欧洲心肌梗死后胺碘酮研究（EMI-AT）和加拿大心肌梗死心律失常研究（CAMIAT），表明胺碘酮不增加心肌梗死患者的病死率。轻微心脏疾病患者原发的室性心动过速不在这些研究之列，包括右心室、左心室流出道室速或者维拉帕米敏感室速。Ⅱ类和Ⅳ抗心律失常药物可作为一线药物考虑。

（三）房颤/房扑

新发房颤/房扑患者可能出现血流动力学的失代偿和心力衰竭。这可能与心房停止工作、心脏不规则充盈和较快的心室率相关。治疗的主要目标是控制心率，β受体阻断药是急诊控制心率的常用药物，包括艾司洛尔、美托洛尔、普萘洛尔。慢性阻塞性肺部疾病、急性心力衰竭和心动过缓/传导阻滞的患者在使用β受体阻断药时需要非常小心。地高辛在房颤和房扑急性期控制心室率的效果比较差。

心率控制后，可考虑给予患者抗心律失常的药物治疗以转复窦性心律并防止复发（图4-38）。没有结构性心脏病的患者，可以给予氟卡尼、普罗帕酮或者索他洛尔作为一线治疗。如果一线治疗药物失效或者不能耐受，可以考虑给予二线药物如胺碘酮或多非利特。

一般不建议使用ⅠA类抗心律失常药物，主要是基于其有效性和不良反应的考虑。丙吡胺和氟卡尼适合于迷走神经介导的房颤，而β受体阻断药和索他洛尔适合于交感神经相关的心律失常。很多研究支持心力衰竭患者可考虑使用胺碘酮和多非利特。冠心病患者可以使用索他洛尔，因为其有β受体阻断药作用。低血压不伴有左心室功能不全的患者可以使用氟卡尼或者普罗帕酮作为一线治疗，因为它们不会延长除极和Q-T间期。胺碘酮适合用于严重左心室肥厚的患者，因为肥厚的心脏有发生室性心律失常的倾向。

对于很多房颤的患者，控制心室率是比较现实的办法，不是所有的患者都需要转复窦性心律。AF-FIRM 研究评价了长期的心率控制（控制心室率低于80次/分）和节律控制（维持窦性心律）的比较结果。心率控制包括使用地高辛、β受体阻断药和（或）钙离子拮抗药房室结阻滞，而胺碘酮、普罗帕酮、索他洛尔则一般被用于转复窦性心律。两种治疗策略的病死率没有差别。房颤维持患者的血栓栓塞率是没有房颤患者的5倍，有风湿性瓣膜病的患者危险性则大幅度增加。无论是采用药物复率还是电复率，之前都必须给予患者足够的抗凝治疗。抗凝目标是维持 INR 于 2～3，时间为复律前3周，复律后4周。脑梗死风险较大和 CHADS 积分（C，心力衰竭；H，高血压；A，年龄＞75岁；D，糖尿病；S，脑梗死或短暂性脑缺血发作病史）比较高的患者需要接受长期抗凝。

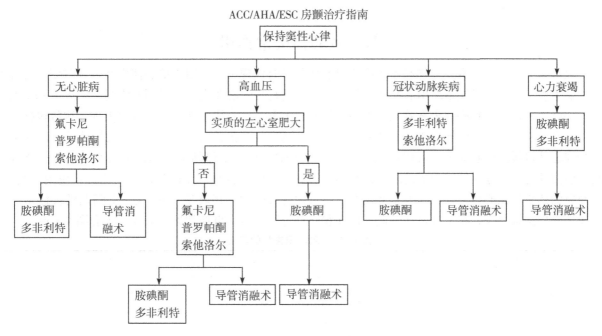

ACC/AHA/ESC 房颤治疗指南

图 4 – 38 ACC/AHA/ESC 2006 房颤治疗指南来自美国心脏病学会/美国心脏医师学会和欧洲心血管病学会专家委员会的报告

七、治疗指南

必须对患者抗心律失常药物治疗方法进行评估。对于非致死性心律失常，根据临床表现和血浆药物浓度对抗心律失常治疗方法进行评估是比较合理的。但是，根据自己的经验进行的室性心律失常的经验治疗是有一定风险的，特别是在一些比较危重的有器质性心脏病的患者。对这些患者进行心脏和心电生理学的评估是非常必要的。

根据血药浓度进行药物剂量的调整有一定的意义，但也有一定的局限性，因为只有很少一部分口服抗心律失常药物可以在实验室进行常规浓度检测。而血浆药物浓度水平并不能够反映其在个体的电生理学活性，比如治疗剂量以下的奎尼丁就能够在部分患者表现出电生理学活性。而且，血浆药物水平的检测并没有考虑到药物活性代谢产物的电生理学特性，比如普鲁卡因胺是ⅠA类抗心律失常药物，而其肝的主要代谢产物 NAPA，表现出Ⅲ类抗心律失常的作用。检测普鲁卡因胺 + NAPA 的方法可能非常不准确，临床测定的活性是ⅠA类联合Ⅲ类抗心律失常药物的结合值。对于一些肾功能不全或者肝高代谢的患者（形成不成比例的 NAPA 高水平），普鲁卡因胺 + NAPA 的方法高估了ⅠA类药物的效果。但是"联合水平"检测可以用于估计普鲁卡因胺治疗不良反应的风险。除了血浆水平的检测以外，心电图检查也是监测抗心律失常药物治疗不良反应的有用辅助检查。

药物效应的心电图表现比较直观。P – R 间期主要由房室结传导时间决定，因此 β 受体拮抗药和钙离子拮抗药（Ⅱ类或Ⅳ类）的效应可由此体现。QRS 波的宽度反映的是浦肯野纤维网和心室肌细胞冲动的传导。心肌细胞动作电位和特殊传导系统都是钠离子依赖性的。因此钠离子通道拮抗药（Ⅰ类）可影响 QRS 波的宽度。Q – T 间期代表动作电位除极和复极的时间，主要受到钾离子拮抗药的影响（Ⅲ类）。ⅠA类药物除了有钠离子通道拮抗药，还有钾离子通道拮抗药的特性，其联合的作用是使得 QRS 波增宽和 Q – T 间期延长。Ic 类是最有力的钠离子通道拮抗药，抑制 0 期除极速度和冲动在钠离子依赖的组织传导速度（心室肌和浦肯野纤维网），心电图上体现在 QRS 波的增宽和（或）束支传导阻滞，而没有心室复极的异常。钾离子通道拮抗药（Ⅲ类）引起 Q – T 间期的延长，而Ⅱ类和Ⅳ类药物影响房室结传导，并延长 P – R 间期。使用 Holter 或者运动心电图评估抗心律失常药物治疗的标准常有一些差异。要被认为是有效的药物，需要能够消除所有的持续性心律失常，90%以上的二联律和50%以上的室性和房性期前收缩。有创电生理学检测来评价药物的效果和致心律失常的效果不是本章节讨论的内容，一般患者也不常用。

八、致心律失常作用

致心律失常作用常常在药物起始治疗或者变换剂量时体现出来。因为抗心律失常药物改变了心脏组织的电生理学特性，可能最终引起心律失常的发生。药物导致心律失常的机制非常复杂，表4-12列举了一些已经被证实的致心律失常效应。出现新的心律失常是致心律失常的一项重要表现。这就包括，从非持续性的心律失常发作转变为持续性的心动过速，诱发尖端扭转型室速伴Q-T间期延长，出现传导阻滞和心动过缓。致心律失常可以体现为既有心律失常恶化，发作频率增加，更快心率、更长持续时间、血流动力学不稳定等。很少情况下，有的心律失常无法被转复，无论是使用药物还是使用电复率。最经典的药物所致心律失常就是ⅠA类或者Ⅲ类药物相关的尖端扭转型室速。Q-T间期延长伴多形性室速多与后除极相关，在低钾血症、低镁血症和心动过缓的时候更加常见（表4-13和图4-39）。

表4-12 致心律失常的定义

先前的心律失常恶化	新的心律失常的发展
心律失常的频率和复杂性上升	由非持续性的向持续性心律失常的转变
由非持续性的向持续性发作的转变	尖端扭转型室性心动过速，多态的室性心动过速
心律失常特征的变化	室上性心动过速
心率更快，持续时间更长	诱导传导阻滞/抑制逃逸位点
连续反复发作	心动过缓，窦房结功能障碍，房室传导阻滞，希氏束传导阻滞
更难终止	以上全部
药物使"隐匿"性心律失常发作	

表4-13 能引起Q-T间期延长和尖端扭转型室性心动过速的药物

药物	范例
抗心律失常药	ⅠA或Ⅲ类药物
抗真菌药	氟康唑，伊曲康唑，酮康唑
抗组胺药	阿司咪唑，苯海拉明，特非那定
抗生素类药	红霉素，甲氧苄啶，磺胺类药物
抗疟药/抗原生动物药	氯喹，甲氟喹，喷他脒，奎宁
胃肠道药	西沙必利
精神病药	氟哌啶醇，微量锂盐噻嗪，三环类抗抑郁药
其他	金刚烷胺，水合氯醛，吲达帕胺，普罗布考，他克莫司，罂粟碱加压素，可卡因，苄普地尔

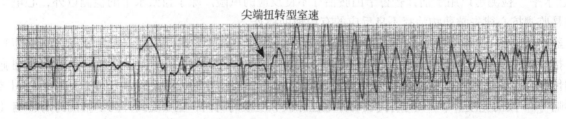

尖端扭转型室速

图4-39 尖端扭转型室速（tdp）是以Q-T间期延长为特征的多形性室速，房颤伴Q-T间期延长为基础心率，一小段序列后PVC（箭头所示）引起tdp

所谓致心律失常作用，最常见的表现是房颤和房扑的治疗过程中出现心室率的增快（图4-40）。在使用ⅠA或ⅠC类抗心律失常药物前，使用药物充分阻滞房室结是非常必要的。因为钠离子通道拮抗药阻滞心房冲动的发生并向房室结传导，对房室结的传导能力没有抑制，所以导致房室结前向传导增加。另外，ⅠA类药物的抗迷走神经作用可能加快房室结传导。

药物的致心律失常作用主要表现在最新使用某种药物或者改变剂量时。但是，有些药物非常小剂量时表现出急性特异质反应，特别是ⅠA和Ⅲ类药物。药物的致心律失常作用常常受到药动学、药物代谢、患者本身情况（新发的心肌梗死或缺血）、其他药物重要不良反应、电解质失调、心率改变（按需依赖性和反按需依赖性）影响。有报道认为一些患者药物诱发的心律失常作用高达30%~40%，可能被目前的心律失常、个体用药、患者自身心律失常风险等特征所影响。meta分析显示ⅠA类药物增如心肌梗死后患者心律失常治疗后的病死率（图4-41），而Ⅱ类和Ⅲ类药物减低病死率。

可以根据患者的临床危险因素判断患者出现药物所致心律失常的风险（表4-14）。没有结构性心脏病且没有出现威胁生命心律失常的患者，发生药物所致心律失常的可能性比较小；而在那些有结构性心脏病且心室功能不全的患者，出现持续性室性心动过速时发生药物所致心律失常的可能性非常大（图4-42）。多种药物治疗的住院患者且合并多器官疾病时，医生在使用抗心律失常药物时，必须考虑药物的"风险-益比"。给予高危患者使用药物时应该密切监护。负荷试验时，可能诱发药物所致心律失常，其机制是刺激了交感神经或者心率加快，导致"按需依赖作用"效应发生。

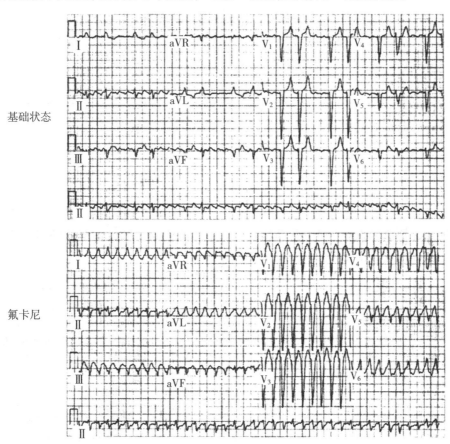

图4-40 在心房扑动的抗心律失常治疗中心室率的加快

基准节奏是心房扑动与2：1和4：1交替的房室传导。心房扑动的周期长度是200ms（300/min）和平均心室率为91/min。氟卡尼是一个强有力的Na^+通道阻滞药并在心房折返时减慢传导速度。心房扑动的药物周期长度是270ms（222/min）。心室率的反应是难以置信地加速到房室传导比为1：1（房扑率为222/min）

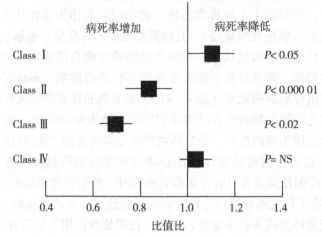

图4-41　心肌梗死后患者抗心律失常治疗后病死率的meta分析

II类（β受体阻断药）和III类（如胺碘酮）药物降低病死率。I类和IV类抗心律失常药物增加病死率

表4-14　发生心律失常的危险因素

心室功能下降
电解质紊乱
肝、肾功能障碍，多器官功能不全
大剂量抗心律失常药物
多种药物的相互作用

表4-15展示的是常用的抗心律失常药物和他们主要的代谢途径（主要是肝细胞色素系统）及清除途径，常用剂量和常见不良反应（表4-15）。

表4-15　常用抗心律失常药物

药物	给药途径	药动学	剂量	不良反应
奎尼丁	PO 或 IV	生物利用度70%~80% CYP3A4 $t_{1/2}$6~8h 治疗浓度2~6mg/L	硫酸奎尼丁：300~400mg，q4~6h，PO 奎尼丁葡萄糖酸盐：324~648mg，q8h，PO 或 IV； 0.25mg/（kg·min），最大10mg/kg	胃肠道不适，低血压 肝功能损害，Q-T 间期延长，多形性室性心动过速
普鲁卡因胺	PO 或 IV	生物利用度75%~90% N-乙酰转移酶/CYP2D6 肾消除 $t_{1/2}$2~8h 治疗浓度4~15mg/L	PO：50mg/（kg·d） IV：起始负荷剂量为15~17mg/kg；然后1~4mg/min维持	胃肠道不适，低血压，狼疮，Q-T间期延长，扭转型室速
丙吡胺	PO	生物利用度70%~95% CYP3A4 肾消除 $t_{1/2}$4~10h 治疗浓度2~6mg/L	PO：400~800mg/d，分次	眼干燥症，嘴唇干燥，尿潴留，低血压，QT间期延长，扭转型室速

药物	给药途径	药动学	剂量	不良反应
利多卡因	IV	生物利用度20%～40% CYP3A4/CYP2D6 $t_{1/2}$1～3h 治疗浓度2～5mg/L	IV：1～1.5mg/kg 起始负荷剂量，然后1～4mg/min维持	中枢神经系统毒性
美西律	PO	生物利用度80%～90% CYP2D6/CYP1A2 $t_{1/2}$6～17h 治疗浓度4～10mg/L	PO：200～400mg，q8h	中枢神经系统毒性，周围神经病变
氟卡尼	PO	生物利用度70%～90% CYP2D6 肾消除 $t_{1/2}$7～22h 治疗浓度0.3～2.5mg/L	PO：40～200mg，q12h	药物依赖性，抑制心肌搏动，房室传导阻滞，室性心律失常
普罗帕酮	PO	生物利用度12%～23% CYP2D6/CYP3A4/CYP1A2 $t_{1/2}$5～8h 治疗浓度未知	PO：150～300mg，q8h	药物依赖性，抑制心肌搏动，房室传导阻滞，支气管痉挛
胺碘酮	PO 或 IV	生物利用度30%～70% CYP3A4/CYP2C8 $t_{1/2}$20～100d 治疗浓度1～2.5mg/L	PO：800～1 200mg/d，分次，到总量10g，然后200～400mg/d维持 IV（房性）：20min内负荷剂量150mg，然后1mg/min持续6h，再以0.5mg/min维持6h IV（室性）：300mg静脉推入，然后150mg静脉滴注，1mg/min持续6h，再以0.5mg/min维持	中枢神经系统毒性，角膜微沉淀，甲状腺功能亢进或减退，肺纤维化，心脏传导阻滞，Q－T间期延长，肝炎，胃肠道不适，光敏感性
索他洛尔	PO	生物利用度90%～95% 肾消除 治疗浓度未知	PO：40～160mg，q12h	Q－T间期延长，扭转型室速
多非利特	PO	生物利用度85%～90% CYP3A4 肾消除 治疗浓度未知	PO：125～500mg，q12h	Q－T间期延长，扭转型室速
伊布利特	IV	生物利用度100% β－氧化 治疗浓度未知	IV：0.01mg/kg，10min，10min后如果心律失常没有终止应重复	Q－T间期延长，扭转型室速

注：药动学：概述药物代谢作用和清除途径；$t_{1/2}$：药物排泄半衰期；PO：口服；IV：静脉注射。

九、新药研发研究

阿奇利特是一种新型Ⅲ类药物，阻断快速和慢速延迟整流钾通道（IKs 和 IKr）。药物可能诱发频率依赖性的不应期延长和Q－T间期延长，而并不引起"反按需效应"。除了阻断滞钾离子通道外，阿奇利特可能阻断α和β受体。研究针对阿奇利特对房颤、室上速复发的预防效应。除了胺碘酮、索他洛尔、多非利特，该药物是Ⅲ类抗心律失常药物的替代药物。

决奈达隆的结构和作用机制都与胺碘酮相似，其未碘化，亲脂性比胺碘酮低。它也是钾离子、钙离子和钠离子通道拮抗药，同样有 α 和 β 受体阻断药的作用，可扩张冠状动脉。有研究关注决奈达隆在房颤和房扑的治疗效果。与胺碘酮相似的是，接受决奈达隆治疗者心电图发生一定的变化，包括剂量依赖性的 P - R 间期延长和 QTc 的延长。DAFNE 研究（电复率后决奈达隆对房颤的治疗）关注阵发、单发房颤和继发于结构性心脏病的房颤患者接受决奈达隆治疗的效果。研究的主要结果是与安慰剂相比，决奈达隆治疗（800mg/d）使得房颤再发的中位时间明显延长。决奈达隆最常见的不良反应包括腹泻、恶心、呕吐、消化道炎症。EURIDIS 研究（欧洲房颤和房扑转复后决奈达隆维持窦性心律的研究）和 A - DONIS 研究（美国 - 澳大利亚决奈达隆维持房颤和房扑患者转复后窦性心律的研究）收集了一般情况相似的一批患者。两项研究结果表明，决奈达隆延长房颤和房扑患者转复后第一次复发的时间，但是，没有一项研究在病死率方面有优势。决奈达隆降低房颤患者的心血管事件的发生率，但是增加严重心力衰竭患者的病死率。与其他药物（氟卡尼、普罗帕酮和索他洛尔）相比，决奈达隆应该接受更多有效性和安全性的研究。

在研的治疗房颤的另外一种药物是 vernakalant，是一种 Ⅲ 类抗心律失常药物，阻滞内向钠离子通道，后者是动作电位快速除极的主要离子，因此使得动作电位传播速度和组织激动受到抑制。另外，vernakalant 阻滞超速驱动的延迟整流钾通道，尤其是心房组织，从而延长心房动作电位，增加不应期，而不会影响心室除极，不会增加室性心律失常的出现 overnakalant 的半衰期非常短（2 ~ 4h），通过肝细胞 CYP2D6 代谢。

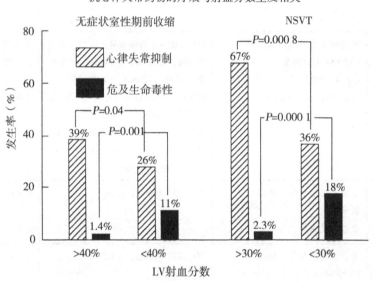

图 4 - 42　致心律失常作用与心室射血分数和目前的心律失常呈负向关系

轻微结构性心脏病且偶发心律失常、左心室射血分数高的患者发生心律失常的风险比较低，且发生威胁生命的毒性的可能性比较小。左心室射血分数较低（＜30%），发生过威胁生命的心律失常患者（非持续性室速），将来发生药物相关心律失常的可能性是非常大的

房颤转复研究工和 Ⅱ（ACT Ⅰ 和 Ⅱ）是对新近反复房颤患者接受静脉 vernakalant 转复的 3 期研究。静脉和口服治疗中常见的不良反应是味觉障碍、感觉异常、打喷嚏、恶心、咳嗽、瘙痒、低血压。需要更多的研究来关注慢性房颤、心力衰竭、急性冠状动脉综合征、长 Q - T 间期、心动过缓患者的具体情况。

十、小结

　　抗心律失常药物的使用原则应基于对药物的生物学效应和心律失常机制的充分认识。本章节为抗心律失常药物的临床方案进行了系统梳理。根据临床信息和电生理学资料获得的心律失常信息有利于心律失常的早期诊断。有效的药物治疗需要在对心律失常机制理解的基础上，认知心律失常本身的干预靶点，选择作用机制最合适的药物。随后，对心血管和非心血管不良反应进行评估以及时发现药物不良反应和不良耐受性，希望对个体选择最佳的治疗方案。

（任　勇）

第五章

心脏瓣膜病

第一节　概述

心脏瓣膜病（valvular heart disease，VHD）是指由于先天性发育畸形或各种获得性病变（如风湿性、退行性、感染等）引起心脏瓣膜（瓣叶、腱索及乳头肌）和（或）周围组织发生解剖结构或功能上的异常，造成单个或多个瓣膜急性或慢性狭窄和（或）关闭不全，导致心脏血流动力学显著变化，并出现一系列的临床表现。我国的心脏瓣膜病主要属风湿性，但近几年老年性退行性瓣膜病，特别是钙化引起的主动脉瓣狭窄和二尖瓣反流的发病率有所增加。

瓣膜病的诊断主要依靠临床评价和心脏超声。心脏听诊发现杂音往往是诊断瓣膜病的第一步；任何有病理性杂音的患者都应进一步行心脏超声检查以明确或除外瓣膜病的诊断；对于确诊瓣膜病的患者，还应进一步评价病变的严重程度、随访病变进展、手术时机和手术风险、预防心内膜炎。

（任　勇）

第二节　二尖瓣狭窄

一、病因和病理

大多数二尖瓣狭窄（mitral stenosis，MS）是由风湿性心脏病（风心病）所致，60%的单纯 MS 的患者有风湿热病史，而40%的风湿性心脏病患者最终发展为 MS，女∶男为 2∶1。主要病理改变是瓣膜交界粘连，瓣叶增厚，瓣口变形和狭窄，腱索缩短融合，病程后期出现钙化，瓣叶活动受限。病变分为：①隔膜型：瓣体无病变或病变较轻，弹性及活动尚可；②漏斗型：瓣叶增厚和纤维化，腱索和乳头肌明显粘连和缩短，整个瓣膜变硬呈漏斗状，活动明显受限。常伴不同程度的关闭不全。瓣叶钙化进一步加重狭窄，甚至呈孔隙样，可引起血栓形成和栓塞。

退行性 MS 的发生呈上升趋势，主要病变为瓣环钙化，多见于老年人，常合并高血压、动脉粥样硬化或主动脉瓣狭窄。单纯瓣环钙化导致二尖瓣反流较为多见；当累及瓣叶增厚和（或）钙化时瓣叶活动受限导致 MS；但无交界粘连，且瓣叶增厚和（或）钙化以瓣叶底部为甚，不同于风湿性 MS 以瓣缘为主。先天性 MS 较少见，主要是瓣下狭窄。其他少见病因如结缔组织病（系统性红斑狼疮等）、浸润性疾病、心脏结节病、药物相关性瓣膜病等，表现为瓣叶增厚和活动受限，极少有交界粘连。

二、病理生理

正常二尖瓣质地柔软，二尖瓣瓣口面积（mitral valve area，MVA）约 $4\sim6cm^2$。当 MVA 减小至 $1.5\sim2.0cm^2$ 时为轻度狭窄；$1.0\sim1.5cm^2$ 时为中度狭窄；$<1.0cm^2$ 时为重度狭窄。狭窄使舒张期血流由左心房流入左心室受限，左心房压力（left atrium pressure，LAP）增高，左房室之间压差增大以保持正常的心排血量；LAP 增高可引起肺静脉和肺毛细血管压升高，继而扩张和瘀血。当 MVA $>1.5cm^2$ 时，患者静息状态下无明显症状；但在跨二尖瓣血流增多或舒张期缩短（体力活动、情绪应激、感染、妊娠、心房颤动（atrial fibrillation，AF）可导致 LAP、肺静脉和肺毛细血管压升高，出现呼吸困难、咳嗽、发绀，甚至急性肺水肿。随着 MS 不断加重，静息状态下心排血量也降低，运动后心排血量不增加，肺小动脉反应性收缩痉挛，继而内膜增生、中层肥厚，导致肺动脉压上升，肺血管阻力升高，机体通过增加肺泡基底膜厚度、增加淋巴引流、增加肺血管内皮渗透率等机制来代偿肺血管病变，维持较长的时间内的无症状或轻微症状期。但是长期的肺高压可致右心室（right ventricle，RV）肥厚、扩张，最终发生右心室衰竭，此时肺动脉压有所降低，肺循环血流量有所减少，肺瘀血得以缓解。此外，左心房（left atrium，LA）扩大易致 AF，快速 AF 可使肺毛细血管压力上升，加重肺瘀血或诱发肺水肿。

三、临床表现

（一）症状

风心病 MS 呈渐进性发展，MVA 减小速度约 $0.09 \sim 0.32 cm^2/$年。早期为一较长（20～40 年）的缓慢发展期，临床上症状隐匿或不明显；病程晚期进展迅速，一旦出现症状，10 年左右即可丧失活动能力。无症状的 MS，十年生存率 > 80%；而一旦出现严重症状，10 年生存率仅为 0～15%；伴有重度肺高压的 MS，平均生存时间不足 3 年。死亡原因中充血性心力衰竭约占 60%～70%，体循环栓塞 20%～30%，肺栓塞 10%，感染 1%～5%。临床症状主要由低心排血量和肺血管病变所致，包括：疲乏、进行性加重的劳力性呼吸困难、急性肺水肿（活动、情绪激动、呼吸道感染、妊娠或快速 AF 时可诱发）、夜间睡眠时及劳动后咳嗽、痰中带血或血痰（严重时咯血，急性肺水肿时咳粉红色泡沫样痰）、其他（胸痛、声嘶、吞咽困难）；右心室衰竭时可出现食欲减退、腹胀、恶心等症状；部分患者以 AF 和血栓栓塞症状起病。

（二）体征

二尖瓣面容即两颧呈紫红色，口唇轻度发绀，见于严重狭窄，四肢末梢亦见发绀。儿童患者可伴心前区隆起；胸骨左缘处收缩期抬举样搏动；胸骨左缘第 3 肋间心浊音界向左扩大，提示肺动脉和右心室（RV）增大。

心脏听诊：典型发现为局限于心尖区的舒张中晚期低调、递增型的隆隆样杂音，左侧卧位时明显，可伴有舒张期震颤；心尖区第一心音（S1）亢进，呈拍击样；80%～85% 的患者胸骨左缘第 3～4 肋间或心尖区内侧闻及紧跟第二心音（S2）后的高调、短促而响亮的二尖瓣开瓣音（opening snap，OS），呼气时明显，是隔膜型狭窄的前叶开放时发生震颤所致。存在 OS 和拍击样第一心音，高度提示瓣膜仍有一定的柔顺性和活动力，有助于诊断隔膜型 MS；肺高压时，肺动脉瓣区第二心音（P2）亢进、分裂；肺动脉扩张造成相对性肺动脉瓣关闭不全时，可闻及 Graham－Steel 杂音，即胸骨左缘第 2～4 肋间的高调、吹风样、递减型的舒张早中期杂音，沿胸骨左缘向三尖瓣区传导，吸气时增强；合并三尖瓣关闭不全时，可在三尖瓣区闻及全收缩期吹风样杂音，吸气时明显，如 RV 显著增大，此杂音可在心尖区闻及。

四、辅助检查

（一）X 线检查

左心缘变直，肺动脉主干突出，肺静脉增宽，右前斜位钡剂透视可见扩张的左心房（LA）压迫食管。LA 和 RV 明显增大致后前位片心影右缘呈双重影，肺门影加深，主动脉弓较小。左心室（LV）一般不大。左心房压力（LAP）达 20mmHg 时，中下肺可见 Kerley B 线。长期肺瘀血后含铁血黄素沉积，双下肺野可见散在点状阴影。老年患者常有二尖瓣钙化。

（二）心电图检查

P 波增宽且呈双峰形，提示 LA 增大；合并肺高压时，显示 RV 增大，电轴右偏；晚期常有 AF。

（三）超声心动图检查

1. 超声心动图表现 风心病 MS 者二维超声显示瓣膜增厚变形（图 5 - 1），回声增强，交界粘连，瓣膜开放受限，早期主要累及瓣缘及交界，瓣体弹性尚可，短轴瓣口呈鱼口状；长轴前叶开放呈圆顶状或气球样，后叶活动受限；晚期整个瓣叶明显纤维化、钙化，瓣膜活动消失，瓣膜呈漏斗状，腱索乳头肌也增粗粘连、融合挛缩。

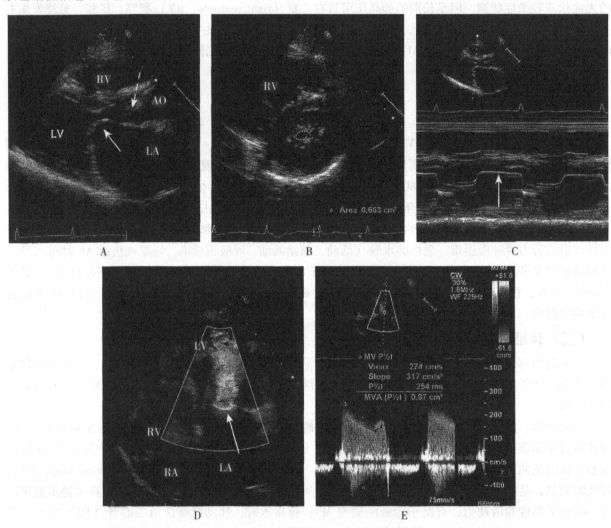

图 5 - 1 风湿性二尖瓣狭窄的超声心动图表现

A. 胸骨旁左室长轴切面二维图像显示左房增大，二尖瓣增厚，舒张期开放受限，前叶体部呈气球状膨出（实线箭头）；该患者同时合并主动脉瓣狭窄，可见主动脉瓣增厚（虚线箭头）；B. 二尖瓣短轴切面显示交界粘连，瓣口狭小，开放呈鱼口状，二维描记 MVA 为 0.7cm²；C. 经瓣口的 M 型超声显示瓣叶开放呈典型的城墙垛样改变；D. 心尖四腔心切面 CDFI 显示舒张期跨二尖瓣的高速射流，左房面可见血流汇聚现象（箭头所示）；E. CW 二尖瓣血流频谱显示跨瓣血流速度升高，根据 PHT 估测瓣口面积为 0.87cm²；AO：主动脉；LA：左心房；LV：左心室；RA：右心房；RV：右心室

彩色多普勒血流显像（color doppler flow imaging，CD - FI）可见舒张期经二尖瓣口的细束的高速射流，在 LA 侧可出现血流汇聚，在 LV 侧出现五色镶嵌的湍流。二尖瓣口脉冲多普勒（pulse wave，PW）呈舒张期湍流频谱特征；连续多普勒（continous wave，CW）显示舒张期跨瓣峰值流速（Vmax）升高，压力减半时间（pressure half - time，PHT）延长，跨二尖瓣峰值压差（peak pressure gradient，PPG）及平均压差（mean pressure gradient，MPG）升高。

其他间接征象包括：LA 增大，合并 AF 更加明显；LA 内血流淤滞，自发显影呈云雾状或伴血栓形成。TEE 对检测 LA 自发显影及血栓更敏感。左心室（left ventricle，LV）内径正常，或因充盈不足而偏小，收缩活动正常。由三尖瓣反流估测肺动脉收缩压（pulmonary arterial systolic pressure，PASP）明显升高，可伴右房室和肺动脉扩张。

2. MS 的定量评估和分级（表 5-1） 常用的定量指标包括二维直接描记 MVA、MPG 及 PHT，二维直接描记 MVA 是首选指标；还应结合瓣膜的形态及活动度、LA 扩大程度、肺动脉压等指标综合判断。

表 5-1 二尖瓣狭窄严重程度分级

	轻	中	重
MPG（mmHg）	<5	5~10	>10
PASP（mmHg）	<30	30~50	>50
MVA（cm²）	>1.5	1.0~1.5	<1.0

五、诊断与鉴别诊断

典型的心脏杂音及超声心动图表现可明确诊断。超声有助于与各种原因导致的功能性 MS、LA 黏液瘤、三尖瓣狭窄以及原发性肺高压鉴别。

六、并发症

（一）心律失常

房性心律失常最多见，晚期多合并持久性 AF。AF 可降低心排血量，诱发或加重心力衰竭，并改变杂音的强度。

（二）充血性心力衰竭和急性肺水肿

见于 50%~75% 的患者，为本病的主要死亡原因。急性肺水肿是重度 MS 的急重并发症，多见于剧烈体力活动、情绪激动、感染、突发心动过速或快速 AF、妊娠和分娩时。

（三）栓塞

以脑栓塞最常见，亦见于外周，80% 有 AF。栓子多来自左心耳。右心房来源的栓子可造成肺栓塞或肺梗死。

（四）肺部感染

肺静脉压增高及肺瘀血导致易发肺部感染，并可诱发心力衰竭。

（五）感染性心内膜炎

较少见。

七、治疗

（一）随访

无症状的重度 MS、经皮球囊二尖瓣扩张术（percutaneous balloonmitral commissurotomy，PBMC）术后患者应每年临床随访和心脏超声检查，一旦出现症状应及早手术/介入干预；中度 MS 每 1~2 年随访心脏超声；轻度 MS 每 3~5 年随访心脏超声。

（二）药物治疗

避免过度的体力劳动及剧烈运动；青少年患者应控制风湿活动；控制心衰；合并 AF 时，控制室率及抗凝治疗，狭窄解除前复律效果差。窦性心律如有血栓病史、发现 LA 血栓、LA 明显扩大（>50mm）或经食管超声心动图（transoesopheal echoccudiography，TEE）显示 LA 自发显影时也建议抗凝治疗。

（三）介入和手术治疗

指征：MVA > 1.5cm² 时通常不考虑干预。MVA < 1.5cm² 时，是否干预及干预方式的选择取决于患者的症状、临床和瓣膜解剖条件、其他瓣膜病变、外科手术风险、有无介入手术的条件和经验。症状可疑时运动负荷试验有助于临床决策。

治疗方法及选择：分为外科手术（闭式交界分离术、直视下交界分离术和二尖瓣置换术）及 PBMC。当瓣膜解剖合适时，PBMC 能使 MVA 扩大至 2.0cm² 以上，有效地改善临床症状，具有安全、有效、创伤小、康复快等优点，已取代了外科交界分离手术。有症状的 MVA < 1.5cm² 的患者，当瓣膜解剖和临床条件合适时，PBMC 为首选治疗方式。PBMC 后再狭窄，如仍以交界粘连为主，临床情况良好，无禁忌证时也可尝试再次介入。

不利于 PBMC 的情况包括：老年、交界分离手术史、NYHA Ⅳ级、AF、严重的肺高压、Wilkins 评分 > 8 分、Cormier 评分 3 分（二尖瓣瓣膜钙化）、瓣口面积极小、严重的三尖瓣反流。PBMC 的禁忌证包括：MVA > 1.5cm²、LA 血栓、轻度以上二尖瓣反流、严重或双侧交界钙化、交界无粘连、合并严重的主动脉瓣或三尖瓣病变、合并冠心病需要旁路移植术。对于 LA 血栓，如非紧急手术，可给予抗凝治疗 2~6 个月后复查 TEE，如血栓消失仍可行 PBMC；如血栓仍存在考虑外科手术。

外科主要的手术方式为瓣膜置换。瓣膜分离术主要见于无条件开展经皮球囊二尖瓣成形术（PBMv）的地区；闭式分离术目前很少用，而直视下瓣膜分离术可同时清除血栓和瓣膜钙化，处理瓣下结构的异常。瓣膜分离术后再次狭窄出现症状者应进行瓣膜置换。PBMC 出现严重 MR 时也需手术处理。合并 AF 可在手术同时进行迷路或消融手术。

（任　勇）

第三节　二尖瓣关闭不全

一、病因和病理

二尖瓣装置包括瓣叶、瓣环、腱索、乳头肌及 LV，任何部分的缺陷均可导致二尖瓣关闭不全（mitral regurgitation，MR）。MR 分为原发/器质性的（由于二尖瓣结构异常引起）和继发/功能性的（继发于 LV 扩张和功能减退）。根据病程，可分为急性 MR 和慢性 MR。

原发性的慢性 MR 在我国以风湿性最多见，常合并 MS，病理特点为瓣叶增厚，挛缩变形，交界粘连，以游离缘为显著；腱索缩短融合导致瓣叶尤其后叶活动受限，而前叶呈假性脱垂样。瓣膜变性（Barlow 病/二尖瓣脱垂综合征、弹性纤维变性、马方综合征、Ehler's – Danlos 综合征）和老年性瓣环钙化是欧美国家最常见的病因；其他病因还包括感染性心内膜炎、心肌梗死后乳头肌断裂、先天性畸形（二尖瓣裂缺、降落伞型二尖瓣畸形等，多见于幼儿或青少年）、结缔组织病（如系统性红斑狼疮、类风湿关节炎、强直硬化性脊椎炎）、心内膜弹力纤维增生症、药物性等；继发性 MR 的病因包括任何可引起 LV 明显扩大的病变，如缺血性心脏病及心肌病，机制包括二尖瓣瓣环的扩张变形；乳头肌向外向心尖方向移位；瓣叶受牵拉而关闭受限；LV 局部及整体功能的异常；LV 重构和变形；LV 运动不同步等。

急性 MR 多因腱索断裂，瓣膜毁损或破裂，乳头肌坏死或断裂以及人工瓣膜异常引起，可见于感染性心内膜炎、急性心肌梗死、穿通性或闭合性胸外伤及自发性腱索断裂。

二、病理生理

LV 搏出的血流同时流入主动脉（前向）和反流到 LA（逆向）；舒张期反流的血液再经二尖瓣充盈 LV，导致 LV 舒张期容量过负荷。慢性 MR 早期通过 LV 扩大及离心性肥厚来代偿。根据 Starling 效应，前负荷增加及左心室舒张末期容积（left ventricular end – diastolic volume，LVEDV）扩大导致心肌收缩增强，LVEF 升高（>65%），总每搏输出量（stroke volume，SV）增加以维持前向的 SV；LA 和 LV 扩张还使得 LAP 和 LV 充盈压维持于正常范围，避免肺瘀血，临床可无症状。经过数年的代偿期后，持续的容量过负荷最终导致心肌收缩受损，前向 SV 降低，左心室收缩末期容积（left ventricular end - systolic volume，LVESV）扩大，LV 充盈压和 LAP 升高，肺静脉和肺毛细血管压力升高，继而肺瘀血。失代偿早期 LVEF 虽有所降低但仍维持在 50%~60%，此时纠正 MR，心肌功能尚可恢复；否则，心功能损害将不可逆，LV 显著扩张，EF 明显降低，临床上出现肺瘀血和体循环灌注低下等左心衰竭症状，晚期可出现肺高压和全心衰竭。

急性 MR 导致左心容量负荷急剧增加，LV 来不及代偿，导致前向 SV 和心排血量明显降低，引起低血压甚至休克；同时，左心室舒张末期压（left ventricular end - diastolic pressure，LVEDP）、LAP 和肺静脉压力急剧上升，引起严重的肺瘀血，甚至急性肺水肿。

三、临床表现

（一）症状

慢性重度 MR 一般 6~10 年出现 LV 功能异常或症状；一旦发生心力衰竭，则进展迅速。常见症状有：劳力性呼吸困难、端坐呼吸、疲乏、活动耐力显著下降。咯血和栓塞较少见。晚期出现肝瘀血肿大及触痛、水肿、胸水或腹水等右心衰竭表现。急性 MR 者常表现为急性左心衰竭或肺水肿及心源性休克。

（二）体征

慢性 MR 者心界向左下扩大，心尖区可触及局限性收缩期抬举样搏动，提示 LV 肥厚和扩大。心尖区可闻及全收缩期吹风样杂音，响度在 3/6 级以上，吸气时减弱，反流量小时音调高，瓣膜增厚者音粗糙。前叶损害为主时，杂音向左腋下或左肩胛下传导；后叶损害为主者，杂音向心底部传导。可伴有收缩期震颤。心尖区第一心音（S1）减弱或被杂音掩盖。功能性 MR 的杂音常不明显，即使重度反流杂音也较柔和。由于 LV 射血期缩短，主动脉瓣关闭提前，导致第二心音（S2）分裂。严重 MR 可出现低调的第三心音（S3）。舒张期大量血液通过二尖瓣口导致相对性 MS，心尖区闻及低调、短促的舒张中期杂音。出现 OS 提示合并 MS。肺动脉瓣区第二心音（P2）亢进提示肺高压。右心衰竭时，可见颈静脉怒张、肝脏肿大、下肢水肿。

四、辅助检查

（一）X 线检查

LA 和 LV 明显增大，前者可推移和压迫食管。肺高压或右心衰竭时，RV 增大。可见肺静脉充血、肺间质水肿和 Kerley B 线、二尖瓣叶和瓣环钙化。

（二）心电图检查

可有 LV 肥大和劳损；P 波增宽且呈双峰形，提示 LA 增大；肺高压时可显示左、右心室肥大。慢性 MR 多有 AF。

（三）超声心动图检查

1. 超声心动图表现　二维超声可为病因诊断提供线索，对病变进行定位和分区。风心病 MR 可见瓣膜增厚、挛缩变形、纤维化钙化、交界粘连，以瓣缘为甚。瓣膜变性可见瓣膜增厚，冗长累赘，可同时伴腱索冗长纤细；当收缩期瓣体部凸向 LA 内，而闭合缘仍未超过瓣环水平，MR 通常较轻；若闭合缘低于瓣环则提示二尖瓣脱垂，最常见于黏液样变性（Barlow 病）；瓣叶连枷指病变瓣膜活动异常，游离缘完全翻转到 LA 内（瓣尖指向 LA），多伴腱索断裂（图 5-2）及重度 MR。老年性病变可见瓣环纤维化或钙化，后瓣环多见；严重时可累及瓣膜，导致瓣叶增厚，活动受限，以根部受累较早且较显著。先天性 MR 可见瓣膜及瓣下结构的发育异常（如瓣膜短小、裂缺、腱索缺失、单组乳头肌、双孔二尖瓣等）。感染性心内膜炎可见赘生物、瓣膜穿孔、瓣膜瘤或脓肿。功能性 MR 瓣叶无器质性病变，但 LV 和瓣环明显扩张，LV 近于球形，收缩减弱，瓣膜闭合呈穹隆状，前叶受次级腱索牵拉时出现"海鸥征"。

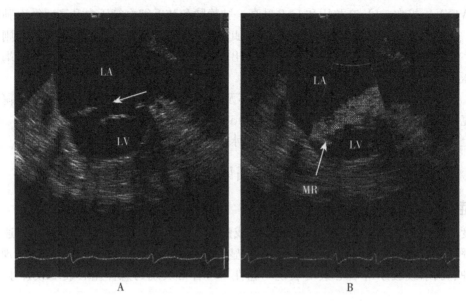

图 5 - 2　二尖瓣腱索断裂的经食道超声心动图表现

A. 二维图像显示二尖瓣后叶活动呈连枷样，瓣尖见腱索断裂残端飘动（箭头所示）；B. CDFI 显示偏心的粗大的反流束进入左房；MR：二尖瓣反流；LA：左心房；LV：左心室

CDFI 可见收缩期二尖瓣口出现五彩镶嵌的湍流进入 LA。根据反流的方向，分为中心型反流和偏心型反流，后者可紧贴在 LA 壁，在 LA 内形成旋涡状。反流束的长度、面积占 LA 的比例可半定量评估反流程度。

2. MR 的机制和可修复性评估　反流分型参照 Car - pentier's 标准分为：Ⅰ型，瓣叶活动正常，反流由单纯瓣环扩大或瓣叶穿孔或裂缺所致；Ⅱ型，瓣叶活动度过大，瓣叶脱垂；Ⅲ型，瓣叶活动受限，又进一步分为Ⅲa：腱索的缩短和（或）瓣叶增厚导致开放受限，如风湿性病变；Ⅲb：收缩期的瓣叶关闭受限，如缺血性 MR。

器质性 MR 存在粗大的中心性反流束、瓣环显著扩大（>50mm）、病变累及超过三个区（特别是前叶受累）、广泛钙化、残存的正常瓣叶组织较少（风湿性或感染性心内膜炎）提示修复失败的风险大。与功能性 MR 修复失败相关的指标有：重度的中心性反流、瓣环直径 >37mm、闭合有明显缝隙、穹隆面积 >2.5cm^2、LV 严重扩张、收缩期球形指数 >0.7。

五、诊断与鉴别诊断

诊断主要根据典型的心尖区吹风样收缩期杂音以及超声心动图表现。超声有助于与生理性杂音、室间隔缺损、三尖瓣关闭不全等鉴别。

六、并发症

与 MS 相似，但出现较晚。感染性心内膜炎较多见，栓塞少见。急性 MR 可迅速发生急性左心衰竭甚至急性肺水肿，预后较差。

七、治疗

（一）随访

无症状、无心功能损害的轻度 MR 不需常规随访心脏超声；稳定的中度 MR 每年临床随访，超声每

1~2年复查；无症状的重度 MR 且 LV 功能正常，应每六个月临床随访一次，心脏超声每年复查；若临床状况出现明显变化、有新发 AF、肺动脉压升高、超声与既往比较显著进展、心功能指标接近手术指征时需增加随访频率；重度 MR 如伴有 LV 扩大或收缩障碍或出现症状应尽早手术。

（二）药物治疗

无特异性治疗，主要是对症治疗。慢性 MR 应避免过度的体力活动，限盐利尿，控制心衰；扩血管药物适用于治疗合并的高血压、晚期合并心衰又不适合手术的患者或心衰患者术前过渡治疗以改善心功能，以及术后持续心衰患者；无心功能损害者及高血压的器质性 MR 不主张使用扩血管药物。但对于功能性或缺血性 MR，ACEI 类或 ARB 类药物证实有益。洋地黄类药物宜用于心力衰竭伴快速 AF。合并 AF、严重心力衰竭、栓塞病史、LA 血栓以及二尖瓣修复术后的三个月内需抗凝治疗。

（三）手术治疗

手术指征：急性 MR 通常需要急诊手术。慢性器质性 MR 的手术指征包括：①出现症状；②无症状的重度 MR 合并 LV 功能不全的证据：LVEF 为 30% ~60%，左心室收缩末期内径（left ventricular end - systolic diameter，LVESD）为 45~55mm，左心室收缩末期内径指数（left ventricular end - systolic diameter indexed，LVESDI）>26mm/m²；③无症状且无 LV 功能不全证据的重度 MR，如伴 AF 或肺高压（静息 >50mmHg，运动 >60mmHg）倾向于手术。如修复可能性大，手术指征可适当放宽，无症状患者心功能指标接近临界值时即可早期手术，以避免出现严重的心功能损害。存在严重的 LV 收缩功能障碍的患者［EF <30% 和（或）LVESD >55mm］如有修复或保留腱索的可能，可尝试手术；反之，则手术风险极高，建议保守治疗。

手术方式：主要为外科治疗，术式包括二尖瓣修复术、保留或不保留瓣下结构的二尖瓣置换术。瓣膜修复术避免了人工瓣血栓栓塞 - 出血的并发症以及感染的风险，更好地维持了瓣膜生理功能和 LV 的功能，具有更低的围术期死亡率和更好的远期预后，在条件允许的情况下，二尖瓣修复是二尖瓣手术的首选术式。无修复可能时应尽可能行保留瓣下组织的瓣膜置换，以利于术后心脏功能的改善。介入治疗主要有经皮冠状静脉窦人工瓣环植入，以及经皮二尖瓣边对边钳夹术（Alfieri 手术），主要针对手术高风险或存在手术禁忌证的患者。

（任　勇）

第四节　二尖瓣脱垂综合征

一、病因和病理

二尖瓣脱垂综合征（mitral valve prolapse，MVP）是指二尖瓣一个或两个瓣叶收缩期膨向 LA，闭合线超过瓣环2mm 及以上，以后叶脱垂多见。瓣叶可增厚或正常，可伴或不伴 MR。其确切病因未明，可见于各年龄组，以年轻女性多见。曾被称为收缩期喀喇音杂音综合征、Barlow 病、瓣膜松弛综合征等。

原发性 MVP 综合征可为家族性或非家族性。三分之一患者死其他器质性心脏病；马方综合征等遗传性胶原病变、von Willebrand's 病及其他凝血异常、原发性乳腺发育不良、多种结缔组织疾病（系统性红斑狼疮、强直性脊柱炎、结节性多动脉炎）、漏斗胸等常合并 MVP。病理改变包括二尖瓣黏液样变性，海绵层增生伴蛋白多糖堆积，并侵入纤维层，瓣叶心房面局限性增厚，表面纤维素和血小板沉积。电镜下可见Ⅲ型胶原纤维生成减少和断裂，结缔组织中的胶原纤维变性，纤维素沉积；弹力纤维离断和溶解。瓣叶冗长累赘，在腱索间形成皱褶，收缩期向 LA 膨出呈半球状；腱索纤细冗长，扭曲，继之纤维化而增厚，以瓣叶受累最重处为显著；腱索异常使二尖瓣受力不匀，导致瓣叶受牵拉和松弛；黏液变性可致腱索断裂。瓣环扩大和钙化进一步加重反流的程度。

继发性 MVP 多见于风湿或病毒感染、冠心病、心肌病、先天性心脏病、甲状腺功能亢进等；多因对侧瓣叶关闭受限，使得正常关闭的瓣叶呈现"相对性"或"假性"脱垂，以前叶脱垂多见。

二、病理生理

正常情况下，心室收缩时室内压上升，乳头肌协同收缩，拉紧腱索以防瓣叶翻入 LA；在腱索的牵引下，二尖瓣瓣叶相互靠近，瓣口关闭，此时瓣叶不超过瓣环水平。当二尖瓣的瓣叶、腱索、乳头肌或瓣环发生病变时，松弛的瓣叶在瓣口关闭后进一步脱向 LA，可导致慢性 MR，其血流动力学影响与其他原因的器质性 MR 相同。如出现自发性或继发于感染后的腱索断裂，可出现急性的重度 MR。

三、临床表现

根据瓣叶结构异常的程度，有无合并 MR 及其程度，不同 MVP 综合征患者的临床表现和预后由轻到重呈现出广泛的差异。绝大多数 MVP 呈良性病程，预后无异于普通人群。

（一）症状

多无明显症状。少数患者出现一过性症状，包括非典型胸痛、心悸、呼吸困难、疲乏、头晕、昏厥、血管性偏头痛、一过性脑缺血，以及焦虑紧张、惊恐发作等神经精神症状。

（二）体征

体形多属无力型，可伴直背、脊柱侧凸或前凸、漏斗胸等。心脏冲动可呈双重性。典型听诊发现为心尖区或其内侧的收缩中晚期非喷射性喀喇音，为腱索突然拉紧，瓣叶脱垂突然中止所致；随即出现收缩晚期吹风样（偶可为雁鸣样）杂音，常为递增型，少数可为全收缩期杂音，并掩盖喀喇音。MR 越严重，收缩期杂音出现越早，持续时间越长。凡能降低 LV 排血阻力，减少静脉回流，增强心肌收缩力而使 LV 舒张期末容量减少的生理或药物措施，如立位、屏气、心动过速、吸入亚硝酸异戊酯等，均可使收缩期喀喇音和杂音提前；反之，凡能增加 LV 排血阻力，增加静脉回流，减弱心肌收缩力而使 LV 舒张期末容量增加的生理或药物因素，如下蹲、心动过缓、β 受体阻断药、升压药等，均可使收缩期喀喇音和杂音延迟。

四、辅助检查

（一）X 线检查

类似于其他原因的器质性 MR，部分可见胸廓畸形。

（二）心电图检查

正常或非特异性 ST - T 段的改变，QT 间期可延长。可伴有各种类型的心律失常及旁路。

（三）超声心动图检查（图 5 - 3）

可评估瓣膜的厚度（≥5mm 为瓣膜增厚）、活动、脱垂部位、瓣环和腱索情况、反流束的起源和朝向（间接提示脱垂部位）、定量反流的程度。反流程度及其血流动力学后果的评价与其他器质性 MR 相同；但反流束多为偏心性，TTE 常低估反流程度，影响 PISA 法等定量的精确性；连枷瓣和腱索断裂提示合并严重 MR。TEE 可以精确评价反流的程度、瓣膜的结构、脱垂的范围和分区、修复的可能、有助于术前制订手术方案。少数患者可合并多个瓣膜脱垂和关闭不全、主动脉扩张、房间隔瘤或Ⅱ孔型房间隔缺损。

五、诊断

诊断主要根据典型的心尖区收缩中、晚期喀喇音和收缩晚期吹风样杂音，以及超声心动图表现。

六、并发症

合并严重 MR 者晚期可出现充血性心力衰竭；腱索断裂可导致急性的重度 MR，出现急性左心衰和肺水肿。感染性心内膜炎多见于有明显瓣膜结构和关闭不全的患者，但整体发生率并不高。心律失常多为良性，以室性心律失常和阵发性室上性心动过速最多见；单纯 MVP 中猝死较为罕见，除了家族性MVP 和 LV 功能损害外，猝死的危险因素类似于非 MVP 人群。

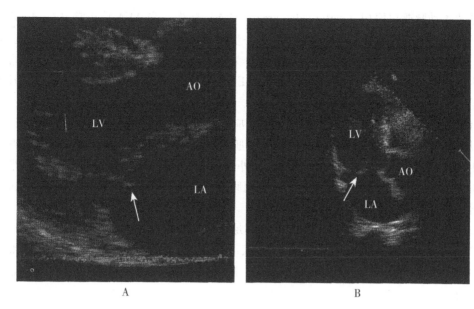

图 5 - 3　二尖瓣脱垂的经胸二维超声心动图表现

A. 胸骨旁左室长轴切面（局部放大）显示前叶瓣尖脱垂（箭头所示）；B. 心尖长轴切面显示后叶脱垂（箭头所示）；AO：主动脉；LA：左心房；LV：左心室

七、治疗

治疗原则与其他器质性 MR 并无差别。绝大多数合并轻、中度 MR，无症状或症状轻微者不需治疗，可正常工作生活，定期随访；有症状者对症治疗，包括抗心律失常（可用 β 受体阻断药）、抗凝治疗（合并血栓栓塞危险因素者）等。胸痛可用 β 受体阻断药。硝酸酯类药物可加重脱垂，应慎用。有猝死危险因素或合并马方综合征者，应避免过度的体力劳动及剧烈运动。严重 MR 需手术治疗，手术指征和方法的选择与其他器质性 MR 相同。

（王宇楠）

第五节　主动脉瓣狭窄

一、病因和病理

主动脉瓣狭窄（aortic stenosis，AS）最常见的病因是先天性主动脉瓣畸形、老年性主动脉瓣钙化和风湿性 AS。欧美国家以前两者为主，我国仍以风湿性多见。

单纯风湿性 AS 罕见，几乎都合并二尖瓣病变及主动脉瓣关闭不全。病理变化为瓣叶交界粘连，瓣膜增厚，纤维化钙化，以瓣叶游离缘尤为突出。

三叶瓣的钙化性 AS（即所谓的"老年退行性"狭窄）多见于老龄患者，近年来发生率呈上升趋势。发病机制可能与主动脉瓣应力和剪切力异常升高、湍流致血管内皮损伤、慢性炎症、RAS 系统激活、脂蛋白沉积、钙磷代谢紊乱、同型半胱氨酸水平、遗传等因素有关；与冠心病有相似的危险因子，如老龄、男性、肥胖、高血压、高血脂、吸烟、糖尿病等。一旦发生，病变呈进行性发展直至最终需要进行瓣膜置换。病理表现为瓣体部的钙化，很少累及瓣叶交界。钙化程度是临床转归的预测因子之一。

先天性 AS 可为单叶式、二叶式或三叶式，其中二叶式主动脉瓣（bicuspid aortic valve，BAV）最多，约占 50%。普通人群中 BAV 的发生率为 1% ~2%，部分有家族史（染色体显性遗传）。

二、病理生理

早期表现为主动脉瓣增厚，不伴流出道梗阻，此阶段称为主动脉瓣硬化（aortic sclerosis）。病变进一步发展可导致主动脉瓣口面积（aortic valve area，AVA）减少。当 AVA 从正常（$3 \sim 4cm^2$）减少至一半（$1.5 \sim 2.0cm^2$）时几乎无血流动力学异常，进一步降低则导致血流梗阻及进行性的左心室压力负荷增加，当 AVA 减少至正常的 1/4 以下（$< 1.0cm^2$）为重度狭窄。左心室代偿性肥厚，收缩增强以克服收缩期心腔内高压，维持静息状态下心排血量和 LVEF 至正常水平，临床可无明显症状，但运动时心排血量增加不足。

LV 肥厚作为代偿机制的同时，也降低了心腔顺应性，导致 LV 舒张期末压力升高，舒张功能受损。其次，LV 肥厚以及收缩期末室壁张力升高增加了心肌氧耗；LV 顺应性下降，舒张期末压力升高，增加了冠脉灌注阻力，导致心内膜下心肌灌注减少；此外，LV 肥厚还降低了冠脉血流储备（即使冠脉无狭窄），运动和心动过速时冠脉血流分布不匀导致心内膜下缺血，而肥厚心肌对缺血损害更加敏感，最终导致心肌纤维化，心室收缩和舒张功能异常。

AVA 进一步狭窄时，心肌肥厚和心肌收缩力不足以克服射血阻力，心排血量和 LVEF 减少，外周血压降低，临床出现症状，脑供血不足可导致头昏、昏厥；心肌供血不足加重心肌缺血和心功能损害（心绞痛和呼吸困难等），最终 LV 扩大，收缩无力，跨瓣压差降低，LAP、肺动脉压、肺毛细血管楔压和右心室压上升。

三、临床表现

（一）症状

AS 可历经相当长的无症状期，猝死的风险极低（$<1\%$/年）；一旦出现症状，临床情况急转直下，若不及时手术，2 年生存率为 20% ~ 50%。主要三大症状为劳力性呼吸困难、心绞痛、黑蒙或昏厥。早期表现多不典型，特别是老年人或不能运动的患者症状极易被忽视，或因缺乏特异性而误以为衰老导致体能下降，或其他疾病的症状。劳累、AF、情绪激动、感染等可诱发急性肺水肿；有症状的 AS 猝死风险升高。如未能及时手术，随病程发展和心功能损害加重，晚期出现顽固的左心衰竭症状和心排血量降低的各种表现，甚至右心衰竭的表现。

（二）体征

心脏浊音界可正常，心力衰竭时向左扩大。心尖区可触及收缩期抬举样搏动，左侧卧位时可呈双重搏动。胸骨右缘第 2 肋间可闻及低调、粗糙、响亮的喷射性收缩期杂音，呈递增递减型，第一心音（S1）后出现，收缩中期最响，以后渐减弱，主动脉瓣关闭（第二心音 S2）前终止。常伴有收缩期震颤。吸入亚硝酸异戊酯后杂音可增强。杂音向颈动脉及锁骨下动脉传导。杂音越长，越响，收缩高峰出现越迟，狭窄程度越重。合并心力衰竭后，杂音变轻而短促。瓣膜无明显钙化时（先天性 AS）可有收缩早期喷射音（主动脉瓣开瓣音）；钙化明显时，主动脉瓣第二心音（A2）减弱或消失，亦可出现第二心音逆分裂。常可在心尖区闻及第四心音（S4），提示 LV 肥厚和左心室舒张末期压（left ventricular end – diastolic pressure，LVEDP）升高。LV 扩大和衰竭时可有第三心音（舒张期奔马律）。

四、辅助检查

（一）X 线检查

左心缘圆隆，心影早期不大，继发心衰时 LA 及 LV 扩大；可见主动脉瓣钙化、升主动脉扩张。晚期可见肺动脉主干突出，肺静脉增宽和肺瘀血等征象。

（二）心电图检查

可见 LV 肥厚与劳损表现，多有 LA 增大。部分可见左前分支阻滞和其他各种程度的房室或束支传导阻滞，及各种心律失常。

（三）超声心动图检查

1. 超声心动图表现　超声心动图是 AS 首选的评价手段。主动脉瓣硬化为钙化性 AS 的早期表现，主动脉瓣增厚，回声增强，可伴有局部钙化，多始于瓣叶根部，逐渐向瓣尖扩展；瓣膜活动略显僵硬，跨瓣 Vmax 1.5~2.5m/s。随着病程进展，瓣膜钙化加重（但极少累及交界），活动受限，瓣口变形狭小，开放呈星形，跨瓣血流速度升高。钙化程度评分：1 级，无钙化；2 级，孤立的小钙化点；3 级，较大的钙化点，影响瓣叶的活动；4 级，所有瓣膜广泛钙化，瓣叶活动受限。

风湿性 AS 表现为交界粘连，瓣叶增厚钙化，游离缘尤为突出，瓣口开放呈三角形。几乎都伴二尖瓣风湿性病变。

80% 的 BAV（图 5-4）为右冠瓣和左冠瓣融合而形成大的前瓣（发出两支冠状动脉）和小的后瓣，约 20% 为右冠瓣和无冠瓣融合而形成大的右瓣和小的左瓣（各发出一支冠状动脉），左冠瓣与无冠瓣融合非常罕见。收缩期短轴图像见 2 个瓣膜及 2 个交界，瓣口开放呈"橄榄状"即可明确诊断。

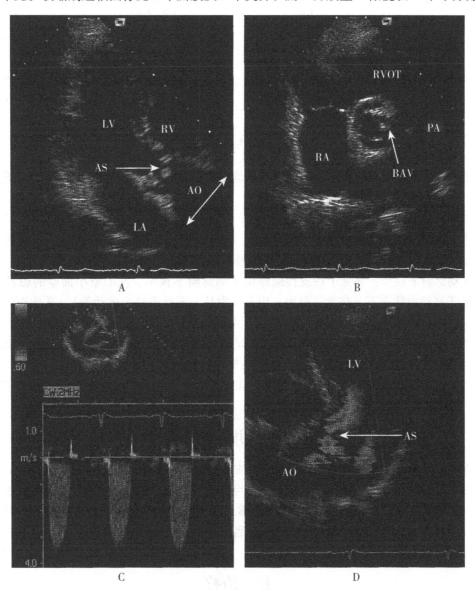

图 5-4　先天性二叶式主动脉瓣畸形合并主动脉瓣狭窄的超声心动图表现

A. 心尖长轴切面显示主动脉瓣增厚，钙化，开放受限呈圆顶状（单向箭头）；同时合并升主动脉扩张（双向箭头）；B. 大血管短轴切面显示收缩期开放的主动脉瓣口，可见 2 个交界，瓣口呈橄榄状，并可见瓣叶的增厚和钙化；C. 主动脉瓣 CW 血流频谱示收缩期血流速度升高（约 4m/s）；D. 心尖五腔心 CDFI 显示收缩期跨主动脉瓣的高速射流（箭头所示）；AS：主动脉瓣狭窄；BAV：二叶式主动脉瓣，PA：肺动脉；RVOT：右室流出道；LA：左心房；LV：左心室；RA：右心房；RV：右心室；AO：主动脉

无论何种病因，晚期严重狭窄的瓣膜明显钙化，融合成团，无法清楚区分瓣叶和交界；瓣叶活动明

显受限，瓣口变形固定呈小孔状；CDFI 显示跨瓣膜的收缩期高速血流信号。CW 可定量狭窄程度；CW 速度曲线轮廓圆钝间接提示严重狭窄，而轻度狭窄峰值前移，速度曲线呈三角形；CW 还有助于和左心室流出道（left ventricular out flowtract，LVOT）动力性梗阻进行鉴别。

2. 定量 AS 程度（表 5-2）　常用指标有 Vmax、PPG、MPG、AVA（连续方程式法）；其中 AVA 较少受血流动力学影响。应结合瓣膜钙化程度及活动度等间接征象进行综合判断，并考虑心脏功能、高动力状态、小心腔和过度肥厚、高血压（动脉阻抗）、主动脉瓣反流、二尖瓣病变、升主动脉内径（压力恢复现象，pressure recovery）、体型等对测量结果的干扰。

表 5-2　主动脉瓣狭窄严重程度分级

	轻	中	重
Vmax（m/s）	<3.0	3.0~4.0	>4.0
MPG（mmHg）	<20（<30*）	20~40（30~50*）	>40（>50*）
AVA（cm²）	>1.5	1.0~1.5	<1.0
AVA 指数（cm²/m²）	>0.85	0.60~0.85	<0.6
V_{LVOT}/V_{AV}	>0.50	0.25~0.50	<0.25

五、诊断与鉴别诊断

发现典型的心底部喷射样收缩期杂音及超声心动图表现可明确诊断。鉴别诊断主要依赖二维超声和 CDFI。

先天性主动脉瓣下/瓣上狭窄：多为固定性狭窄，超声可明确高速血流的部位，LVOT 及主动脉根部的形态。主动脉瓣下狭窄由异常隔膜或肌束引起，血流动力学特征与 AS 类似。主动脉瓣上狭窄不常见，如 Williams 综合征，成人阶段出现持续性或间断性梗阻。

动力性主动脉瓣下狭窄：多见于特发性肥厚型主动脉瓣下狭窄、左心室小而厚的患者（如某些女性高血压）处于高动力状态下（应激、贫血、甲亢、发热、容量不足、运动等）、某些心尖部心肌梗死（基底段收缩代偿性增强过度）患者。梗阻主要发生在收缩中晚期，CW 呈特征性频谱曲线（峰值后移，收缩早期曲面朝上）；梗阻程度受到多种血流动力学因素（容量负荷、心率/律、心肌收缩力、β 受体阻断药等药物）影响而多变，甚至可呈间歇性或隐匿性。

其他可产生收缩期杂音的病变，如主动脉扩张、MR 及三尖瓣关闭不全，超声心动图可以明确诊断。

六、并发症

①充血性心力衰竭：50%~70% 的患者死于充血性心力衰竭；②栓塞：多见于老年钙化性 AS，以脑栓塞最常见；瓣膜钙化本身不会导致栓塞，主要与合并升主动脉或颈动脉斑块有关；③感染性心内膜炎；④猝死：有症状的 AS 猝死风险升高；⑤主动脉急性并发症：BAV 合并升主动脉瘤者具有升高的主动脉破裂和夹层分离的风险；15% 升主动脉夹层患者有 BAV 畸形；BAV 合并升主动脉瘤的患者中，主动脉夹层的患病率为 12.5%。

七、治疗

（一）随访

AS 进展速度存在显著的个体差异，目前无有效的临床预测指标，定期临床和超声随访，特别是早期识别症状对于决定手术时机至关重要。应教育患者了解可能出现的症状，一旦出现需立即复诊。对于症状可疑者，运动负荷超声心动图可以帮助判断。超声心动图随访频度为重度 AS 每年一次，中度每 1~2 年一次，轻度每 3~5 年一次。BAV 合并 AS 者还必须同时评价主动脉根部及升主动脉内径。BAV 的亲属中 9% 也有 BAV，即使无 BAV 的亲属，也有可能合并升主动脉病变，因此需对 BAV 的一级亲属进行超声筛查（有无 BAV 和升主动脉扩张）。

（二）药物治疗

无特异性治疗。避免过度的体力劳动和剧烈运动；合并高血压者积极控制血压。有症状但无法手术的患者可对症治疗但预后极差，如抗心衰（ACEI 类药物），控制心绞痛（硝酸酯类）。

（三）介入和手术治疗

指征：①AS 出现症状应尽快手术；②无症状的重度 AS 如 LVEF < 50%，或是运动试验诱导出症状或血流动力学不稳定（血压异常反应）应尽快手术；③合并明显钙化、快速进展的中重度 AS 倾向于早期手术；④中重度 AS 如合并其他心脏手术指征（如升主动脉瘤、冠脉搭桥、其他瓣膜病变）应同时行主动脉瓣置换。极重度 AS（Vmax ≥ 5.5m/s）即使无症状也主张尽早手术。有心肌收缩储备的低压差 AS 主张手术治疗。其他倾向手术的参考因素包括运动诱导出复杂的室性心律失常、LV 明显肥厚除外高血压因素。

标准治疗为主动脉瓣置换术，适用于绝大多数有手术指征的患者。合并冠状动脉病变时，宜同时行冠状动脉旁路移植术。合并升主动脉扩张者如内径 ≥ 4.5cm，应同时行升主动脉人工血管置换术。在 BAV 换瓣的患者中 20% 需同时行升主动脉瘤手术。

介入治疗技术包括经皮主动脉球囊扩张术和近年来发展起来的经导管人工主动脉瓣植入术（transcatheter aortic valve implantation，TAVI）。前者适用于儿童和青少年的非钙化性的先天性 AS。TAVI 手术包括两个途径，即逆行的经皮主动脉瓣植入法和顺行的经心尖部的主动脉瓣植入法。目前主要用于存在外科手术高风险或禁忌证的、预期寿命 > 1 年的、有症状的重度 AS。

（王宇楠）

第六节　主动脉瓣关闭不全

一、病因和病理

主动脉瓣关闭不全（aortic regurgitation，AR）可因主动脉瓣叶本身病变和（或）主动脉根部或升主动脉病变所导致。前者常见的原因有：老年性瓣叶钙化、BAV、风湿热、感染性心内膜炎、结缔组织疾病（如系统性红斑狼疮、类风湿关节炎）、其他（干下型室间隔缺损、主动脉瓣下狭窄、外伤、某些药物）。导致 AR 的主动脉方面的原因主要是主动脉根部扩张/瘤、马方综合征、主动脉夹层、胶原血管病及梅毒。单纯由于主动脉根部或升主动脉扩张所致而瓣膜自身无器质性病变的称为功能性 AR。急性 AR 多见于感染性心内膜炎导致瓣叶穿孔、外伤或医源性损伤及急性升主动脉夹层。

二、病理生理

慢性 AR 导致 LV 舒张期容量负荷加重，早期 LVEDV 代偿性增大伴心肌肥厚，心腔顺应性增加，使得 LV 心搏总量增加，以维持正常的前向 SV 和 LVEDP；然而心腔扩大导致心肌收缩期张力和 LV 后负荷增加，加重 LV 肥厚。此时心肌收缩功能和 LVEF 正常，临床无明显症状。

随着病情进展，心肌肥厚不再能对抗 LV 前后负荷的增加，进入失代偿期。后负荷的增加导致 LVEF 降低至正常低限；LV 收缩减弱使 SV 减少；LV 进一步扩张、肥厚，LV 舒张末及收缩压力上升。心肌肥厚及收缩室壁张力升高增加了心肌耗氧，明显 AR 使主动脉舒张压下降，冠脉灌注压降低；肥厚导致冠脉储备降低；这些因素导致心肌尤其是心内膜下心肌缺血，加重 LV 功能异常。LV 功能损害早期呈隐匿性的渐进过程，静息状态下可仍无明显症状，部分患者在运动后出现呼吸困难或心绞痛；若此时手术，心脏功能尚可恢复。

急性 AR，LV 无充足时间代偿骤增的容量负荷，引起急性左心功能不全。

三、临床表现

(一) 症状

急性 AR 主要表现为急性左心衰竭或肺水肿、心源性休克、心肌缺血表现，甚至猝死。

慢性 AR 存在较长的无症状期，约 1/4 的患者发展为隐匿性的 LV 功能异常（平均历时 5.9 年，年发生率为 1.2%）；隐匿性 LV 功能异常进展到出现症状一般需 2~3 年，年发生率 >25%。无症状者死亡率（包括猝死）极低（<0.2%/年）；而一旦出现症状，死亡率 >10%/年，心衰的发生率则 >20%/年。常见症状为心悸、劳力性呼吸困难、胸痛、昏厥；其他症状还有疲乏、活动耐力显著下降、过度出汗，咯血和栓塞较少见。早期症状主要出现在运动或应激时，晚期可出现明显的左心衰症状（端坐呼吸、夜间阵发性呼吸困难）及右心衰竭症状（肝脏瘀血肿大、触痛，踝部水肿、胸水或腹水）。

(二) 体征

慢性 AR：心界向左下扩大，心尖冲动左下移位，范围较广，呈抬举性搏动。颈动脉搏动增强，并呈双重搏动。收缩压正常或稍高，舒张压明显降低，脉压明显增大。可出现周围血管体征：水冲脉（Corrigan's pulse），毛细血管搏动征（Quincke's pulse），股动脉枪击音（Traube's sign），股动脉收缩期和舒张期双重杂音（Duroziez's sign），以及头部随心搏频率的上下摆动（De Musser's sign）。典型听诊发现为主动脉瓣区舒张期高调递减型哈气样杂音，坐位前倾呼气末时明显，多伴有舒张期震颤。风湿性者在胸骨左缘第 3 肋间最响，可沿胸骨缘下传至心尖区；升主动脉显著扩张（马方综合征或梅毒性动脉炎）者，杂音在胸骨右缘第 2 肋间最响。杂音持续时间越长，越响，则 AR 越严重。杂音带音乐性质可见于瓣膜连枷、撕裂或穿孔，或主动脉夹层分离时撕裂的内膜片脱垂进入主动脉瓣。严重 AR 还可闻及主动脉瓣区收缩中期喷射样、较柔和、短促的高调杂音（相对性 AS），向颈部及胸骨上凹传导，甚至伴收缩期震颤；AR 反流束冲击二尖瓣前叶，影响其开放可引起相对性 MS，心尖区常可闻及柔和、低调的隆隆样舒张中期或收缩前期杂音（即 Austin-Flint 杂音），用力握拳时增强，吸入亚硝酸异戊酯时减弱；LV 明显扩大引起功能性 MR 时，可在心尖区闻及全收缩期吹风样杂音，向左腋下传导。瓣膜活动很差或反流严重时主动脉瓣第二心音（A2）减弱或消失；合并左心功能不全时可闻及第三心音（S3）和第四心音（S4）。晚期可出现肺高压和右心衰竭体征（颈静脉怒张、肝脏肿大、下肢水肿）。

急性 AR 常缺乏典型的体征和杂音：LV 无明显扩大，脉压可正常，可无外周血管征，舒张期杂音柔和、短促甚至不能闻及，第一心音（S1）减弱或消失；易导致反流程度的低估。

四、辅助检查

(一) X 线检查

LV 明显增大，升主动脉和主动脉结扩张，呈"主动脉型心脏"。透视下主动脉搏动明显增强，心影"摇椅样"摆动。可见主动脉瓣和升主动脉的钙化。晚期 LA 增大。合并肺高压或右心衰竭时出现相应改变。

(二) 心电图检查

LV 肥大和劳损，电轴左偏；晚期 LA 增大。亦可见束支传导阻滞。

(三) 超声心动图检查

1. 超声心动图表现　CDFI 可见舒张期反流束经主动脉瓣口进入 LVOT，反流束宽度占 LVOT 直径的比例 >65% 强烈提示重度 AR。主动脉瓣脱垂导致 AR 多为偏心性，朝向脱垂瓣叶的对侧；观察反流束的朝向和起源有助于判断脱垂部位。

二维超声可以显示瓣叶结构（厚度、瓣叶高度、活动度/柔软性及完整性），交界（有无融合，开放和对合情况），钙化程度及主动脉根部大小（瓣环、Valsalva 窦、窦干交界部及升主动脉近端），提示 AR 的病因和机制。老年性瓣叶钙化、BAV、风湿性主动脉瓣病的二维超声表现参见上一节"主动脉瓣狭窄"。感染性心内膜炎导致的 AR 可见赘生物、瓣膜穿孔、瓣膜瘤、主动脉瓣周脓肿及破溃后形成的瘘管（图 5-5）。主动脉瓣脱垂为瓣膜关闭时局部或整个瓣叶的游离缘超过瓣环水平，可合并其他瓣膜的脱垂；主动脉瓣连枷为瓣叶关闭时整个瓣叶翻转进入 LVOT，可见于感染性心内膜炎、医源性损伤或外伤后。功能性 AR 无主动脉瓣结构异常，但舒张期瓣膜闭合成穹隆状，闭合线距瓣环的高度增加（>8~10mm）；主动脉根部明显扩张，窦干连接部/瓣环内径 >1.6。某些疾病导致的 AR 可能为功能性，也可能同时存在瓣叶异常，术前确定反流的机制将影响手术方案的制定；如马方综合征可同时存在主动脉瓣脱垂及主动脉根部瘤（图 5-6）。

2. 负荷超声心动图　运动负荷超声用于症状不明确的重度 AR 患者，特别是当 LVEF 或 LVESD 接近临界值时，有助于发现潜在的收缩功能异常；运动诱导出症状，或缺乏收缩功能储备（运动中 LVEF 降低 5%）具有预测价值，应考虑手术。负荷试验还适用于轻中度 AR 存在可疑症状，或慢性 AR 参与体育运动前的体能评估。

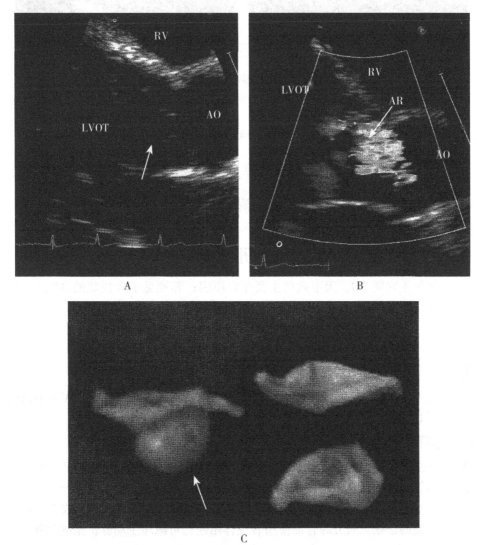

图 5-5　感染性心内膜炎合并主动脉左冠瓣瓣瘤形成及主动脉瓣反流

A. 胸骨旁左室长轴切面二维图像（局部放大）显示主动脉左冠瓣瘤体呈囊样凸向左室流出道（箭头所示）；B. 同一切面的 CDFI 显示重度主动脉瓣反流；C. 手术切除的主动脉瓣标本证实了术前心超诊断（箭头所示）；AR：主动脉瓣反流；LVOT：左室流出道；RV：右心室；AO：主动脉

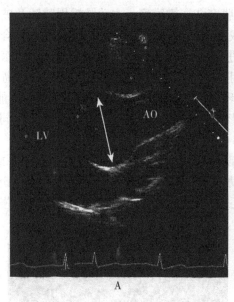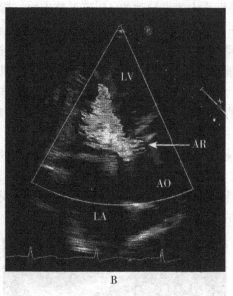

图 5-6　主动脉根部瘤合并主动脉瓣反流

A. 胸骨旁左室长轴切面二维图像显示主动脉窦于结合部近端瘤样扩张（双向箭头），而主动脉瓣叶无明显增厚；B. 心尖部左室长轴切面 C. DFI 显示大量主动脉瓣反流

LA：左心房；LV：左心室；AO：主动脉；AR：主动脉瓣反流

五、诊断与鉴别诊断

诊断主要根据典型的舒张期杂音和超声心动图表现。超声有助于与肺动脉瓣关闭不全、乏氏窦瘤破裂、冠状动脉瘘等其他产生舒张期杂音的病变鉴别。

六、并发症

充血性心力衰竭见于晚期 AR，为本病的主要死亡原因；猝死见于有症状的 AR；急性主动脉综合征多见于马方综合征、BAV；感染性心内膜炎亦可见，栓塞少见。

七、治疗

（一）随访

无症状的轻度或中度 AR，超声心动图每 2~3 年重复一次。对于无症状的 LV 功能正常的重度 AR 每年复查。LV 大小和功能指标接近手术指征时复查间隔应更短（每 6 个月）。

（二）药物治疗

慢性 AR 应避免过劳及剧烈运动；梅毒性主动脉炎应给予全疗程的青霉素治疗；风湿性心脏病应积极预防链球菌感染与风湿活动；合并高血压者应积极控制血压；ACEI 类药物用于合并心衰但有手术禁忌的患者、心衰患者术前过渡治疗，以及术后持续心功能异常者；对于无高血压或心衰症状的患者，尚无使用扩血管药物获益的证据。马方综合征使用 β 受体阻断药可减缓主动脉扩张的发展。

（三）手术治疗

手术指征：急性 AR 通常需要急诊手术。慢性 AR 的手术指征包括：出现症状；无症状的重度 AR 如伴 LVEF≤50%，或 LV 明显扩大 [ESC：左心室舒张末期内径（left ventricular end-diastolic dimension, LVEDD）>70mm，LVESD >50mm 或 25mm/m^2；AHA：LVEDD >75mm，LVESD >55mm] 者。

标准手术方式为人工主动脉瓣置换术；如瓣环发育较小需同时行主动脉根部扩张术。合并升主动脉病变则应根据主动脉瓣病变的情况决定是否保留主动脉瓣：不保留主动脉瓣时可以行人工带瓣管道置换术（Bentall 手术）或改良 Bentall 手术；功能性 AR 可选择保留主动脉瓣的 Yacoub 术或 David 术，或

Yacoub 术联合主动脉瓣修复。除功能性 AR 外，主动脉瓣修复被越来越多地用于器质性 AR，包括瓣叶悬吊、瓣环成形等，主要适用于瓣膜质地较好，无显著钙化变形，病变局限或单纯瓣环扩张的 AR。Ross 手术（自体肺动脉瓣和肺动脉移植）主要用于严重的感染性心内膜炎（瓣环及主动脉根部严重破坏）、小儿的先天性主动脉瓣和主动脉根部病变。

（王宇楠）

第七节　三尖瓣病变

一、病因和病理

三尖瓣病变中以继发于右心室扩大，三尖瓣环扩张的功能性的三尖瓣关闭不全（tricuspid regurgitation，TR）最常见，常见于慢性肺源性心脏病、先天性心脏病、RV 心肌梗死及各种左心病变（如冠心病、心肌病、瓣膜病等）的晚期。

器质性的三尖瓣病变较少见。风湿热可导致三尖瓣狭窄（tricuspid stenosis，TS）和 TR，几乎均伴二尖瓣病变。其病理改变为瓣叶增厚，交界融合，腱索融合挛缩。类癌综合征也可导致 TS 和 TR，但以 TR 为主。病理改变为瓣膜增厚、纤维化，活动受限，可伴肺动脉瓣病变。器质性的 TR 主要为先天畸形，如 Ebstein 畸形（图 5-7）或裂缺；近年来随着吸毒人员和导管应用增加，三尖瓣感染的发病率也在增加；其他引起 TR 的病因还包括心内膜心肌纤维化、三尖瓣脱垂、外伤及医源性损伤（如活检术、安装起搏器、右心导管术）。

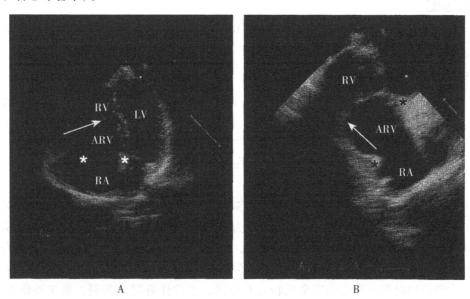

图 5-7　三尖瓣下移畸形（Ebstein 畸形）的二维超声心动图表现

A. 心尖四腔心切面，显示三尖瓣隔瓣明显下移（箭头所示），远离瓣环及二尖瓣前叶附着点（白色星号所示），将 RV 分为近端的房化右室和远端的功能右室；房化右室和右心房扩大；B. 右室流入道切面显示三尖瓣后叶下移（箭头），远离瓣环（黑色星号）

ARV：房化右室；LV：左心室；RA：右心房；RV：右心室

二、病理生理

TS 可导致 RA 扩大，右心房压力（right atrium pressure，RAP）升高；而 LAP、肺动脉压和右心室压力可无明显升高。当舒张期 RA-RV 间的平均压差超过 4mmHg 时，即可引起体静脉瘀血，表现为颈静脉充盈、下腔静脉扩张、肝大、腹水和水肿等。RV 大小和功能可正常。严重 TS 可导致静息心排血量下降，运动时亦无增加。

TR 可导致 RA 及 RV 肥大，晚期导致右心室衰竭，出现体循环瘀血表现；但其代偿期较 MR 长。继发于严重肺高压的 TR 发展较快。

三、临床表现

TS 早期即可出现体静脉瘀血表现，如颈静脉充盈和搏动、顽固性水肿和腹水、肝脾肿大、肿大的肝脏可触及明显的收缩期前搏动、黄疸、消化道症状、严重营养不良。TS 导致心排血量降低可引起疲乏。TS 会减轻合并的 MS 的临床症状。心脏听诊胸骨左下缘有低调隆隆样舒张中晚期杂音，收缩期前增强。直立位吸气时杂音增强，呼气或吸气后屏气（Valsalva 动作）时杂音减弱。可伴舒张期震颤。可有开放拍击音。肺动脉瓣区第二心音正常或减弱。MS 可掩盖 TS 的杂音。

TR 存在较长的无症状期；合并二尖瓣病变者，肺瘀血症状可因 TR 的发展而减轻，但乏力和其他低排血量症状可更重。听诊可闻及胸骨左下缘全收缩期杂音，吸气及压迫肝脏后杂音可增强；三尖瓣脱垂可在三尖瓣区闻及非喷射性喀喇音。严重的 TR 可有第三心音及三尖瓣区低调舒张中期杂音（相对性狭窄）。可见颈静脉搏动，可扪及肝脏搏动。TR 晚期右心衰竭后可出现体静脉瘀血表现。

四、辅助检查

（一）X 线

TS 患者 RA 明显扩大，下腔静脉和奇静脉扩张，但无肺动脉扩张；TR 患者可见右房室增大，透视下右心房收缩期搏动。TR 晚期可见奇静脉扩张和胸腔积液；有腹水者，横膈上抬。

（二）心电图

TS 可见 RA 肥大，II 及 V_1 导联 P 波高尖；无 RV 肥大的表现。TR 可见 RV 肥厚劳损，RA 肥大；并常有右束支传导阻滞。

（三）超声心动图

CDFI 表现类似于二尖瓣病变，但定量诊断缺乏有效的技术和指标。TS 患者二维描记瓣口面积存在难度，下列指标提示重度 TS：MPG≥5mmHg；流入道速度 – 时间积分 >60cm；PHT≥190ms；连续方程法估测瓣口面积≤1cm²；间接征象包括 RA 显著增大及下腔静脉增宽。

TR 反流束速度并不代表 TR 的严重程度。VC≥7mm；EROA≥40mm² 或 RVOL≥45mL；三尖瓣 E 峰≥1m/s（不合并 TS 时）为重度 TR。

二维超声可以进一步评价病因和机制。风湿性病变可见三尖瓣增厚和（或）钙化，交界粘连；反流为主者可见瓣膜挛缩变形及腱索缩短融合；狭窄为主者瓣叶活动受限，舒张期瓣尖开放呈穹隆样；常合并二尖瓣病变。类癌综合征三尖瓣增厚，纤维化，整个心动周期活动受限，瓣膜无法对合，存在明显缝隙；常合并肺动脉瓣异常。三尖瓣脱垂常伴发二尖瓣脱垂，收缩中期关闭线位于瓣环以上，常累及隔瓣与前瓣。三尖瓣连枷时瓣叶游离缘完全反转入右心房，通常伴有腱索断裂，见于外伤及感染后（图 5 - 8）。感染性心内膜炎可检测到赘生物。三尖瓣下移畸形可见隔瓣和后瓣附着点下移，远离瓣环，将右心室分为功能右心室和扩大的房化右心室。功能性 TR 瓣叶无明显异常，但 RV 明显扩大，功能减退，三尖瓣环扩大，收缩期三尖瓣穹隆面积（>1cm² 提示重度 TR）与闭合高度增加。

测量下腔静脉内径及其随呼吸的变化可用于评估右心房压力。对于 TR 患者还应评价 RV 大小和功能、瓣环内径、PASP；这些指标对于评价预后，决定是否需要手术，预测左侧瓣膜手术后 TR 持续存在和复发具有重要的价值，严重三尖瓣病变特征见表 5 - 3。

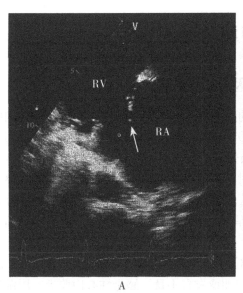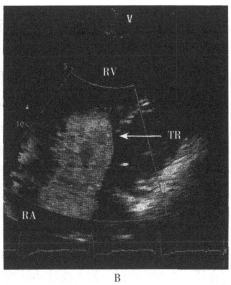

A   B

图 5 - 8　外伤后三尖瓣腱索断裂，连枷合并重度三尖瓣反流

A. 右室流入道切面二维图像，显示收缩期三尖瓣前叶呈连枷样改变，瓣尖进入右心房，并见断裂腱索残端附着（箭头所示），三尖瓣口无法闭合；B. 胸骨旁四腔心显示右房室增大，CDFI可见大量的三尖瓣反流进入右心房

TR：三尖瓣反流；RA：右心房；RV：右心室

表 5 - 3　重度右心瓣膜病特征

右心瓣膜病	特征
重度三尖瓣狭窄	瓣口面积≤1.0cm^2；MPG≥5mmHg；TVI>60cm，PHT≥190ms
重度三尖瓣反流	三尖瓣连枷/错位；大量的中心性反流或贴壁的偏心性反流；反流束CW频谱信号浓密，峰值提前；三尖瓣E峰≥1m/s，PISA半径>9mm；VC≥0.7cm；肝静脉收缩期逆向血流；EROA≥40mm^{2}或R Vol≥45mL
重度肺动脉瓣狭窄	射流束V_{max}>4m/s或PPG>64mmHg
重度肺动脉瓣反流	粗大的彩色反流束>RVOT的65%；CW反流频谱信号浓密，减速段陡直

五、诊断

根据典型杂音及超声心动图表现。

六、治疗

TS：限盐利尿可改善体循环瘀血。TS多合并左侧瓣膜病变，通常选择左侧瓣膜手术的同时对三尖瓣进行处理，如经皮球囊扩张瓣膜成形术、三尖瓣分离术及人工瓣膜置换术。由于右心人工瓣膜存在更高的血栓栓塞风险，瓣膜置换时优选人工生物瓣。

TR：无症状的轻度TR，无肺高压、右心无明显扩大或功能异常无须手术。可手术纠治的重度器质性TR，合并症状或右心功能减退的客观证据时需手术治疗；右心的感染性心内膜炎抗菌治疗效果好，通常无须手术。

功能性TR的处理仍有争议。轻中度的功能性TR可在原发疾病得到控制（有效的抗心衰治疗、左心瓣膜手术）后改善，无须特别处理。对于重度TR、瓣环明显扩张或合并严重肺高压的中度TR，应在左心瓣膜手术的同时积极处理，以免产生不可逆的右心室功能损害。最常用的术式为三尖瓣成形术，提倡以人工瓣环植入取代Devega成形，以降低远期复发率。

（王宇楠）

第八节　肺动脉瓣疾病

一、病因和病理

肺动脉瓣狭窄（pulmonary stenosis，PS）几乎均为先天性，可为三叶、二叶、单叶或四叶式。可合并右心室流出道（right ventricular outflow tract，RVOT）多水平的狭窄或发育不良（漏斗部、瓣下、肺动脉瓣环、瓣上、肺动脉主干及分支）；或作为复杂先心的一部分（如法洛四联症、右心室双出口、单心室）；Williams 综合征或 Noonan 综合征时，常同时合并外周肺动脉狭窄。常合并房间隔缺损、室间隔缺损、主动脉骑跨和动脉导管未闭。获得性 PS 罕见，如风湿性、类癌综合征（多以反流为主）等，通常不会严重到需换瓣。其他病因如累及右心室的肥厚型梗阻性心肌病和糖原累积异常等。前纵隔肿瘤如压迫 RVOT 可导致相对性 PS。

肺动脉瓣关闭不全（pulmonary regurgitation，PR）多由肺动脉总干扩张所致，多见于肺高压，其他病因有马方综合征、类癌综合征、先天性肺动脉瓣缺如或发育不良、感染性心内膜炎、医源性损伤。

二、病理生理

PS 导致 RV 压力过负荷，跨瓣压差升高，RV 肥厚，甚至继发流出道梗阻，最终导致右心衰竭。如合并房间隔缺损，则可出现右至左分流。肺动脉压力通常正常或降低（心排血量减少）。严重 PS 导致肺灌注减少，氧合不足可导致发绀，合并动脉导管未闭可一定程度改善肺灌注和血氧。

PR 导致右心容量过负荷，由于右心为低压低阻力腔室，因此血流动力学后果通常不严重，代偿期较 AR 长；晚期 RV 扩大、肥厚，最终右心衰竭。继发于严重肺高压、急性反流或严重反流，病情发展较快。

三、临床表现

轻中度 PS 一般无明显症状，预后良好；重度狭窄者，运动耐量差，可有胸痛、头晕或昏厥、发绀等症状。主要体征是肺动脉瓣区响亮、粗糙、吹风样收缩期杂音，肺动脉瓣区第二心音（P2）减弱伴分裂，吸气后更明显。肺动脉瓣区喷射性喀喇音表明瓣膜无重度钙化，活动度尚可。先天性重度狭窄者，早年即有右心室肥厚，可致心前区隆起伴胸骨旁抬举性搏动。持久发绀者，可伴发杵状指（趾）。

PR 在未发生右心衰竭前无临床症状。主要体征为肺动脉瓣区舒张早期递减型哈气样杂音，可下传至第 4 肋间。伴肺高压时，肺动脉瓣区第二心音（P2）亢进、分裂。反流量大时，三尖瓣区可闻及收缩前期低调杂音。如瓣膜活动度好，可闻及肺动脉喷射音。

四、辅助检查

（一）X 线检查

RV 肥厚、增大。单纯狭窄者，肺动脉总干呈狭窄后扩张，肺血管影稀疏；PR 伴肺高压时，可见肺动脉段及肺门阴影尤其是右下肺动脉影增大。

（二）心电图检查

示 RV 肥厚劳损、RA 增大。常见右束支传导阻滞。

（三）超声心动图

检查狭窄的肺动脉瓣开放呈穹隆状，瓣膜发育不良时瓣叶增厚，活动度小，瓣环（和肺动脉）内径狭小；钙化相对少见。介入术前需评价瓣环大小、瓣膜质地和钙化情况。CDFI 表现类似于 AS，定量狭窄的程度主要依靠 CW 测量跨肺动脉瓣 PPG。重度 PS 常伴 RV 肥厚，可继发 RVOT 梗阻；晚期合并右心衰竭后右心增大。PS 合并远端肺动脉扩张也很常见。此外，还可探查到合并的其他畸形。

PR 诊断依靠 CDFI 检测到舒张期由肺动脉瓣反流入 RVOT 的血流束而确诊。二维评价肺动脉瓣解剖学包括瓣叶数量（二叶式或四叶式）、运动（凸起或脱垂）或结构（肺动脉瓣发育不良、发育异常或缺如）有助于了解反流机制。类癌综合征导致肺动脉瓣叶缩短与增厚，多同时伴三尖瓣受累。肺动脉瓣黏液样变很罕见，导致瓣膜增厚、冗长与松弛。评估 PR 严重程度难度较大，RV 大小与功能可作为参考；RV 不扩大则提示 PR 程度较轻。继发于肺高压者常伴肺动脉扩张，严重肺动脉瓣病变特征见表 5 - 3。

五、诊断及鉴别诊断

根据肺动脉瓣区典型杂音及典型超声心动图表现即可确诊。

六、治疗

新生儿严重的 PS 常需维持动脉导管开放才能存活；成人的单纯先天性 PS 的治疗主要是导管球囊扩张和直视下瓣膜切开术，极少需行瓣膜置换术；合并漏斗部狭窄者可行跨瓣 RVOT 补片；合并肺动脉瓣环及肺动脉主干发育不良者需行同种异体肺动脉移植。

继发于肺高压的 PR 的治疗包括治疗原发疾病、控制右心衰竭（强心利尿）。原发性的重度 PR 或右心室容量负荷进行性加重，可施行人工心脏瓣膜置换术。经皮人工肺动脉瓣植入也已获得成功。

（王宇楠）

第九节　联合瓣膜病和复合瓣膜病

联合瓣膜病（combined valvular diseases），又称多瓣膜病，是指两个或两个以上的瓣膜同时存在病变，最常见于风湿性瓣膜病变；此外，感染性心内膜炎、瓣膜黏液样变性、马方综合征、类癌综合征等也常同时累及多个瓣膜。复合瓣膜病是指同一个瓣膜同时存在不同程度的狭窄和关闭不全，如 BAV 合并 AS 及 AR、风湿性 MS 合并 MR。

联合/复合瓣膜病变导致复杂的血流动力学改变，可掩盖或加重临床症状；改变瓣膜病变的典型杂音；干扰多普勒指标对瓣膜病变程度的估测，从而给诊断带来困难。通常上游瓣膜严重病变导致前向心排血量降低，会掩盖下游瓣膜病变的严重程度，如严重的右心瓣膜病变会导致低估左心瓣膜病变程度；严重的二尖瓣病变会导致低估主动脉瓣病变程度。而下游瓣膜狭窄（如严重的 AS）会导致心腔压力增高，加重上游瓣膜的反流（MR），或是低估上游瓣膜的狭窄程度（MS）。同一个瓣膜如存在严重的反流，由于经过瓣口的血流量增加，可导致瓣口相对狭窄，或高估瓣膜狭窄程度。由于多普勒血流速度、压差、PHT 等指标较易受到血流动力学的影响，因此对于联合/复合瓣膜病变，定量瓣膜的病变程度应更多地参考瓣膜的解剖异常和活动情况；尽可能选择较少受血流动力学影响的定量指标，如连续方程式估测瓣口面积；还要综合患者的临床情况进行分析。

联合瓣膜病变的病情比单一瓣膜病变更重，预后更差；复合瓣膜病的病理生理改变取决于狭窄和反流哪一个为主。手术的决策主要取决于症状（尤其当合并明显 AS 时）、血流动力学后果（LA 及 LV 大小、LVEF、PASP）以及介入治疗或瓣膜修复（反流性病变）的可能性。仅纠正某一瓣膜的病变，可能会明显加重另一瓣膜的血流动力学异常。当两个瓣膜病变均需外科手术纠治时，宜同时进行双（多）瓣膜置换和（或）修复；当一个瓣膜病变可介入治疗（如 MS），而另一个瓣膜需置换时（AS 或 AR），可先行介入，然后再重新评估症状及另一瓣膜病变的严重程度，决定是否需立即还是延迟置换。

常见的联合/复合瓣膜病变包括：①AS + MS：主动脉瓣区收缩期杂音和心尖区舒张期杂音均可减弱。若 AS 重 MS 轻，LVEDP 增高，舒张期二尖瓣跨瓣压差缩小，可能低估 MS 程度。若 AS 轻 MS 重，LV 充盈压下降，LV 心搏量明显降低，并可导致低流量低压差 AS 而低估 AS 程度。②AR + MS：可导致 MS 的舒张晚期杂音减弱或消失；不宜用 PHT 评价 MS 程度；严重 MS 会降低前向血流，导致低估 AR 程度。③AS + MR：AS 可引起或加重 MR，评价二尖瓣结构（鉴别 MR 是器质性的还是功能性）对临床处理非常重要；无明显结构异常的轻中度 MR 可能在 AVR 术后得到明显改善。轻度的 MR 并不影响 AS 程度的评估，但重度 MR 可导致低流量低压差型 AS；AVA、超声及术中直视下评价主动脉瓣的结构有助于诊断 AS 程度，决定是否需置换主动脉瓣。AS 合并 MR 可使 LV 前向的每搏输出量减少更明显，发生 AF则进一步降低，乏力及运动耐量的降低更明显；MR 导致 LV 容量过负荷会掩盖 AS 引起的早期 LV 功能异常。④AR + MR：LV 舒张期容量负荷大大加重，LV 扩张更加明显，发生衰竭，收缩期反流入 LA 的血流量加大，易致 LA 失代偿。⑤AS + AR：轻或中度的 AR 不影响 AS 评价，但严重 AR 会因跨瓣流速和压差升高而高估 AS 程度，连续方程式测量 AVA 更加可靠。中度 AS 合并中度 AR 等同于重度联合瓣膜病。⑥MS + MR：MR 并不影响定量 MS，但不能用连续方程式法估测 MVA；合并轻度以上 MR 是 PB-MC 的禁忌证之一。

（王宇楠）

第十节　人工心脏瓣膜的术后管理和功能评价

人工瓣膜的种类可分为机械瓣和生物瓣。前者优点是耐用，但需要终身抗凝，并可能引起出血 - 血栓栓塞并发症；后者按照来源可分为异种（猪瓣、牛心包瓣）、同种异体和自体瓣膜（Ross 手术），优点在于无须终身抗凝，但耐久性较差，使用年限在 10 ~ 15 年，尤其是换瓣时较年轻的患者可在术后早期发生瓣膜退化（structural valve deterioration，SVD）。

一、人工瓣的术后随访

（一）术后首次随访

出院前或术后早期（12 周内），目的为评价手术后近期效果、评价人工瓣结构及功能，为以后的随访提供基线参照。术后早期检测到瓣周漏可能会影响后期的决策，如监测溶血、评估再次手术的可能和必要、并为日后可疑心内膜炎的诊断提供鉴别。

（二）后期随访

没有症状且术后首次心脏超声正常的机械瓣患者可每年随访一次。生物瓣术后五年起每年随访一次。当有新发的心脏杂音、临床状态恶化（出现不明原因的发热，呼吸困难等）、怀疑人工瓣膜的完整性或功能出现问题，或者心室功能异常的时候，应及时复查心脏超声。

（三）评价方法和内容

包括详细的病史采集和体检、血液生化指标（血常规、电解质、肾功能、INR）、胸片、心电图以及超声心动图（表 5 - 4）。

表 5 - 4　常用的评价人工瓣功能的多普勒参数

参数	正常	可能梗阻	明显梗阻
人工主动脉瓣			
Vmax（m/s）	<3	3 ~ 4	>4
MPG（mmHg）	<20	20 ~ 35	>35
DVI（V_{LVOT}/V_{AV}）	≥0.30	0.29 ~ 0.25	<0.25
EOA（cm^2）	>1.2	1.2 ~ 0.8	<0.8
跨瓣频谱轮廓	三角形，早期达峰	介于两者之间	圆形，对称
AT（ms）	<80	80 ~ 100	>100
人工二尖瓣			
Vmax（m/s）	<1.9	1.9 ~ 2.5	≥2.5
MPG（mmHg）	≤5	6 ~ 10	>10
DVT（VTI_{MV}/VTI_{LVCT}）	<2.2	2.5 ~ 2.5	>2.5

参数	正常	可能梗阻	明显梗阻
EOA（cm^2）	≥2.0	1～2	<1
PHT（ms）	<130	130～200	>200

超声心动图评价内容有：了解心腔大小、心室局部和整体功能、主动脉尺寸、其他瓣膜的功能、肺动脉压力；评价人工瓣的稳定性、瓣膜及瓣周的回声（有无钙化及异常回声）、瓣叶的活动度、瓣膜的稳定性、反流部位及程度、是否存在瓣周漏；多普勒定量测量跨瓣 Vmax、MPG、多普勒速度指数（doppler velocity index，DVI）、PHT、连续方程式法计算有效瓣口面积（effective orifice area，EOA）等。

机械瓣均存在细小的多束功能性反流，其数量和部位取决于机械瓣的型号。多为中心性，起源于缝合线以内，源头细小，色彩单纯，持续时间短。无支架生物瓣较有支架的反流多见。病理性反流多合并血栓、瓣周漏、赘生物、生物瓣 SVD 及瓣膜稳定性异常（摇动）。中心性多见于生物瓣，瓣周漏则两类瓣膜均可见。经皮植入的主动脉瓣也常见瓣周反流。人工瓣反流程度的定量诊断类似于天然瓣膜。人工瓣梗阻多表现为跨瓣速度/压差升高，有效瓣口面积减小。引起高跨瓣压差的情况包括：血栓、人工瓣 - 患者不匹配（prosthesis - patient mismatch，PPM）、瓣周纤维组织增生、赘生物、LV 肥厚、高心排等；LV 低排时，人工瓣异常也不一定会出现高压差。

二、人工瓣的抗凝治疗

所有机械瓣的患者终身都应接受抗凝治疗；生物瓣术后头三个月应进行抗凝，如果合并血栓危险因素则应持续抗凝治疗。抗凝的强度要考虑机械瓣的类型、位置、是否存在易患因素（如 AF、严重 LV 功能不全 EF <30%、LA 扩大 >50mm、LA 内浓密的自发显影、既往栓塞史、任何程度 MS、高凝状态）等。推荐国人机械主动脉瓣控制 INR 在 1.8～2.5；机械二尖瓣、合并血栓危险因素、生物瓣术后三个月内，INR 2.5～3.0。联合应用阿司匹林 75～100mg 每日一次。充分抗凝仍发生栓塞者，抗凝治疗应加强。

人工瓣患者接受非心脏手术前应评估手术的出血风险和人工瓣血栓形成的后果。出血风险小且易于控制时不必中断抗凝，控制 INR <2；出血风险大需暂停抗凝治疗时，术前一周停用华法林及阿司匹林，改用静脉肝素替代至术前 6 小时；无出血性并发症则术后 6～12 小时重启肝素治疗，并尽早开始口服华法林；肝素需与华法林同时使用 3～5 天待 INR 达标后撤药。

抗凝治疗对于大多数心导管操作是安全的；房间隔穿刺、直接 LV 穿刺或心包穿刺则应控制 INR <1.2 并用静脉肝素进行过渡治疗。

华法林可致胎儿发育异常，怀孕头三个月应避免使用，而改用肝素或低分子肝素替代，密切监测 APTT（2～3 秒）、PT、INR；3 个月后至孕 36 周可口服华法林，36 周后改为肝素过渡直至分娩后 4～6 小时。

过度的抗凝治疗需要通过华法林减量或应用维生素 K 来纠正，对于出血的病例，需要使用新鲜冷冻血浆。

三、人工瓣常见并发症

包括血栓及出血事件、机械性并发症、感染性心内膜炎、SVD、VP - PM、心功能不全、肺高压、猝死、心律失常等。早期并发症多与手术或瓣膜选择不当有关，感染和血栓形成少见；晚期的并发症常与抗凝不当、感染、血管翳增生、瓣膜的耐用性等有关；术后持续的心衰、心律失常和肺高压通常是干预过迟，术前不可逆的心肌损害所导致（图 5 - 9）。

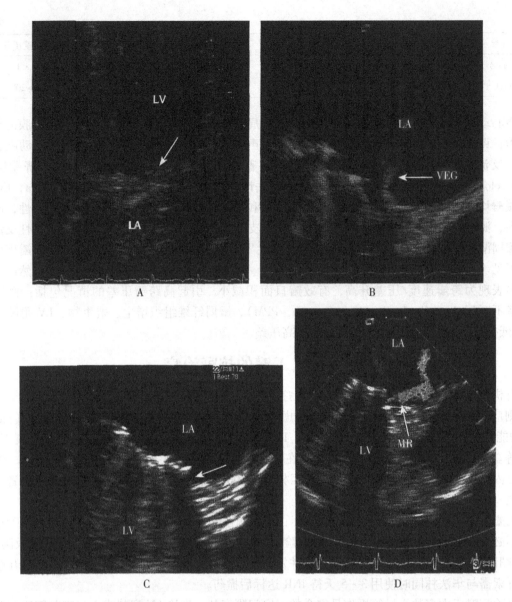

图 5 - 9　人工瓣常见并发症的超声心动图表现

A. 心尖四腔心切面（局部放大）显示人工机械二尖瓣血栓形成（箭头所示），为瓣口中等密度回声凸向心腔，实时图像还可见瓣叶活动异常和跨瓣血流梗阻；B. 经食道切面显示人工机械二尖瓣合并感染，箭头所指为瓣周左房面附着的赘生物，实时显示其高活动性；C、D. 为同一患者，经食道超声心动图显示人工机械二尖瓣瓣周漏，其中 C 为二维局部放大图像显示瓣周回声中断（箭头所示）；D 为 CDFI 显示源自漏口的反流束进入左心房（箭头）

MR：二尖瓣反流；VEG：赘生物；LA：左心房；LV：左心室

（一）人工瓣血栓形成（prosthetic valve thrombosis，PVT）

是最常见的人工瓣并发症，好发于机械瓣，术后第一年为高发期。易患因素有：抗凝强度不足或终止（因其他非心脏手术或妊娠）、人工瓣膜种类（老式瓣膜）、瓣膜位置（右心人工瓣 > 左心，二尖瓣 > 主动脉瓣）、心脏血流动力学情况（低心排血量或 AF）、存在心房血栓、既往栓塞事件、高凝状态（如怀孕等）。

临床表现取决于是否存在梗阻。典型的梗阻性 PVT 可在短期内出现明显的心力衰竭；其他表现还有呼吸困难、发热、栓塞。听诊人工瓣音的降低或消失，或出现新的瓣膜反流或梗阻的杂音。INR 降低及 D - 二聚体升高。PVT 在超声心动图上的直接征象为人工瓣膜运动异常（瓣膜活动度降低或消失，单瓣关闭不全和延迟开放）和血栓回声。CDFI 可见异常的跨瓣血流和中央反流；多普勒指标提示跨瓣压差升高、EOA 减小。

PVT 的治疗方式包括手术、溶栓、优化抗凝（肝素化＋抗凝＋抗血小板治疗）；选择取决于是否存在梗阻、人工瓣位置、血栓大小和临床状况是否稳定。梗阻性 PVT，病情危重（NYHA Ⅳ级）者需要紧急手术；如存在手术高风险或无条件手术者可溶栓治疗；大的活动性的血栓（＞10mm）倾向于手术；病情稳定者以及非梗阻性 PVT 则首选优化抗凝治疗，反复出现血栓栓塞事件、血栓较大或持续存在则需手术或溶栓。右心 PVT 首选溶栓。

（二）机械性并发症

由腱索或线头导致瓣膜嵌顿和梗阻，常因术后停机困难而需紧急处理，术中 TEE 监护有助于早期确诊。

不伴感染的瓣周漏是常见的机械性并发症之一，术后即可出现，通常反映缝合不当，血流动力学后果类似于瓣膜反流，其严重程度可用 TEE 上反流束占瓣环周长的百分比表示。严重者需再次手术，也有经皮介入治疗的报道。轻度瓣周漏无血流动力学意义，不增加感染风险，偶可导致溶血性贫血，通常不必处理。

SVD 是生物瓣的主要并发症，包括变细、萎缩、穿孔（同种异体移植）、增厚、钙化和撕裂，需再次开胸行瓣膜置换。

（三）人工瓣心内膜炎

人工瓣膜具有感染性心内膜炎的高风险；感染部位多为缝合圈；生物瓣还可累及瓣叶；带瓣管道感染可累及远端吻合口或冠脉再植位置。赘生物可引起栓塞，瓣叶活动和功能异常，瓣环周围组织破坏会引起瓣周漏，脓肿和窦道，破坏瓣膜的稳定性。临床表现和诊断标准与自身瓣膜心内膜炎相似，但感染更难控制，较早出现严重的并发症，通常需要手术治疗。外科手术指征包括：人工瓣膜功能不全、形成脓肿和窦道、栓塞、不能控制的感染、心力衰竭和多脏器衰竭。TEE 对小的赘生物和脓肿有较高的敏感性，所有临床可疑人工瓣膜心内膜炎时均必须行 TEE 检查。

（包图雅）

第六章

心肌疾病

第一节　概述心肌疾病的定义与分类

心肌疾病（heart muscle disease）是一类以心肌结构和功能异常为主要表现的疾病。根据病因明确与否，分为原发性和继发性。原发性心肌疾病又称心肌病（cardiomyopathy），是指原因不明的，除冠状动脉疾病、高血压、心脏瓣膜病和先天性心脏病等足以引起心肌异常的疾病以外的心肌疾病。根据病理生理特点，分为扩张型心肌病（dilated cardiomyopathy，DCM）、肥厚型心肌病（hypertrophic cardiomyopathy，HCM）、限制型心肌病（restrictive cardiomyopathy，RCM）、致心律失常性右室心肌病（arrhythmogenic right ventricular cardiomyopathy，ARVC）和未分类型。继发性心肌疾病是指心肌病变是由已知的病因所致或与系统性/全身性疾病相关，包括缺血性心肌病、糖尿病性心肌病、酒精性心肌病、围生期心肌病等。

随着心脏分子遗传学的迅速发展，许多原发性心肌病的原因已被发现，即是由编码各种心肌蛋白的基因发生突变引起。因此，原发性心肌病按照是否与遗传相关被分为遗传性和非遗传性。

心肌炎（myocarditis）是指心肌的炎症性疾病，以心肌细胞坏死和间质炎性细胞浸润为主要表现。引起心肌炎的原因很多，发病机制复杂，其中病毒感染是主要原因，部分病毒性心肌炎可演变为扩张型心肌病。

（包图雅）

第二节　原发性心肌病

一、扩张型心肌病

扩张型心肌病（dilated cardiomyopathy，DCM）是一种以左心室或双心室心腔扩大，心肌收缩功能受损为特征的心肌病，主要表现为进行性心力衰竭，也可发生心律失常、血栓栓塞及猝死。本病是原发性心肌病的常见类型，死亡率高，5 年病死率为 5% ~50%。近年来，DCM 的发病呈明显上升趋势，我国新近调查的患病率约为 19/10 万。

（一）病因

病因尚未完全明确，可能的主要原因包括：①遗传因素；②感染因素；③自身免疫。

1. 遗传因素　家系研究表明，大约有 1/3 的 DCM 患者有阳性家族史，说明遗传性基因缺陷是 DCM 发病的重要原因之一，其中以常染色体显性遗传最为常见，也可表现为常染色体隐性遗传或 X 一连锁遗传。DCM 的致病基因主要编码细胞骨架蛋白和肌节蛋白。已经证实与 DCM 发病相关的细胞骨架蛋白有抗肌萎缩蛋白、结蛋白、lamin A/C、δ - 肌聚糖、β 肌聚糖等，肌节蛋白包括 β - 肌球蛋白重链、肌球蛋白结合蛋白 C、肌动蛋白、α - 原肌球蛋白及心肌肌钙蛋白 T 和心肌肌钙蛋白 C。

2. 感染因素　越来越多的证据表明，病毒感染可能是 DCM 发生的另一重要原因。运用聚合酶链式反应（PCR）可在部分 DCM 患者的心肌标本中检测到病毒颗粒。病毒感染可通过直接损伤组织和引起自身免疫反应损伤心肌细胞，持续性的心肌细胞损伤可导致心脏重构而最终演变为 DCM，但机制尚未完全阐明。

3. 自身免疫　DCM 患者存在体液及细胞免疫的异常，提示自身免疫反应可能与 DCM 的发病相关。可能的机制包括病毒组分进入心肌细胞，导致出现抗原刺激反应及各种原因所致的心肌损伤导致产生抗心肌抗体。

（二）病理

DCM 患者心脏大体标本可见心腔增大，以左心室或双心室扩张为主，心室壁厚度可以正常或稍增厚，可见瘢痕形成。附壁血栓常见，多位于心尖部。心脏瓣膜结构及冠状动脉通常是正常的。组织学表现为不同程度的心肌细胞肥大、变性、肌原纤维稀疏、排列紊乱以及心肌间质纤维化。

（三）临床表现

DCM 起病缓慢，表现为进行性左心功能衰竭，疲劳、乏力常见，也可出现心悸、气促、不能平卧等症状。右心衰竭的症状出现较迟，其发生提示预后不佳。有的患者可出现胸痛，可能系冠状动脉微循环障碍导致心内膜下心肌缺血所致。其他临床表现包括室性和室上性心律失常、血栓栓塞及心源性猝死。

体格检查常发现不同程度心脏扩大及充血性心力衰竭的体征。体循环动脉压一般正常或偏低，脉压减小。右心衰竭时出现颈静脉怒张、外周水肿及腹腔积液。

心前区视诊可有左心室搏动，偶尔也可有右心室搏动。心尖冲动的位置常向外侧移位且范围弥散。心尖部第一心音减弱，常可听到第三或第四心音，心率快时呈奔马律。收缩中期杂音常见，多由于二尖瓣反流、三尖瓣反流引起。

（四）辅助检查

1. 心电图　DCM 患者无特异的心电图表现。常见的心电图改变有：非特异性的 ST 段和 T 波异常，心室内传导延迟，以及左束支传导阻滞等。宽 QRS 波群预示提后较差。有严重左室纤维化的患者可能会出现前壁 Q 波。24 小时动态心电图可见多种心律失常包括非持续性室性心动过速、持续性的室上性或室性心律失常等。

2. X 线检查　心影增大，以左室增大为主，可有肺瘀血的表现。

3. 超声心动图　左右心房、心室均有不同程度增大，以左室增大较显著，呈球形。左室流出道增宽，室间隔右室侧膨出。由于左室明显扩大及心脏收缩力减弱，舒张期二尖瓣口血流量减少，活动幅度减低，可显示"大心腔、小开口"征象。主动脉瓣开放幅度亦减小。左室壁普遍性运动幅度降低，收缩期增厚率下降，左室收缩功能明显减低。室间隔与左室后壁厚度正常或稍增厚。附壁血栓多见于左室心尖部，表现为单发或多发的形态各异回声团。因心腔扩大，可出现多个瓣膜口反流，包括二、三尖瓣及主动脉瓣。

4. 心脏磁共振（cardiac magnetic resonance，CMR）　CMR 显示心肌壁厚度一般正常，心腔内见慢血流信号，电影序列见心肌收缩运动弥漫性减弱，心肌首过灌注成像示心肌灌注正常，延迟增强可见心肌中间条状强化灶。

5. 心导管检查　右心导管检查可反映患者的容量状态，有心力衰竭时，左、右心室舒张末压、左房压和肺毛细血管楔压增高，心搏量、心脏指数（cardiac index）减低。心室造影可见心腔扩大，室壁运动减弱，心室射血分数降低。冠状动脉造影多无明显异常，有助于与冠状动脉粥样硬化性心脏病鉴别。

6. 心内膜活检　心内膜心肌活检可见心肌细胞肥大、变性、间质纤维化等，有助于与部分继发性心肌疾病及急性心肌炎相鉴别，但对扩张型心肌病诊断无特异性。

7. 心肌灌注显像　表现为左室扩大，呈球形，左室壁节段状放射性稀疏，左室收缩及舒张功能降低，室壁运动异常及室壁增厚率异常。部分患者伴右心室扩大，右室功能降低。

8. 免疫学检查　许多循环抗心肌抗体已经在 DCM 患者中检测到，包括抗肌球蛋白重链，β 肾上腺素能受体，毒蕈碱受体，细胞膜钠钾腺苷三磷酸酶，层粘连蛋白和线粒体蛋白抗体等。但尚未用于临床诊断。

9. 基因检测　目前 DCM 的基因检测多用于科学研究，尚未在临床推广使用。但在有较为明确的基因型 - 表型相关性的特定的患者中，可考虑进行基因检测，例如，在患有 DCM 和传导系统疾病的家庭中进行心肌病核纤层蛋白 A（LaminA）基因（LMNA）检测。

（五）诊断和鉴别诊断

根据典型的临床症状、体征及辅助检查，排除可引起心肌损害的其他疾病，如高血压、冠心病、心脏瓣膜病、先天性心脏病、酒精性心肌病、心动过速性心肌病、系统性疾病、肺心病和神经肌肉性疾病等，可考虑诊断扩张型心肌病。临床多采用超声心动图作为诊断依据，以左室舒张期末内径（LVEDd）> 5.0cm（女性）和 >5.5cm（男性）及 LVEF <45% 和（或）左室缩短速率（FS）<25% 作为 DCM 的诊断标准。超声心动图可作为重要的诊断依据，表现为左心室或双心室扩大及收缩功能减低。X 线检查、心脏磁共振、心肌灌注显像等检查有助于诊断。若一个家系中有两个或两个以上患者，或在患者的一级亲属中有不明原因的 35 岁以下猝死者，则考虑诊断家族性 DCM。

（六）治疗

DCM 的治疗主要是改善症状，预防并发症和延缓病情进展，包括心力衰竭、心律失常的治疗以及猝死和栓塞的预防等。

1. 心力衰竭及心律失常的治疗　使用神经激素拮抗剂（ACEI/ARB、β 受体阻断剂、醛固酮受体拮抗剂）防止心衰进展及减少猝死发生以及使用利尿剂维持容量平衡是扩张型心肌病患者治疗的基石，详见心力衰竭章节。现有的抗心力衰竭药物能在一定程度上提高患者的生存率，但至今仍无有效的治疗措施可从根本上逆转心肌细胞损害、改善心脏功能。在心力衰竭治疗基础上，可针对性使用抗心律失常药物，如快速室性心律失常给予胺碘酮，快心室率房颤使用洋地黄制剂等，但需密切监测不良反应且剂量不宜过大。

2. 猝死的预防　对于猝死风险显著增高的 DCM 患者，可考虑植入埋藏式心脏复律除颤器（implantable cardioverter defibrillator，ICD）。详见心律失常章节。

3. 栓塞的预防　对于有心房颤动或深静脉血栓形成等发生栓塞性疾病风险转高的患者及已有附壁血栓形成和曾发生血栓栓塞的患者，无禁忌证时须长期进行抗凝治疗。

4. 改善心肌代谢　改善能量代谢的药物如辅酶 Q_{10} 和曲美他嗪可能对 DCM 患者心功能及预后的改善有一定效果，但没有确切的证据。

5. 中医药疗法　黄芪具有抗病毒、调节免疫和正性肌力的功效，生脉饮、真武汤等中药对心功能的改善可能起到一定的辅助作用。

6. 干细胞移植、基因治疗和靶向治疗　近年来，采用自体骨髓源性干细胞移植、基因治疗和靶向疗法治疗严重的 DCM 已成为研究的热点。这是治疗心力衰竭很有前途的新方法，但广泛应用于临床尚有许多问题需要解决。

7. 心脏移植　目前心脏移植技术日益成熟，是晚期 DCM 患者的有效治疗方法，但存在供体缺乏、费用高及术后排斥反应等问题尚有待解决。

二、肥厚型心肌病

肥厚型心肌病（hypertrophic cardiomyopathy，HCM）是一种以心肌显著肥厚不伴心室腔扩张，左室舒张期充盈受限、室壁顺应性下降为特征的心肌病。以室间隔基底段肥厚最为常见，可导致左室流出道梗阻，称肥厚型梗阻性心肌病（hypertrophic obstructive cardiomyopathy）。心尖部肥厚型心肌病（apical hypertrophic cardiomyopathy，AHCM）是肥厚型心肌病中的特殊类型，其肥厚的心肌主要位于室间隔和左室近心尖部。

本病是临床较常见的原发性心肌疾病,是青少年及运动员猝死最常见的原因。通过超声心动图检出的人群患病率为 1∶500。

(一)病因和发病机制

HCM 是一种常染色体显性遗传疾病,主要由编码心脏肌节蛋白的基因突变引起,包括编码粗肌丝和细肌丝组分的基因突变,编码 Z 盘的基因突变以及一些线粒体基因突变也可导致 HCM 的发生。HCM 最常见的致病基因为 P 肌球蛋白重链基因(MYH$_7$)、肌球蛋白结合蛋白 C 基因(MYBPC$_3$)及心脏肌钙蛋白 T 基因(TnT)。这些基因突变可改变肌动 – 肌球交联桥的构成,影响粗肌丝和细肌丝的运动和动力的生成,使肌小节功能不全而导致"代偿性"心肌肥厚,最终导致肥厚型心肌病的发生。但引起肥厚的精确驱动因素尚不明确。

但是,携带相同致病基因突变的 HCM 患者,其表型并不完全相同,可能是由于修饰基因的异质性及环境因素的影响不同所致。

(二)病理

HCM 的典型改变是心肌显著肥厚不伴心室腔扩大。肥厚多不均匀,多数肥厚发生于室间隔前部,表现为非对称性室间隔肥厚,肥厚还可发生于心尖部、室间隔后部及侧部和心室中部。少部分患者也可表现为均匀性左室肥厚。通常情况下,二尖瓣本身正常,但有二尖瓣腱索的延长肥厚和乳头肌的前向移位。心房常扩大伴肥厚。

心肌肥厚主要是由心肌细胞肥厚引起,而非心肌细胞数目增多。显微镜下 HCM 表现为心肌细胞肥大,肌束排列紊乱,构成独特的旋涡状。单个细胞的直径、长度和细胞核大小呈现多样性;纤维化广泛而显著,能产生肉眼可见的瘢痕;壁内冠状动脉血管壁增厚、血管腔面积减少。

(三)病理生理

HCM 的病理生理学改变包括:左室流出道梗阻、舒张功能不全、心肌缺血、二尖瓣反流和自主调节功能异常。

1. 左室流程道梗阻　HCM 患者有产生左室流出道梗阻的结构基础:室间隔基底段肥厚,在心脏收缩期可侵入左室流出道,对二尖瓣前叶产生文氏管效应,将二尖瓣前叶"吮吸"向左室流出道,造成梗阻;二尖瓣瓣叶和腱索冗长及乳头肌位置异常,导致在心室的收缩期,朝向异常位置二尖瓣装置的血流对部分二尖瓣瓣叶产生拉力,将二尖瓣瓣叶"推向"左室流出道,也可造成左室流出道梗阻。另外,肥厚的乳头肌贴向室间隔也可导致心室腔中部出现梗阻。

左室流出道梗阻是动力性的,随心室负荷状态和收缩力的变化而变化。心肌收缩力增加,心室容量减少,或后负荷减低均可增加梗阻的程度。部分在静息状态下有轻微或没有左室流出道梗阻的患者,在例如 Valsalva 动作的应力状态或药物诱发等情况时,左室流出道压力阶差可能会增高。

2. 舒张功能不全　左室舒张功能不全可见于绝大多数 HCM 患者,其病理生理机制包括左室流出道梗阻导致的收缩期高负荷,心室收缩和舒张的不均匀以及细胞内钙的重吸收异常导致钙的灭活延迟。心肌重度肥厚导致心室壁僵硬度增加也是舒张功能不全的重要原因。另外,弥漫性心肌缺血可进一步影响心室的舒张功能和室壁的僵硬度。运动或任何类型的儿茶酚胺刺激,均可导致舒张期充盈时间缩短,使心脏舒张期充盈障碍进一步加重,肺静脉压力增高,引起呼吸困难。

3. 心肌缺血　HCM 患者可出现严重的心肌缺血甚至心肌梗死。心肌缺血常与冠状动脉粥样硬化无关,是由于重度肥厚心肌的需氧量超过了冠状动脉循环的容量,使心肌氧的供需失衡所致。冠脉造影可予鉴别。心肌室壁张力增加和左室压力阶差增高也可导致心肌缺血。

4. 二尖瓣反流　二尖瓣反流常见于左室流出道梗阻的 HCM 患者,是引起呼吸困难的主要原因之一。通常情况下,二尖瓣反流是由于继发于左室流出道梗阻的二尖瓣收缩期前向运动(systolicanteriormotion,SAM)引起的二尖瓣装置变形所致。二尖瓣反流喷射向侧后方,且在收缩中期和后期明显。二尖瓣反流的严重程度与左室流出道梗阻的程度成比例关系。对左室流出道梗阻程度有影响的左室负荷和收缩力的改变同样可以影响二尖瓣反流的程度，即后负荷增加或前负荷增加都将使二尖瓣反流减少，反之则增加。

5. 自主调节功能异常　运动时，接近25%的HCM患者会出现异常的血压反应，即收缩压的增加不超过20mmHg或收缩压下降，系由于动力性左室流出道梗阻或运动时全身血管舒张所致，推测HCM患者存在自主调节功能异常。若血压降低同时伴随心动过缓，可能是机体对梗阻的异常反射。

（四）临床表现

1. 症状　HCM患者的临床表现各异。大多数HCM患者并无症状，临床常见的症状包括呼吸困难、胸痛和昏厥三联症。

呼吸困难是HCM最常见的症状，主要表现为劳力性呼吸困难，夜间阵发性呼吸困难较少见。除左室流出道梗阻或并存二尖瓣反流的患者外，重度的舒张功能不全者，即使无流出道梗阻或二尖瓣反流也可出现呼吸困难。1/3的HCM患者合并劳力性胸痛，但冠状动脉造影正常。胸痛可持续较长时间或间断发作，或进食过程引起。接近20%的HCM患者出现昏厥，其中一半以上可出现昏厥先兆。心律失常是昏厥最可能的原因，左室压力感受器激活导致的血管扩张反应可能是另一个原因。

除上诉三联征外，HCM患者还易发生多种形态的快速心律失常，包括室性心动过速、心室颤动、心房颤动、心房扑动等。另外，HCM也是青少年和运动员猝死的主要原因：心脏骤停（心室颤动）存活者；自发性持续性室性心动过速；未成年猝死的家族史；昏厥史；运动后血压反应异常，收缩压不升高或反而降低；左室壁或室间隔厚度超过或等于30mm；流出道压力阶差超过50mmHg等是猝死的主要危险因素。

2. 体格检查　HCM体格检查的典型异常见于存在左室流出道压力阶差的患者。左室流出道梗阻的经典杂音是位于胸骨左缘中下段的收缩期增强－减弱型杂音。杂音通常在第二心音前结束。可以放射至心底部和心尖部。但是与主动脉瓣狭窄的杂音不同，它很少放射至颈根部。该杂音受心肌收缩力、左室容量和外周阻力影响明显。凡能增加心肌收缩力、减少左室容量和外周阻力的因素均可使杂音加强，反之则减弱。如含服硝酸甘油片、体力活动、Valsava动作、静脉滴注异丙肾上腺素使左室容量减少或增加心肌收缩力，均可使杂音增强；使用β受体阻滞剂、下蹲位使心肌收缩力减弱或左室容量增加，则均可使杂音减弱。

二尖瓣反流时可以在心尖部听到单独的杂音，时限为全收缩期。重度二尖瓣反流的患者在心尖部，或左室流出道梗阻的患者在胸骨左下缘，可触及收缩期震颤。

（五）辅助检查

1. 心电图　绝大多数HCM患者都存在心电图的异常，表现为ST段和T波改变、左室肥厚、病理性Q波等，异常Q波常出现在下壁导联（Ⅱ、Ⅲ、avF）和（或）胸导联（$V_2 \sim V_6$）。室上性心动过速、室性期前收缩、非持续性室性心动过速及房颤也较为常见，有时可见束支传导阻滞和房室传导异阻滞。心尖部肥厚型心肌病患者的心电图显示心前导联普遍对称性T波倒置。

2. X线检查　心影增大多不明显，左心缘心室段向左凸出圆隆，提示心肌肥厚。

3. 超声心动图　是最常用的影像学检查手段。可显示左室壁或（和）室间隔的肥厚。肥厚梗阻性心肌病患者可见室间隔流出道部分向左室内突出、并于M型超声心动图见二尖瓣前叶活动曲线上出现一个向上突起的异常波型（SAM征）。运用彩色多普勒法可计算左室流出道的压力阶差，对鉴别梗阻与非梗阻提供帮助，当压力阶差>30mmHg时提示有梗阻。心尖肥厚型心肌病患者心肌肥厚限于心尖部，以前侧壁心尖部尤为明显，如不仔细检查，很容易漏诊。

4. 心脏磁共振　CMR可直观反映心室壁肥厚及心室腔的改变，能清晰显示特殊部位的肥厚（如心尖肥厚），特别是当超声心动图的图像质量不佳时。目前已成为诊断HCM的重要手段。较为特异的表现为，心肌首过灌注见肥厚心肌灌注低于正常心肌，延迟增强成像见心肌内斑片状强化灶。

5. 心肌灌注显像　表现为局限性左室壁肥厚，放射性核素异常浓聚。

6. 心导管检查　心导管检查在判断流出道梗阻程度、血流动力学状态以及左室解剖结构，尤其是冠状动脉解剖结构方面具有重要意义，是有创治疗前重要的评估手段。可表现为左室舒张末压上升；有梗阻者在左室腔与流出道间有收缩期压差；心室造影显示左室腔变形，呈香蕉状、犬舌状、纺锤状（心尖部肥厚时）等。冠状动脉造影多无异常，可确定间隔支的数量、分布和大小，为酒精化学消融术做准备。

7. 基因诊断　HCM 的基因检测目前已较为成熟，可用于对常见致病基因突变的筛查。

（六）诊断和鉴别诊断

非梗阻性 HCM 患者的症状及体征多无特异性，诊断主要依靠影像学，任意一种影像学检查发现左室壁或（和）室间隔厚度超过 15mm 可考虑诊断该病，但需排除可导致心脏肥厚的其他疾病如高血压、瓣膜病、先天性心脏病、运动员心脏等，尤其是左室对称性肥厚时。另外，还需要警惕高血压性心脏病与 HCM 并存的现象。若彩色多普勒测定左室与主动脉流出道压差超过 30mmHg，则诊断梗阻性 HCM。该类患者常表现呼吸困难、胸痛和昏厥三联征及典型心脏杂音的特点。

若肥厚病变集中在室间隔和左室近心尖部，心电图 I，aVL，$V_4 \sim V_6$ 导联深度、对称、倒置 T 波，则考虑诊断心尖 HCM，确定诊断依靠超声心动图、心脏核磁共振等影像检查。

除发病就诊的先证者以外，三代直系亲属中有两个或以上成员诊断 HCM 或存在相同 DNA 位点变异，可诊断家族性 HCM。

（七）治疗

需要根据患者有无症状进行个体化治疗，还应预防高危患者猝死的发生。

1. 无症状的 HCM 患者治疗　大部分的 HCM 患者无症状，可以生存至正常寿命。对于此类患者需进行定期复查及相关专业知识的教育。日常可以进行低强度的有氧运动。

2. 症状明显的 HCM 患者治疗

（1）药物治疗：对于有症状的 HCM 患者的治疗目标为缓解劳力性呼吸困难、心悸和胸部不适等症状。常用的药物有 β 受体阻滞剂及非二氢吡啶类钙拮抗剂。

1）β 受体阻滞剂：β 受体阻滞剂可改善 HCM 患者胸痛和劳力性呼吸困难的症状，是主要的一线用药。其机制包括抑制心脏交感神经兴奋性，减慢心率，降低左室收缩力和室壁张力，降低心肌需氧量，减轻流出道梗阻等。此外，β 阻滞剂可能有助于降低肥厚型心肌病患者猝死的风险，且应将其剂量滴定至静息心率 <60 ~ 65 次/分钟。有窦性心动过缓或严重传导阻滞的患者慎用。

2）非二氢吡啶类钙拮抗剂：非二氢吡啶类钙拮抗剂选择性抑制细胞膜 Ca^{2+} 内流，降低细胞内 Ca^{2+} 利用度和细胞膜 Ca^{2+} 结合力，减少心肌细胞内 ATP 的消耗，干扰兴奋 - 收缩耦联过程，从而降低左室收缩力和左室流出道梗阻，改善左室顺应性。若 β 受体阻滞剂无效或存在禁忌证，则推荐维拉帕米或地尔硫革，但对压力梯度高、严重心力衰竭或窦性心动过缓者，应慎用。若临床必须以 β 受体阻断剂与维拉帕米或地尔硫革二者之一联合治疗时，应注意观察心率和心功能。二氢吡啶类 CCB 具扩张血管效应，可加剧流出道梗阻，故肥厚型梗阻性心肌病患者慎用。

3）其他：若对以上两种药物都无效的患者，可联合应用丙吡胺来改善心绞痛或呼吸困难症状。伴心房颤动时，心房对心室充盈的促进作用丧失，通常应及时行药物复律或电复律。胺碘酮可减少成功转律以后房颤再发。慢性心房颤动者若无禁忌证，应给予抗凝治疗。

（2）侵入性治疗：室间隔减容术包括化学消融或室间隔切除，适应证：①应用最佳药物治疗后，仍存在严重的呼吸困难或胸痛（通常达 NYHA 心功能Ⅲ或Ⅳ级），或出现影响日常活动和生活质量的其他劳力性症状（如昏厥或昏厥前兆）；②室间隔肥厚伴收缩期前向运动（systolic anterior motion，SAM），静息或运动激发左室流出道动态压力阶差≥50mmHg；）根据有经验术者的判断，目标室间隔的厚度足以安全有效地完成减容术。化学消融即通过冠状动脉导管给前降支分支间隔支内注入无水酒精，造成间隔心肌局灶性坏死，以达到降低流出道压差的目的。室间隔切除系通过手术切除最肥厚部分心肌，以解除机械梗阻，可同时修复二尖瓣，减少反流。对于不适宜行室间隔减容术的患者，若药物治疗无效，可考虑植入双腔永久起搏器（DDD）改善症状。

3. 预防猝死　HCM 患者是猝死高危人群，尤其青少年和竞赛运动员，主要原因为恶性室性心律失常。植入 ICD，能有效终止致命性室性心律失常，恢复窦性心律，降低 HCM 高危患者的猝死风险。

植入 ICD 的适应证：心脏骤停存活者，有家族成员猝死记录，恶性基因型患者，不能解释的昏厥，反复发作的多形性持续性室性心动过速，运动时低血压，最大左室壁厚度≥30mm。

三、限制型心肌病

限制型心肌病（restrictive cardiomyopathy，RCM）是一种以心室壁僵硬度增加，心室舒张充盈受损为主要特征的心肌病。患者的心脏收缩功能大多正常或仅有轻度受损，而舒张功能多表现为限制性舒张功能障碍。

（一）病因

根据病因不同，限制型心肌病可分为特发性、家族性和继发性。特发性限制型心肌病在临床上较为少见，最近的研究表明，编码心脏肌节蛋白（包括肌钙蛋白 I 和肌钙蛋白 T）的基因突变可能是特发性限制型心肌病的重要原因。家族性限制型心肌病多为常染色体显性遗传，与肌钙蛋白 I 基因及结蛋白基因突变有关，也可与一些常染色体隐性遗传（如血色病、糖原储积病）或 X - 连锁遗传（如 Anderson，Fabry 病）疾病有关。继发性限制型心肌病可为淀粉样变、血色病、肿瘤、结节病、硬皮病累及心脏以及药物和放射线引起的心脏损害所致。其中心肌淀粉样变性（见后述）是成人最常见的继发性限制型心肌病。根据病变部位不同，限制型心肌病可分为心肌性及心内膜心肌性。心肌性包括非浸润性（特发性、家族性、硬皮病等）、浸润性（淀粉样变性、类肉瘤等）和贮积性疾病（血色病、糖原累积症等）；心内膜心肌性包括心内膜心肌纤维化、嗜酸性粒细胞增多综合征、类癌心脏病等。

（二）临床表现

主要表现为心脏舒张功能不全的症状。病变以左室为主者有左心衰竭和肺瘀血的表现，如呼吸困难、咳嗽、咯血、肺部湿啰音等；病变以右室为主者有右心功能不全的表现，如颈静脉怒张、肝大、下肢水肿、腹水等。心脏搏动常减弱，浊音界轻度增大，心音低，心率快，可有舒张期奔马律及心律失常。心包积液也可存在。血栓栓塞事件较为常见，也可发生猝死。

（三）辅助检查

1. 心电图　最具特征性的心电图表现是电压普遍减低，还可出现 ST - T 改变、巨大 P 波、病理性 Q 波以及各种类型快速性心律失常，以心房颤动较多见。当心脏传导系统受累时，可出现病态窦房结综合征、房室传导阻滞、束支传导阻滞等。

2. X 线检查　双心房增大为主，心影可呈球形增大。

3. 超声心动图　超声心动图显示室间隔和左室后壁对称性增厚，左右心房增大，心室腔通常不大或缩小。M 型超声心动图可见室间隔和左室后壁活动幅度减低，舒张期活动受限且有僵硬感。脉冲多普勒显示二尖瓣舒张期血流频谱 E 峰高尖，减速时间缩短，A 峰减低，E/A≥2，并不随呼吸而变化。

4. 心导管检查　心导管检查示心室舒张末压逐渐上升，造成下陷后平台波形，左室为主者肺动脉压升高，右室为主者右心房压力升高。

5. 心脏磁共振　CMR 显示心室大小一般正常，心房明显扩大，伴不等量心包积液。电影序列可观察到心肌舒张运动减弱，心肌灌注见心内膜下低信号灶，延迟增强成像可见心内膜多种形态的强化灶。

6. 心内膜活检　心内膜心肌活检对鉴别限制型心肌病的病因具有一定价值。

（四）诊断和鉴别诊断

目前缺乏公认的诊断标准，需要结合临床表现和影像学检查综合诊断。对于出现左心或右心衰竭的症状，影像学检查显示心室没有明显扩大而心房扩大的患者，应考虑本病。心内膜心肌活检有助于确定病因。

主要与缩窄性心包炎鉴别，二者在症状上很相似，心内膜心肌活检正常可支持心包炎的诊断。

（五）治疗

限制型心肌病预后较差，尚缺乏有效的药物治疗手段。对于继发性限制型心肌病患者，首先应积极治疗其原发病。对于限制型心肌病本身，主要针对舒张性心力衰竭进行治疗。利尿治疗是缓解患者心力衰竭症状的重要手段，适当使用利尿剂可改善患者的生活质量和活动耐量。但加强利尿后患者会出现血压下降，故应严密观察使用。β受体阻滞剂尽管在其他心肌病中的使用越来越多，但是在限制型心肌病治疗中的作用并不肯定，可能有助于减少患者出现恶性心律失常的风险。地高辛具有潜在的致心律失常风险，应慎用，且剂量不宜过大。心房颤动会潜在地恶化心室充盈功能，应尽可能维持窦性心律。另外，在伴有房颤和附壁血栓的患者，可使用华法林等抗凝。

四、致心律失常性右室心肌病

致心律失常性右室心肌病（arrhythmogenic right ventricular cardiomyopathy，ARVC）又称为右室心肌病、致心律失常性右室发育不良，以右室心肌，特别是右室游离壁心肌逐渐被脂肪及纤维组织替代为特征。部分患者左室亦可受累。临床主要表现为室性心律失常、心力衰竭及猝死，多见于青少年男性。

（一）病因和发病机制

ARVC 是一种常染色体显性遗传性疾病，目前已经发现有 12 个基因与 ARVC 发病相关，女口 plakoglobin（JUP）、desrnoplakin（DSP）、plakophilin - 2（PKP2）、desrnoglein - 2（DSG2）、desrnocollin - 2（DSC2）、转化生长因子 - 133（TGF - 133）、TMEM - 43、RYR2 等，其中大多数是编码桥粒的基因。推测 ARVC 可能是由细胞桥粒病变所致。桥粒的功能异常导致细胞连接受损，在机械负荷下，突变细胞黏着蛋白作用减弱，导致肌细胞的分离和死亡，引起细胞局部纤维化。除遗传外，炎症反应在 ARVC 的发病中也可能起到一定作用。ARVC 发生室性心律失常可能涉及多种机制，通常认为常见的持续单形性室性心动过速是由于纤维脂肪组织替代了心肌细胞，产生了折返所致。

（二）病理改变

典型的病理改变为透壁的脂肪或纤维脂肪组织替代了右室心肌细胞。脂肪或纤维脂肪组织主要位于右室流出道、流入道和右室心尖部即所谓的"发育不良三角"区。也可以发现右室瘤样扩张或膨胀、瘢痕及室壁变薄等病理改变。

（三）临床表现

ARVC 最常见的症状为心悸、昏厥和猝死，部分患者可发生心力衰竭。在疾病早期，右室结构改变较轻微，可以发生或不发生室性心律失常。随着疾病的进展，可出现症状性的心律失常，范围从孤立的左束支传导阻滞形态的室性期前收缩到持续性室性心动过速，严重时甚至可表现为心室颤动导致的心脏骤停，同时伴有明显的右室结构、功能异常。到后期，由于右室进行性的病变可导致右心衰竭的症状进一步加重，左室功能相对正常。最后，病变可能会累及左室导致双心室功能衰竭。终末期患者较易与双室扩张的 DCM 混淆。

本病的主要体征为右室增大，部分患者出现肺动脉瓣听诊区 S_2 固定分裂、相对性三尖瓣关闭不全收缩期杂音、右室 S_3 等。

（四）辅助检查

1. 常规及 24 小时动态心电图　常见的心电图表现有：①不完全性右束支传导阻滞或完全性右束支传导阻滞；②无右束支传导阻滞患者右胸导联（$V_1 \sim V_3$）QRS 波增宽，超过 110ms；③部分患者可在右胸导联（$V_1 \sim V_3$）的 QRS 波群终末部分出现 epsilon 波，是由部分右室纤维延迟激活形成，使用高倍放大及校正技术心电图可以在 75% 的患者中记录到 epsilon 波；④右胸导联（$V_1 \sim V_3$）可出现倒置的 T 波，与右束支传导阻滞无关；⑤24 小时动态心电图检查可见频发室性期前收缩，伴有非持续性和（或）持续性室性心动过速，多呈左束支传导阻滞形态。室性心律失常可由儿茶酚胺刺激引起，半数患者运动试验可诱发室性心动过速，应用异丙肾上腺素后诱发率增加到 85%。

2. 影像学检查 ARVC 患者右室结构和功能的异常可通过多种影像学手段检测。结构上从小的室壁瘤到明显的心腔扩张，功能上从轻度室壁运动障碍至广泛室壁运动功能减退，也可见右室肥厚及小梁形成。超声心动图是临床最广泛使用的影像学方法，常作为疑似患者的筛查，对中度以上病变诊断价值最高。心脏磁共振（CMR）除了能更好地显示心脏结构改变外，还可显示 ARVC 患者心肌脂质浸润的组织学特点。另外，右室造影和 CT 也可用于诊断 ARVC。

3. 心肌活检 对于证实脂质的存在具有较好的特异性，但敏感性较低。活检时需要采集到异常的区域，可能错过了小的纤维脂肪组织，且活检多在室间隔上取样，该部位少有病变累及，而右室游离壁活检易引起穿孔及心脏压塞。

（五）诊断及鉴别诊断

典型病例根据家族史，频发室早或发作性室速呈左束支阻滞形态、右胸导联（$V_1 \sim V_3$）的 QRS 波群终末部分出现 epsilon 波，或 QRS 波群局部性增宽（>110ms）以及影像学检查发现右室扩张或局限性室壁瘤可以确诊。对于不典型病例，需心内膜心肌活检显示心肌被纤维脂肪组织取代才能确诊。

ARVC 的诊断应排除其他导致右室改变的疾病，如肺心病、右室心肌梗死、先天性心脏病（如 Ebstein 畸形）等，还需与特发性起源于右室流出道的室性心动过速鉴别，特别是早期 ARVC 患者。

（六）治疗

ARVC 目前尚无治愈的方法，治疗主要针对心律失常及心力衰竭，主要目的是降低恶性心律失常的发生率，防止猝死，降低病死率，提高患者的生活质量。

1. 生活方式的改变 对确诊 ARVC 的患者应避免剧烈运动并进行家系筛查，主要包括突变基因的筛查以及对相关亲属定期进行 ECG、动态心电图及超声心动图等无创检查。

2. 心律失常和心力衰竭的治疗 常用的抗心律失常药有 β 受体阻滞剂、胺碘酮、索他洛尔。但目前认为，应用抗心律失常药物治疗并不能降低猝死的发生率。心力衰竭的治疗与一般的治疗方法基本相同。

3. 埋藏式心脏复律除颤器（ICD）以及射频消融 ICD 是预防猝死最主要的手段，高风险的 ARVC 患者推荐植入 ICD。包括：①不明原因的昏厥；②有心搏骤停或持续性室性心动过速；③右心衰竭的临床表现；④左室受累；⑤有心源性猝死家族史。

射频消融没有作为 ARVC 的常规治疗手段，但当患者出现起源于局灶病变的单形性室性心动过速，药物难治性或持续性室性心动过速以及 ICD 植入后频繁放电等情况，可考虑使用。

终末期患者可考虑心脏移植。

（包图雅）

第三节　继发性心肌病

一、缺血性心肌病

缺血性心肌病（ischemic cardiomyopathy，ICM）是由冠状动脉粥样硬化使心肌供血长期不足，心肌组织发生营养障碍和萎缩，或反复发生局部的坏死和愈合，以至于纤维组织增生所致的一种心脏疾病。临床表现类似于扩张型心肌病，预后差。可有各种类型的心律失常。

存在心肌梗死病史或严重冠状动脉病变（主要的内膜下动脉狭窄程度≥70%）的患者，出现扩张型心肌病的表现，可考虑诊断该病。

治疗主要是针对心肌缺血及心力衰竭。对于心绞痛或心肌梗死后合并心力衰竭的患者尽早进行经皮冠状动脉介入治疗或冠脉搭桥手术，心肌血运重建后可以逆转顿抑或者冬眠心肌，增加存活心肌，改善心功能。

二、糖尿病性心肌病

糖尿病性心肌病（diabetic cardiomyopathy）是有别于冠心病及高血压性心脏病的一种独立的疾病。其发病机制尚未完全清楚，目前研究认为，主要是由高血糖、胰岛素抵抗与高胰岛素血症或胰岛素缺乏通过对心肌细胞的直接毒性作用或引发代谢紊乱、氧化应激、神经内分泌系统异常激活、非酶促糖基化产物堆积、钙调控机制异常等引起的一系列级联反应所致。病理表现为心肌细胞肥大，心室重量/体重比（心脏重量指数）增加，细胞外基质沉积，心肌纤维化。临床表现为不同程度的左室收缩和舒张功能不全，其中舒张功能特别是松弛能力受损出现于收缩功能受损之前，甚至在无已知糖尿病并发症的年轻糖尿病患者中即可出现。

治疗上主要包括糖尿病及心力衰竭的治疗。

三、酒精性心肌病

酒精性心肌病（alcoholic eardiomyopathy，ACM）是指长期大量饮酒，使心肌细胞变性，心脏扩大，心功能不全的一种心肌疾病。临床主要表现为心悸、胸闷、胸痛、心律失常，常合并心力衰竭，类似于扩张型心肌病。上述症状每于饮酒或劳累时加重，同时合并肝、肾、肺、脑等脏器损害。

长期大量饮酒（一般指纯酒精 125mL/d 或白酒约 150g/d 或啤酒约 4 瓶/d 以上，持续 6～10 年）后出现心脏扩大和心力衰竭的临床表现，辅助检查示心室扩大、心功能减低、肺瘀血征，在排除其他心脏病后可考虑诊断该病。部分患者戒酒后，上述表现可逆转。

治疗上首先需要严格戒酒，余同 DCM。

四、围生期心肌病

围生期心肌病（peripartum cardiomyopathy，PPCM）是指发生在孕妇分娩前后，首发以心肌病变为基本特征及充血性心力衰竭为主要临床表现的心脏病变。有较高的栓塞发生率。PPCM 的病因和发病机制不明，可能与病毒感染、自身免疫反应、血流动力学异常、营养不良等因素有关。

诊断依据为：发生于妊娠末月或产后 5 个月内的心力衰竭；超声心动图证实为收缩性心力衰竭。

PPCM 与扩张型心肌病治疗方法相类似，严重病例发病早期要求卧床休息。产前 1 个月内发生的心力衰竭，心功能 Ⅱ 级以上或估计不能胜任产程应尽早行剖宫术。另外，由于 PPCM 有较高的栓塞发生率，对于高血栓危险患者需要抗凝治疗。PPCM 患者临床预后与左室大小、心功能恢复程度相关。约 50% PPCM 患者心脏功能在产后 6 个月内可基本恢复正常，而持续心衰患者 5 年病死率达 85%。再次妊娠复发危险性高。

五、心脏淀粉样变性

心脏淀粉样变性（cardiac amyloidosis，CA）是淀粉样蛋白在心脏沉积所致的一种心肌疾病，心房、心室、心瓣膜和心脏传导系统均可受累。淀粉样变在临床上分为四种类型，一型即原发性淀粉样变，系由源于浆细胞的免疫球蛋白轻链引起，此型常累及心脏，多见于多发性骨髓瘤；二型即继发性淀粉样变，系由慢性感染（如结核病）或自身免疫性疾病（如类风湿性关节炎）引起；三型是指家族性淀粉样变，系常染色体显性遗传疾病，起因于一种称为甲状腺素运载蛋白的变异性前白蛋白血浆载体蛋白；四型为老年性淀粉样变，常见于年长者，是由于心钠素样蛋白或甲状腺素运载蛋白生成所致。

心脏淀粉样变性多表现为限制型心肌病，病程晚期出现充血性心力衰竭。由于淀粉样蛋白累及心脏传导系统，可发生昏厥、猝死。部分患者出现直立性低血压，可能与淀粉样蛋白对自主神经系统或血管的浸润以及低血容量相关。

心电图的特征性表现为 QRS 波电压普遍减低，此与室壁肥厚呈现分离现象，可合并各种类型的心律失常，如心房颤动、室性心律失常、房室传导阻滞等；超声心动图表现为室壁增厚、心室腔缩小、心房扩大、房间隔增厚、舒张功能异常等。特异性表现为增厚的心壁出现散在的颗粒样斑点状强回声，可能系淀粉样蛋白沉积物所致。CMR 的典型改变为延迟钆显像（LGE）呈不同程度延迟强化，常位于左室心内膜下或为心肌弥漫性，强化可为线样、颗粒样或斑片状。

根据典型的临床症状和辅助检查结果，可考虑该疾病的诊断，但确诊需通过组织活检。腹部脂肪、直肠、齿龈、骨髓、肝脏、肾脏及其他各种组织的活检也可根据病情选用。活检结果显示刚果红染色阳性且偏光显微镜下呈苹果绿双折射为淀粉样变诊断的金标准。多发性骨髓瘤的患者可于血清蛋白电泳发现 M 蛋白增多，骨髓穿刺活检显示骨髓瘤改变以及出现蛋白尿和查见蛋白轻链（本 - 周蛋白）等。

心脏淀粉样变性患者总体预后差，以积极治疗基础疾病为主，对症治疗效果欠佳，详见限制型心肌病章节。因为淀粉样变为全身性疾病，心脏移植效果差。

六、药物性心肌病

药物性心肌病（drug - induced cardiomyopathy）是指接受某些药物治疗的患者，由于药物对心肌的毒性作用，而引起的急性和（或）慢性心肌疾病。临床表现为心力衰竭，心律失常，室内传导阻滞，ST - T 改变等，也可发生猝死。常见的药物包括抗肿瘤药（如阿霉素、柔红霉素、环磷酰胺、白消安、顺铂、紫杉醇），抗精神病药物（如氯丙嗪、奋乃静、三氟拉嗪）及三环类抗抑郁药（如氯丙咪嗪、多米替林、多塞平）等。

若病情需要服用上述药物者，应在用药期间定期监测。确诊为药物性心肌病的患者应停用有关药物，可用辅酶 Q10 10～20mg，一天 3 次。也可适当选用改善心肌营养和代谢的药物，如肌苷三磷腺苷（ATP）、维生素 B_1、维生素 B_6 和二磷酸果糖等并针对心力衰竭、心律失常采用相应的治疗措施。

七、心肌致密化不全

心肌致密化不全（noncompaction of the ventricular myocardium，NVM）目前认为是胚胎发育过程中心内膜和心肌层发育停滞引起的心肌病，常与其他先天性心脏病并存，也可单独存在。NVM 患者的临床表现差异很大，症状轻重不一，缺乏特异性。有的患者可以终身没有症状，在合并其他心脏疾病时可使心力衰竭症状加重，诊断需要依靠超声心动图。

目前对 NVM 没有特殊治疗。

八、应激性心肌病

应激性心肌病（stress cardiomyopathy），又称 Tako - Tsubo 综合征、心尖部气球样变综合征（apical ballooning syndrome，ABS），是由 Sato 等人于 1990 年通过左室造影首次发现的，由于其左室收缩末期形态很像日本古代捕章鱼的鱼篓（tako - tsubo），故因此命名，主要特征为一过性心尖部室壁运动异常，呈气球样变。多见于绝经后的中老年女性。

发病机制目前并不十分清楚，主要包括交感神经系统和儿茶酚胺介导的心肌顿抑、冠状动脉痉挛、微血管痉挛、雌激素水平降低、脂肪酸代谢障碍及病毒感染等。

绝大多数患者发病前有明显的强烈心理刺激或躯体应激作为诱发因素。也可在应用诸如肾上腺素、多巴酚丁胺、麦角新碱、阿托品等过度刺激交感神经药物期间发病。本病最常见的临床表现为距应激事件发生数分钟到数小时不等，出现类似急性冠状动脉综合征的剧烈胸痛、胸骨后压榨感、呼吸困难和昏厥，部分患者以心力衰竭为首发症状。约 1/3 患者于发病时出现肺水肿、心源性休克及室性心律失常等严重心脏综合征。有时可并发心尖血栓形成、心源性脑卒中。

在急性期多数患者心电图出现胸前导联的 ST 段抬高、QT 间期延长，部分可出现病理性 Q 波，恢复期常有 T 波倒置。心电图的 ST 段抬高可维持数小时，病理性 Q 波可完全恢复，T 波倒置常持续数月之久，数月后心电图可以完全恢复正常。心肌标志物一般为轻至中度升高。超声心动图可发现左室射血分数降低和心脏整体及节段收缩功能障碍。冠状动脉造影一般正常。左室造影显示，左室心尖及中部运动减弱、消失或运动异常（气球样变），伴基底部收缩力增强，呈典型的"章鱼罐"样改变。

根据病史及典型的影像学改变可诊断该病，但需排除嗜铬细胞瘤、心肌炎等疾病。目前尚无标准的治疗方案。急性期应积极去除诱发因素，治疗原发疾病。β 受体激动剂和儿茶酚胺类正性肌力药物（如多巴胺、多巴酚丁胺）应列为禁忌。严重患者如伴血流动力学不稳定、心功能失代偿，或血压降低等，可酌情应用血管活性药物包括血管扩张剂（如硝酸甘油、硝普钠）和正性肌力药物（如磷酸二酯酶抑制剂），或放置主动脉内球囊反搏泵（intraaortic balloon pump，IABP）。在心脏功能完全恢复前，可继续使用 ACEI 或 ARB 类药物，长期使用 β 受体阻滞剂可能有预防复发的作用。

九、克山病

克山病是我国所特有的，原因不明的地方性心肌病。主要危害年轻妇女和学龄前儿童，有一定的家庭聚集性，迄今全球范围内仅见于中国大陆从东北至西南 16 个省区 327 个县。病区呈灶状分布或毗连成片。尽管病因不明，但可能与多种因素参与有关：外周环境（尤其水源、土壤、粮食等）、生活习惯、营养状况、某些微量元素（硒）缺乏以及病毒（柯萨奇病毒、埃可病毒）感染等。病理改变主要是心肌变性、坏死、瘢痕形成，最后导致左室扩大、全心扩大、心力衰竭。根据流行病学特点，人群发病情况，结合临床表现和相关检查，并排除其他心脏病的存在，可进行诊断。治疗主要包括对症及心力衰竭的治疗。由于生活环境、居住条件改善，通过采取积极的综合性预防措施，注意营养（补充微量元素硒等），改变生活习惯，早发现、早治疗，本病发病率有所降低。

（包图雅）

第四节　心肌炎

心肌炎（myocarditis）是指心肌的炎症性疾病，以心肌细胞坏死和间质炎性细胞浸润为主要表现。根据病因不同，分为感染性和非感染性。感染性可由病毒、细菌、真菌、原虫、寄生虫、螺旋体、立克次体等引起；非感染性包括免疫介导（变应原或自身抗原等）、化学、物理或药物等因素。其中，病毒感染是心肌炎最常见的原因。本节重点阐述病毒性心肌炎。

病毒性心肌炎（viral myocarditis）是指由病毒感染所致的局限性或弥散性心肌炎性病变。大多数可以自愈，部分可迁延而遗留有各种心律失常，少数可演变为扩张型心肌病。

一、病因

随着分子技术的发展，病毒性心肌炎的诊断能力大为提高，越来越多的 RNA 类和 DNA 类病毒被证实与心脏炎症有关。常见的有肠病毒、腺病毒、流感病毒、人疱疹病毒 6 型（HHV - 6）、Epstein - Barr（EB）病毒、巨细胞病毒、细小病毒 B19、人类免疫缺陷病毒（HIV）等。RNA 的肠病毒柯萨奇病毒曾被被认为是最常见的病毒，近期腺病毒和细小病毒 B19 感染有所增加。

二、发病机制

病毒对心脏的感染是一个逐渐进展的过程，大多数病毒通过上呼吸道或胃肠道进入人体。人体对病毒的易感性取决于遗传背景、营养状况、运动情况、年龄、紧张水平以及激素水平等，每个人对病毒感染的免疫反应不同。

大量动物实验表明，病毒性心肌炎的发病可分为两个阶段：第一阶段由病毒感染引起；第二阶段则是易感宿主的免疫反应造成。典型的病毒感染在 0~3 天会导致全身性的病毒血症，并且引发血管反应。在此期间，致病的病毒会入侵心肌并在心肌中复制，引起细胞破坏。随后病毒感染导致的心肌细胞破坏暴露了细胞内的自身抗原如心脏肌球蛋白，激活了自身免疫系统。在数周时间里，CD4$^+$ 和 CD8$^+$ 等 T 淋巴细胞介导的细胞免疫，以及巨噬细胞参与的体液免疫产生应答，直接针对病原体和暴露的自身抗原，引起强烈的炎症。在多数患者中，这些病原体被清除，免疫反应下调，几乎没有后遗症。然而，在部分患者中，病毒没有被清除并且引起持久性心肌细胞损伤，机体误将内源性心脏抗原作为致病实体，心脏的特异性炎症有可能持续存在。

三、病理

有以心肌病变为主的实质性病变和以间质为主的间质性病变。以心肌病变为主的心肌炎表现为心肌细胞变性、肿胀、溶解和坏死等；以间质病变为主表现为心肌纤维之间和血管周围结缔组织中炎细胞浸润。按病变范围有弥漫性和局灶性之分。若不伴心肌细胞坏死称为临界性心肌炎。

四、临床表现

根据病程长短可分为急性和慢性。

1. 急性心肌炎（acute myocarditis）　在病毒感染 1~3 周出现，临床表现多变，取决于病变的广泛程度和严重性。轻者可无明显症状，常见症状包括乏力、运动耐力减低、心悸和胸痛等，胸痛可能与心包激惹有关，也可能由冠状动脉痉挛所致。部分患者有病毒感染的前驱症状。暴发性心肌炎（fulminant myocarditis）是急性心肌炎的严重类型，又称急性重症心肌炎，病情进展迅速，很快出现严重的心力衰竭，甚至心源性休克及猝死，可合并严重的心律失常。

体格检查可闻及第一心音减弱，第三心音及查见颈静脉怒张、肺部啰音、肝大等心力衰竭体征。

2. 慢性心肌炎（chronic Myocarditis）　可由急性心肌炎迁延而来，活检提示持续性炎症改变，患者最终可能会演变为扩张型心肌病。有的患者起病隐匿，在出现心力衰竭时发现心肌炎症性改变。

五、辅助检查

（一）实验室检查

血沉和 C 反应蛋白水平常升高，肌酸激酶、心肌肌钙蛋白等反映心肌细胞损伤的指标也升高，其定量检查有助于心肌损伤范围和预后的判断，但正常时也不能排除心肌炎的诊断。

（二）病毒学检查

以下提示病毒感染：心内膜活检标本和心包穿刺液中病毒基因片段或病毒蛋白抗原阳性；相隔 2 周第二份血清中同型病毒抗体滴度较第一份血清升高 4 倍，或抗体效价 ≥1 ： 640，病毒特异性 IgM ≥ 1 ： 320。

（三）心电图

心电图通常有异常改变，但特异性较低。常见的心电图改变为 ST – T 改变及心律失常，尤其是室性期前收缩，其次为房室传导阻滞，有时伴有束支传导阻滞，表明病变广泛。多数传导阻滞为暂时性，经 1~3 周后消失，但少数病例可长期存在。偶尔有些病例出现类似急性心肌梗死的心电图改变，包括 ST 段抬高、ST 段压低和病理性 Q 波。有时可见心包炎样改变。

（四）X 线检查

心影正常或轻度增大。

（五）超声心动图

患者可出现心腔扩大、心室收缩和舒张功能障碍及室壁运动异常，以不同程度弥漫性或局部室壁运动不协调或异常多见。部分患者上诉改变可随临床症状和心功能的好转而逐渐恢复正常。当炎症侵及心包时，可有少量或中量心包积液。有时可见附壁血栓，多位于左心室。

（六）心脏磁共振（CMR）

CMR 显像可显示心肌的组织学特点，是近年来诊断心肌炎重要的无创检查方法，与心内膜心肌活检结果吻合度较高。当心肌炎性水肿时，在 T_2 加权水成像上可表现局灶性或弥散性高信号，延迟增强成像可见心外膜下、心肌中间斑片状、结节状强化灶，与冠状动脉分布无关。电影可见节段性或弥散性收缩、舒张运动减低。

（七）心肌核素显像

心肌炎急性期可表现为弥散性放射性分布稀疏，同时有 EF 值降低、室壁运动异常。随着疾病转归，放射性分布、心功能指标也随之变化。但目前不作为心肌炎的常规检查。

（八）心内膜活检

心内膜心肌活检是心肌炎的诊断的可靠依据，可识别潜在的病因和炎症的类型，是进行免疫抑制治疗和抗病毒治疗的基础。对心内膜下心肌活检组织应进行组织学、免疫组织化学和病毒 PCR 检测。

六、诊断和鉴别诊断

结合患者病史、体格检查、心电图改变、心肌标志物以及影像学检查结果，排除其他心脏疾病，病毒性心肌炎不难诊断。如仅在病毒感染后 3 周内出现少数期前收缩或轻度 T 波改变，不宜轻易诊断为急性病毒性心肌炎。对难以明确诊断者，可考虑行心脏磁共振、心肌活检等检查确诊。

七、治疗

急性期可适当卧床休息，发病 6 个月内应限制体力活动，避免剧烈运动。当出现心力衰竭和心律失常时，应予以积极处理，并可针对病因进行治疗。

心肌炎患者出现心力衰竭应给予利尿剂、血管紧张素转换酶抑制剂或血管紧张素受体拮抗剂和 β 受体阻断剂治疗。接受适当治疗但仍有持续性心力衰竭症状的患者，可考虑加用醛固酮受体拮抗剂。目前对心功能恢复后是否需要维持治疗并没有定论。若出现心源性休克，应积极抗休克治疗。必要时使用心室辅助装置或体外膜肺（extracorporeal membrane oxygenation，ECMO）支持治疗。

心肌炎患者发生心律失常应依据现行的心律失常指南进行治疗。完全性房室传导阻滞的患者需要安置临时起搏。

目前并没有认可的抗病毒疗法可用于治疗肠道病毒感染。未来疫苗是可供选择的方法。初步数据表明，在左室功能不全的患者中，β‑干扰素可减少肠道病毒和腺病毒的基因，改善 NYHA 心功能分级。大剂量静脉注射免疫球蛋白（IVIG）通过调节免疫和炎症反应，可用于常规心衰治疗无效的病毒和免疫性心肌炎，特别是自身抗体介导的心肌炎。通过免疫吸附清除自身抗体，可能为自身免疫性心肌炎提供治疗选择。

当急性心肌炎出现严重心律失常、心力衰竭、心源性休克，甚至猝死等严重表现时，经常规治疗无效，可考虑使用糖皮质激素。

黄芪、牛磺酸等中药及改善能量代谢的药物如辅酶 Q10 和曲美他嗪等可能对心肌炎的恢复有一定的作用。

八、预后

大部分急性心肌炎患者可在最初的 2~4 周内自行恢复，少部分将发展为持续性心功能不全，演变为扩张型心肌病。暴发性心肌炎死亡率较高，但存活患者预后较好。

（包图雅）

第七章

心包炎

心包炎指心包脏层和壁层的急、慢性炎症反应，占国内心脏疾病住院患者的 1.5% ~ 5.9% 。按病因可分为感染性和非感染性（肿瘤、代谢性疾病、自身免疫性疾病、尿毒症等）；按病情进展，可分为急性心包炎（伴或不伴心包积液）、慢性心包积液、亚急性渗出性缩窄性心包炎、慢性缩窄性心包炎等。临床上以急性心包炎和慢性缩窄性心包炎最为常见。

第一节　急性心包炎

一、流行病学

急性心包炎为心包脏层和壁层的急性炎症，可为某种疾病的一部分表现，也可单独存在，急性心包炎发病率难以明确，根据国外资料估计急诊科 ST 段抬高病例中急性心包炎约占 1% 。

二、解剖

心包结构包含脏层心包、壁层心包及其二者围绕而成的心包腔。脏层是由单层间皮细胞构成的浆膜；壁层是由内层和外层组成，内层为单层间皮细胞，由脏层浆膜于大血管心脏连接处的近端反折延续而成，外层为无细胞结构的胶原纤维和弹力纤维，并以韧带附着于周围结构。正常心包腔内含不超过50mL 的浆液。心包可固定心脏于胸腔内的相对位置（固定作用）、防止周围结构感染向心包腔和心脏直接蔓延（屏障作用），心包液起润滑作用。

三、病因

我国过去常见病因为风湿热、结核及细菌感染，现在病毒感染、肿瘤、尿毒症性及心肌梗死后心包炎发病率逐渐增多。常规诊断试验不能明确为何种特殊病因者，称为急性非特异性心包炎，推测大多数也为病毒感染所致，常为自限性，其他类型心包炎根据病因的不同，转归各异。

四、病理

心包脏层、壁层上有纤维蛋白渗出和白细胞浸润，可无明显液体积聚（纤维蛋白性心包炎）；如果浆液渗出增加，则成为渗出性心包炎；可合并心外膜下心肌受累（心肌心包炎）。

五、病理生理

正常心包腔内平均压力接近于零或低于大气压，吸气时呈轻度负压、呼气时近于正压。急性纤维蛋白性心包炎或少量积液不致引起心包内压力增高，故不影响血流动力学；但如液体积聚过多或过快，心包无法伸展或来不及伸展以适应其容量的变化，心包内压力则会急剧上升，引起心脏受压，心室舒张期充盈受阻，周围静脉压升高，而心排血量降低，血压下降，导致急性心脏压塞。

六、临床表现

（一）症状

（1）胸痛：常位于心前区或胸骨后，偶可位于上腹部，可放射到颈、左肩、左臂及左肩胛骨，性质多尖锐呈锐痛，也可呈闷痛或压榨样，常因咳嗽、深呼吸、变换体位或吞咽而加重，坐位前倾时减轻。

（2）呼吸困难：为心包炎伴心包积液时最突出的症状。

（3）全身症状：原发病因的非心脏表现，如发热、乏力、食欲缺乏、消瘦等。

（4）心脏压塞：渗出性心包炎，如心包积液大量积聚或短时间内快速积聚，则可发生心脏压塞，产生相应症状，如显著气促、心悸、大汗淋漓、肢端冰凉、严重者出现意识恍惚、休克等。

（二）体征

（1）心包摩擦音：是急性纤维蛋白性心包炎的典型体征。是一种搔抓样的粗糙高频声音，往往盖过心音且较心音更贴近于耳。典型者包含与心室收缩、早期心室充盈、心房收缩一致的3个成分，但大多为心室收缩、舒张相一致的双相性摩擦音；位于心前区，以胸骨左缘第3、4肋间、坐位前倾、深吸气时最为明显。心包摩擦音本身变化快，短时间内可消失或重现，需反复听诊。此外，若积液增多致使脏、壁层心包完全分开时，则心包摩擦音消失；经治疗后积液吸收减少时可能重现。

（2）心包积液：心浊音界向两侧增大且皆为绝对浊音区；心尖冲动弱且位于心浊音界内侧或不能扪及；心音低钝遥远；大量积液时可有Ewart征（左肩胛骨下叩诊浊音、因左肺受压而闻及支气管呼吸音）；大量积液影响静脉回流产生体循环瘀血体征（颈静脉怒张、肝大、腹腔积液、下肢水肿）。

（3）心脏压塞：若积液积聚迅速，仅150~200mL积液即可使心包内压上升至20~30mmHg而产生急性心脏压塞，表现为心动过速、动脉血压下降而脉压变小、静脉压明显升高，严重者发生急性循环衰竭、休克；若大量积液但经过较缓慢积聚过程，可产生亚急性或慢性心脏压塞，突出表现为体循环瘀血、颈静脉怒张、静脉压升高和奇脉。奇脉是指吸气时桡动脉搏动显著减弱或消失的现象，或吸气时动脉收缩压下降10mmHg以上。慢性心脏压塞通过机体代偿作用后动脉血压下降可不及急性压塞者显著。急性心脏压塞常因动脉压极度降低而使奇脉很难察觉到。

七、辅助检查

（一）化验检查

（1）血常规：非特异性心包炎白细胞计数轻中度升高（11~13）×10^9/L伴轻度淋巴细胞比例增高，红细胞计数常正常，白细胞计数显著升高或贫血提示存在其他病因。

（2）血沉：显著升高提示结核、肿瘤或自身免疫性疾病；非特异性心包炎血沉不会显著升高。

（3）尿常规：明确有无血尿、蛋白尿等肾损害依据。

（4）血生化：明确有无严重肝、肾功能不全，低蛋白血症，糖尿病，高尿酸血症等全身性疾病。

（5）心肌酶谱和肌钙蛋白：升高提示合并存在心肌炎或心肌梗死。

（6）甲状腺功能检查：了解有无甲状腺功能减退。

（7）风湿全套（ANA，dsDNA抗体等）和类风湿因子等检查：明确有无结缔组织病。

（二）心电图

急性心包炎心电图特征包括：①ST段抬高。aVR、V$_1$以外的广泛导联、弓背向下（凹面向上）、动态演变（数天至数周内抬高的ST段回落基线并进展为ST段压低），QRS波群向上的导联T波倒置可持续数周至数月。②QRS低电压和电交替。提示心包积液。③P−R段压低。常见于aVR、V$_1$以外导联，提示包膜下心房肌受损。④窦性心动过速。常见，甲状腺功能减退症者除外。⑤一般无病理性Q波和QT延长，若出现病理性Q波，提示并发心肌梗死。

（三）X线胸片

根据是否有积液和积液量多少而不同：①纤维蛋白性心包炎者心影正常，偶尔出现肺部小浸润影或胸腔积液，可能与原发病因包括病毒或支原体感染有关。②少量心包积液（成人少于250mL，儿童少于150mL），X线难以检出。③心影轻度增大即需考虑存在明显的积液。④心影显著增大而肺部无明显充血现象是心包积液的有力证据，可与心力衰竭相区别。

（四）超声心动图

①无并发症的特发性心包炎超声心动图多正常；②检查心包积液及其量的变化方便可靠，并可较早发现心脏压塞征兆（右心房、右心室舒张期塌陷；吸气时室间隔左移等）；③可判定合并存在的心肌炎是否严重影响心室功能，检测是否存在提示心肌梗死的节段性室壁运动异常及其他并发症。

（五）心包穿刺（或置管引流）

（1）适应证：①对未能明确病因的渗出性心包炎可行诊断性心包穿刺术抽取心包积液行相关检查；②已发生或即将发生心脏压塞者行心包穿刺引流预防或缓解压塞症状；③结核性和化脓性心包积液行心包穿刺引流预防心包缩窄；④需要心包腔内注药治疗者，如抗生素或化疗药。

（2）心包积液检查项目：①常规（颜色、透明度、比重、白细胞计数和分类、血细胞比容等）；②生化（蛋白质、葡萄糖含量）；③病原微生物检查（染色、培养等方法以发现细菌、结核分枝杆菌和真菌等）；④酶活性（乳酸脱氢酶、腺苷脱胺酶）；⑤肿瘤标志物（癌胚抗原）测定；细胞病理学检查找肿瘤细胞。

（3）注意事项：①在心电血压监护、有畅通的静脉输液通道条件下进行。②有条件者术前应行心脏超声检查，确定积液多少及定位。③麻醉要完善，以免因疼痛引起迷走反射和神经源性休克。④抽放液速度要慢，抽放液量一般第一次不宜超过100~200mL，以后再抽可渐增到300~500mL。

（六）心脏磁共振

能显示心包积液的容量和分布，分辨积液的性质，但费用高，且不及超声经济方便，较少用。

（七）心包镜及心包活检

病因诊断很困难，但又很必要时进行。

八、诊断及鉴别诊断

（一）诊断

胸痛为首发症状合并ST段弓背向下（凹面向上）抬高心电图表现的患者，应考虑急性心包炎，但应行相关检查排除急性心肌缺血或梗死。

心前区听诊闻及心包摩擦音或检查确定有心包积液，心包炎的诊断即可成立，需进一步查明病因。

在可能并发心包炎的疾病过程中，如出现胸痛、气促、心动过速、体循环瘀血或心影扩大，应考虑心包炎合并渗液的可能。

（二）鉴别诊断

（1）与引起胸痛和（或）类似心电图改变的其他疾病鉴别：包括急性心肌缺血或梗死、肺炎和（或）胸膜炎、肺栓塞、主动脉夹层、肋软骨炎、胃食管反流病、皮肤病变出现前的带状疱疹、腹腔疾病等，根据各自的临床特征和辅助检查可予鉴别。

（2）不同病因类型心包炎之间的鉴别：包括急性非特异性心包炎和特异病因心包炎，后者常见的有结核性、化脓性、肿瘤性、心脏损伤后综合征等。

九、治疗

（一）病因治疗

通过前述检查以寻找特异性病因并予相应治疗：如结核性心包炎给予标准抗结核治疗；化脓性给予

敏感抗生素治疗；狼疮性心包炎给予糖皮质激素或免疫抑制药治疗；肿瘤性心包炎给予手术和（或）化疗、放疗。

（二）非特异性（特发性）心包炎的处理

（1）非甾体类解热镇痛抗炎药（NSAIDS）：一般疗程为 2 周。

（2）麻醉类止痛药：NSAIDS 效果不佳者，应用麻醉类止痛药辅助治疗。

（3）糖皮质激素：NSAIDS 效果不佳者，短暂应用糖皮质激素，泼尼松 40~60mg/d，2~3d，1~3 周减量至 0 。

（4）复发和反复发作的心包炎：给予第二个 2 周疗程的 NSAIDS 或糖皮质激素或试用秋水仙碱疗法（0.5~1mg/d 或首次予负荷量 2~3mg，口服，疗程至少 1 年，缓慢减量至停药）。顽固性复发性心包炎可考虑外科心包切除术。

（三）心包积液或心脏压塞处理

（1）中至大量心包积液即将发生心脏压塞者行心包穿刺引流，预防心脏压塞。结核或化脓性心包炎更强调充分彻底引流以提高治疗效果和减少心包缩窄发生率。

（2）已发生心脏压塞者：无论积液量多少，紧急心包穿刺引流。

（3）对于含有较多凝块和纤维条索样物质的积液，估计闭式引流效果不佳或风险大者，建议行心包开窗引流，可同时行心包活检辅助诊断

十、并发症

复发性心包炎：心包炎症反复发作，多见于急性非特异性心包炎和心脏损伤后综合征，发生率为 20%~30% 。

缩窄性心包炎：结核性心包炎、化脓性心包炎和创伤性（包括手术后）心包炎较易发生缩窄。

十一、预后

急性非特异性心包炎无并发症和复发者，病程 1~2 周，呈自限性，但可能反复发作。其他原因心包炎病程和预后因病因而异。如结核性和化脓性心包炎若治疗及时彻底，未发生缩窄及严重心肌损伤者，预后较好；甲状腺功能减退并心包积液者经甲状腺素替代治疗可缓慢吸收，也很少发生缩窄，预后好；而肿瘤性、尿毒症性心包炎预后差。

（包图雅）

第二节　缩窄性心包炎

缩窄性心包炎是指心脏被致密厚实的纤维化或钙化心包所包围，使心室舒张充盈受限而产生一系列循环障碍的疾病。

一、病因

缩窄性心包炎继发于急性心包炎，我国仍以结核性最为常见，其次由急性非特异性、化脓性和创伤性（包括手术后）心包炎演变而来。

二、病理

心包纤维组织增生、增厚粘连、脏壁层心包融合钙化，可为弥散性、也可为局灶性。心包显微病理显示为透明样变性组织，如有结核性肉芽组织或干酪样病变，提示为结核性病因。长期缩窄可致心肌萎缩。

三、病理生理

纤维化或钙化的心包限制了心脏各腔室的充盈，各腔室及体肺静脉充盈压均升高并达同一水平。

左右心室充盈仅限于舒张极早期，左右心室压力时间曲线呈舒张期下陷（早期）－高平原（中晚期）的特征波形。

Kussmaul 征：呼吸时胸腔内压力变化不能传递到心包腔和心腔，结果吸气时周围静脉回流增多，但心包腔内中心静脉和右心房压力不下降，入右心房的回心血量不增多，导致吸气时体静脉压升高，颈静脉怒张更明显，称 Kussmaul 征。

心脏充盈受限导致体循环瘀血和心排血量下降，产生相应的临床后果。

四、临床表现

（一）症状

（1）体循环瘀血症状：腹胀、肝区疼痛，食欲缺乏，水肿。

（2）肺静脉压升高所致症状：咳嗽、活动性气促甚至端坐呼吸。

（3）慢性低心排血量症状：严重乏力、肌肉失用性萎缩、恶病质。

（4）其他可能发生的临床情况：心绞痛样胸痛、一过性缺血发作和昏厥等。

（二）体征

（1）颈静脉怒张并 Kussmaul 征（＋）。

（2）动脉收缩压正常或降低、脉压变小，可有奇脉。

（3）心脏体检：心尖冲动不明显，心浊音界不大、心率增快、心音减低、S_2 宽分裂、可闻及心包叩击音，系舒张早期的额外心音，呈拍击样性质，胸骨左缘或心尖部最易听到，反应心室充盈早期突然终止。可能闻及三尖瓣反流杂音。

（4）腹部体检：肝大并可触及与颈静脉搏动一致的肝搏动、腹水征（＋）。

（5）下肢凹陷性水肿、上肢和上身肌肉消瘦、恶病质。

（6）其他体征：继发肝功能不全或心源性肝硬化者可能出现黄疸、肝掌、蜘蛛痣。

五、辅助检查

1. 心电图　①窦性心律（常有心动过速）或房颤；②QRS 波群低电压；③非特异性 T 波异常（低平或倒置）。

2. X 线胸片　①心影偏小、正常或因合并心包积液而增大；②左右心缘变直、主动脉弓小而右上纵隔增宽（上腔静脉扩张）；③有时可见心包钙化；偶尔出现胸腔积液。

3. 超声心动图　①可能发现心包增厚、僵硬、钙化；②舒张早期室间隔向左室侧移动（间隔反跳）；③体静脉瘀血扩张；④Dopler 超声，吸气时比呼气时二尖瓣 E 峰速率增加（血流呼吸变异）≥25%（吸气时肺毛细血管与左心间压减小，致吸气时舒张期肺静脉和二尖瓣血流速率下降、血流量减少，呼气时呈相反变化）。

4. 左右心导管检查　①RA、PCWP、RV 舒张压、LV 舒张压均升高且达到一相同或相近水平，约 20mmHg，左右心充盈压相差很少超过 3～5mmHg。②右房压力曲线。X 倾斜保留，显著的 Y 倾斜、a 和 V 波高度大致相同，导致形成 M 或 W 型形态。③LV、RV 舒张期压力曲线呈"下陷－高平原"波形，又称"平方根"征。④肺动脉、RV 收缩压常中度升高，范围在 30～45mmHg。⑤每搏量下降、代偿性心动过速，心排血量仍能维持；在无广泛心肌受累时，LVEF 正常或仅轻度减低。

5. CT/MRI　可检测心包厚度（CT 正常心包厚度测值＜2mm，MRI 检测正常心包厚度可达 4mm，后者反应整个心包复合物，包括生理性液体。），其中 CT 能检出微小的心包钙化，MRI 对钙化不及 CT 敏感，但可提供心包和心脏详细和全面的检查。

六、诊断及鉴别诊断

（一）诊断

根据体循环瘀血表现（颈静脉怒张、肝大、水肿或腹水等）、舒张期充盈受限的证据（超声心动图检查、左右心导管检查），加心包增厚特别是伴钙化（CT 或 MRI），可诊断缩窄性心包炎。

（二）鉴别诊断

（1）与各种原因右心衰竭和大量腹水相鉴别，后者如肝硬化、肾病综合征、结核性腹膜炎、恶性肿瘤等所致大量腹水。

（2）与限制型心肌病相鉴别，二者临床表现很相似，鉴别要借助辅助检查。

七、治疗

1. 外科心包剥离术　是唯一确切的治疗，应尽早施行，感染或结核病因者通常在心包感染被控制、结核活动已静止即应手术。

2. 辅以内科治疗

（1）利尿药加限盐以缓解液体潴留和外周水肿，但水肿最终会变为难治性。

（2）窦性心动过速为代偿性机制，避免应用 β 受体阻滞药。

（3）房颤伴快速心室率：地高辛为首选，并应在 β 受体阻滞药和钙拮抗药应用之前使用，总体上心室率不应 $< 80 \sim 90/\min$。

八、预后

据国外统计资料显示，心包剥离术手术病死率为 5% ~ 15%；5 年生存率为 80%；10 年生存率为 60%。

早期死因：低心排血量，术前心功能 Ⅲ ~ Ⅳ级患者病死率最高。故应在临床显著恶化、心肌损害出现之前进行心包剥离术。

（朱凌华）

第八章

冠状动脉内支架置入术

第一节 支架置入的术前准备与术后处理

一、患者术前准备

（一）一般准备

（1）术者要向患者及家属讲明手术的适应证及必要性，解释主要操作过程、危险性、可能出现的并发症及其处理措施（尤其是在出现严重并发症时需要临时起搏器、IABP 置入等重要措施）。

（2）再次询问相关病史（是否有心肌梗死、糖尿病、肾脏病、消化性溃疡及不能长时间卧床等病史）。

（3）碘过敏试验（目前专家共识已不再推荐常规进行）。

（4）触诊双侧股动脉、足背动脉和双侧桡动脉搏动并听诊有无血管杂音，拟行桡动脉途径手术者，需做 Allen 试验并将结果记录在手术申请单上。

（5）深吸气、屏气、咳嗽及床上排尿、排便训练。

（6）双侧腹股沟区备皮（桡动脉途径的双上肢备皮）。

（7）对过度紧张焦虑的患者，术前一天晚上给适当镇静剂口服，保证休息。

（8）术前 6h 禁食、禁水并建立静脉通道酌情补液。

（9）签署手术知情同意书。

（10）检查患者肾功能、血常规等化验结果，停用二甲双胍等可能引起对比剂肾病的药物。

（二）常规检查项目

（1）血、尿、粪常规及粪潜血。

（2）血生化（尤其肾功能、肝功能、电解质、心肌标志物）和血清学检查。

（3）检测血小板聚集功能，了解有无阿司匹林和（或）氯吡格雷抵抗。

（4）心电图和（或）Holter 检查，以了解术前心肌缺血的部位、程度和有无影响手术安全的心律失常。

（5）心肌梗死或心功能不全的患者，术前行超声心动图检查，了解室壁运动、有无室壁瘤、左心室附壁血栓和左心室功能，以便判断靶病变部位和选择恰当的血运重建策略。

（三）药物准备

（1）阿司匹林：术前 3~5 天开始口服 100~300mg，其后 100mg/d 维持，术后长期服用，如需急诊手术，术前口服负荷剂量 300mg。

（2）氯吡格雷：术前 3~5 天开始口服 75mg，每日 1 次；如果急诊手术，则至少术前顿服 300~600mg；置入裸金属支架者术后继续口服至少 1 个月；置入药物洗脱支架者双联抗血小板治疗至少 1 年，但近年来随着对药物洗脱支架晚期血栓事件的关注和认识，国外一些学者建议对复杂病变和血栓形成风险高的患者置入药物洗脱支架（尤其是置入多支架）者，双联抗血小板治疗的时间应延长到患者不能耐受为止；但是随着药物支架的不断改进，支架术后的抗血小板治疗也将发生改变。

（3）在进行介入操作前，确认患者已经肝素化（100U/kg）。

（4）糖蛋白Ⅱb/Ⅲa受体阻断剂：该类药物的抗血小板效果和安全性已经被国外多个大规模临床试验证实。目前国产的盐酸替罗非班已经在临床上广泛应用，PCI术中的使用方法：在导丝通过病变前，$10\mu g/kg$静脉注射3min以上，之后$0.15\mu g/$（$kg\cdot min$）持续静脉滴注36h；用药期间检测血小板数量和血小板聚集功能；对于年龄>75岁以上者，术中肝素用量应减半。

（5）他汀类药物：对于急性冠状动脉综合征患者，其重要性不亚于抗血小板药物。

（四）特殊准备

（1）对术中急性闭塞风险高、心功能较差和高危左主干病变等患者，要提前置入主动脉内球囊反搏，事先通知心血管外科做急诊搭桥手术的准备。

（2）对术前肾功能异常（尤其肌酐清除率<30mL/min）的患者，术前6～12h至术后12h持续静脉输入等渗生理盐水1～1.5mL/（kg·h）水化治疗，监测尿量，对左心功能不全者要监测血流动力学和合理使用利尿剂；术中使用等渗造影剂并严格控制造影剂用量。术前1天口服乙酰半胱氨酸600mg，每日2次，对预防造影剂肾病更为有利。

二、术者的术前及术中准备

（1）参加术前讨论，全面了解患者的病情和主要病史。

（2）亲自核实患者各项术前准备的落实情况和结果。

（3）对曾经接受PCI治疗的患者，要仔细阅读其手术光盘以获取必要信息。

（4）对高危和病情复杂的患者应制定个体化的术前准备和手术方案，并通知手术班子成员做好手术设备（包括除颤器、IABP和临时起搏器等）、器械、抢救药品和物品的准备。

（5）完成冠状动脉造影后，仔细分析病变特点，评价所选择的支架能否顺利通过并到达病变部位；对于需要预扩张的病变，确认进行了充分预扩张并借此了解病灶的可扩张性。

（6）检查并确认指引导丝稳定位于病变血管的最远端，能为支架置入提供必要的支撑力和轨道。

（7）检查指引导管与病变血管开口处于稳定的同轴状态，不至于因为推送支架或在需要深插指引导管提供额外支撑力时，造成引起指引导管移位而损伤血管内膜。

（8）打开支架无菌包装前，再次核对包装上所标示的支架参数与所需要的参数一致。

（9）分析支架不能通过或到达病变时，为防止支架脱载所采取的撤出支架的措施的安全性和可能性。

（10）术者在术中要不断根据随时发生的情况，分析和判断支架置入后，通过支架处理远端血管严重夹层、冠状动脉穿孔、大的分支闭塞、无复流、再灌注心律失常、循环崩溃等紧急情况的可能性和具体方法。

三、患者的术后处理

（一）普通情况的处理

（1）返回病房即刻测血压、做心电图（病情不稳定者给予心电监护）、听诊心肺。

（2）患者转移到病床后，即刻查看血管穿刺部位有无出血、血肿；比较双侧肢体的皮肤温度、颜色、静脉回流及足背动脉（或桡动脉）搏动情况；之后2h内，每15min巡视上述情况1次，2～6h期间每1h巡视1次，6h后常规巡视。

（3）术后ACT<180秒即可拔除鞘管，在压迫止血过程中出现迷走反射者，可静脉注射阿托品（0.5～1.0mg/次）和（或）多巴胺（5～20mg/次），与此同时可适当加快补液速度，使血压维持在90/60mmHg以上、心率不低于50次/分为宜。

（4）股动脉穿刺部位的止血方法不同，术肢制动和平卧时间不同。缝合止血者卧床 4～6h 后可床上活动（老年患者要适当延长卧床时间）；手工压迫止血者，弹力绷带加压包 12h，之后改成非加压包扎，12～24h 可以在床上活动，无血管并发症者 24h 后可下床活动。

（5）对卧床期间排尿困难者，可在医生协助下在床上排尿，仍排尿困难者，应及时导尿，以免因为尿潴留引起心率、血压波动。

（6）置入药物洗脱支架者，术后双联抗血小板时间至少 12 个月（阿司匹林 100～300mg，每日 1 次；氯吡格雷 75mg，每日 1 次），之后阿司匹林长期服用；期间注意监测血小板数目、血小板聚集功能和有无消化道出血等情况；对于术后需要持续静脉输注 GP Ⅱ b/Ⅲ a 受体拮抗剂者，要监测血小板聚集功能和血小板数目，防止致命性出血并发症的发生。

（7）监测心电图变化，术后 6h 常规复查 CK、CK－MB 及肌钙蛋白的变化，了解有无术后新发心肌梗死。

（8）对于具有造影剂肾病高危因素的患者，术后 2～3 天要及时复查肾功能。

（9）对于无并发症的患者，术后 72h 可以出院。

（10）所有患者都应该接受冠心病危险因素的干预和预防。

（11）根据患者的具体情况，出院前制定未来的运动或体力劳动计划。

（12）出院前，详细告知患者随访时间、方式和随访内容。

（二）特殊情况的处理

（1）可疑腹膜后出血者，快速静脉补液，争取时间行超声和腹部 CT 检查明确诊断；对确诊腹膜后出血者，根据血压、血红蛋白（或红细胞比积）变化，快速补液或输血，如补液或输血中血压仍难维持者，急诊外科手术修补。

（2）发生动静脉瘘者，先保守治疗，无效者请外科手术修补。

（3）发生假性动脉瘤者，根据超声检查结果采取手工压迫、超声引导下压迫或者超声引导下瘤腔内注射凝血酶粉的方法消除瘤腔，之后理疗促进积血吸收。

（4）因卧床导致下肢深静脉血栓，应及时发现，尽早给予抗凝或溶栓治疗，无效者请血管外科取栓或者放置下腔静脉滤器。

（5）术前存在肾功能损害者，术后继续水化治疗 12h，600mg 乙酰半胱氨酸每日 2 次口服，连服 1～2 天；监测血肌酐变化，必要时血滤或透析治疗，防止永久性肾功能不全发生。

（6）心绞痛复发且持续不缓解者，尤其伴有心电图缺血改变或较术前缺血加重者，应急诊复查冠状动脉造影了解是否发生了支架内血栓。

（7）对于发生了支架内血栓者，根据现有条件、患者血流动力学情况、靶血管供血范围、术者对手术成功的把握以及患者和家属的愿望，选择药物治疗（包括溶栓、抗血小板和抗凝治疗等）、再次 PCI 或急诊冠状动脉旁路移植术。

（朱凌华）

第二节　冠状动脉支架置入的操作技术

无论是 Bail Out 还是 De Novo 支架置入，其操作步骤基本相同。在实际送入支架以前，首先要根据病变特征和病变所在血管的特征选择合适的支架。一旦支架选择妥当，即可按下述步骤进行置入操作。

一、支架置入前的准备工作

（一）药物准备

请参见本章第一节。

（二）仔细判读病变，对将要采取的支架置入策略心中有数

（1）首先分析判断所选择的支架能否顺利到达和通过病变；对于需要预扩张的病变，确认进行了

充分预扩张（尤其是拟置入药物支架的病变）。对病变预扩张的目的是：①了解病变的可扩张性。球囊不能充分预扩张的钙化性病变不宜置入支架，以免支架被卡在病变处脱载或者支架伸展不理想，造成支架贴壁不良。②为送入支架建立通道。为达到这一目的，对于预扩张后有明显弹性回缩者，可考虑更换较大直径的球囊再次扩张。③了解患者对病变血管完全闭塞的反应，以便在置入支架前采取适当的预防措施。例如对于预扩张时出现严重心绞痛者，可进行抗心绞痛治疗；出现心动过缓者，放置临时起搏器；出现明显血压下降者要用升压药或考虑置入 IABP；出现心律失常者使用抗心律失常药物。

（2）检查导丝稳定位于病变血管的最远端，能为支架置入提供必要的支撑力和轨道。

（3）检查指引导管与病变血管开口处于稳定的同轴位置，不至于因为推送支架引起移位；当需要深插指引导管提供额外支撑力时，导管头端不至于引起血管壁损伤。

（4）评价如果支架不能到达或通过病变时，撤出支架的可能性、安全性和方法。

（5）评价支架扩张后，通过支架处理远端血管严重夹层的可能性和方法。

（三）支架和相关器械的准备

（1）再次核对无菌包装上的支架参数与所需要的参数一致。

（2）牢记将要扩张支架的命名压和球囊爆破压。

（3）不要浸泡、挤压、折叠、手捏或用纱布擦拭药物洗脱支架。

（4）不要预先负压抽吸预装支架的球囊。

（5）根据病变特点选择合适的导丝并对导丝头端进行塑形。

（6）检查压力泵并抽吸适量经过稀释的造影剂。

二、支架的输送和定位

目前使用的大多数球囊预装支架都采用端轨球囊导管。具体输送操作步骤如下：

（1）术者固定指引导管和导丝，助手将导丝尾端穿入球囊导管端轨开口并轻轻送至指引导管尾端附近并固定导丝。

（2）术者完全松开指引导管 Y 形接头的活瓣开口，轻柔、无阻力地向前推送支架，直至球囊导管的端轨结束，导丝和导管分开。

（3）拧紧 Y 形接头活瓣，松紧程度以既能顺利抽送导管又不出血为宜。

（4）此时助手松开导丝，术者一手固定指引导管和导丝，一手稳定向前推送支架。当到达导管尾部的两个标志处时，开始在透视下观察指引导管、导丝和支架的位置。

（5）在透视下前送支架，观察球囊标志的移动，直到支架到达指引导管开口处。

（6）造影确认指引导管和导丝的位置是否正常，留意病变周围的透视参照标志，以便帮助粗略地指导支架定位。

（7）在透视下前送指引导管，体会支架输送过程中的阻力，同时观察指引导管回缩和移位情况。一旦阻力过大或指引导管移位明显，应停止前送支架。

（8）调整好指引导管的位置，仔细查找阻力过大的原因。如果是由于指引导管的支撑力太小引起，可考虑深插指引导管增加其支撑力。

（9）当预计支架到达病变部位时，停止向前推送支架。推注造影剂以协助支架准确定位。必要时进行电影造影确认支架位置满意（图 8-1B）。

（10）术者固定指引导管、球囊导管和导丝，助手连接压力注射器，负压抽吸排空球囊，迅速充盈球囊使支架扩张。

对于经过较完全预扩张的病变，较容易将支架输送到位。但对于未能充分预扩张的钙化病变或严重弯曲的血管，在输送支架时如果阻力较大，不要勉强用力推送，以免造成支架脱载或嵌顿。一条重要的经验是：推送单纯球囊导管具有明显阻力的血管或病变，在输送支架时一定会非常困难。此时，应换用顺应性好的短支架或者采用耐高压球囊再次对病变进行充分预扩张。必要时可对支架进行适当的预成形，但这种操作只能由具有丰富经验的术者进行。

在定位支架时，应注意如下问题：①对于左主干开口和右冠开口的病变，由于主动脉壁肌肉丰富，弹性回缩明显，应使支架近端超出血管开口 1.0~2.0mm（突出于主动脉腔内 1.0~2.0mm），以便支架能发挥有效的支撑作用。此外，当支架扩张后，一定要用耐高压球囊对冠状动脉开口处或支架扩张不充分的部位进行高压后扩张，保证支架贴壁良好；②对于冠状动脉其他大分支开口处的病变（三叉病变），则不应使支架超过开口，以免影响分支血管的血流；③对夹层病变置入支架时，首先要保证支架远端能完全覆盖夹层，以便在支架偏短时能顺利地在支架近端置入第 2 枚支架，尽可能避免通过支架处理远端病变。

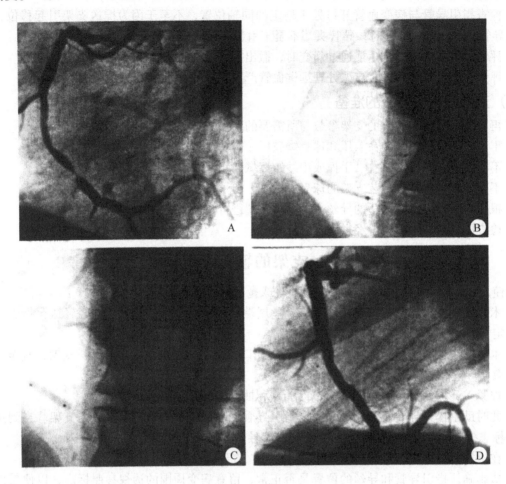

图 8 - 1　右冠状动脉中段病变内支架置入基本操作过程

A. 支架置入前右冠状动脉造影，评价需置入支架的病变特点，选择合适的支架参数；B. 将支架送至病变处完全覆盖病变，透视或造影评价支架定位准确；C. 在透视下观察球囊充盈情况；D. 撤除球囊导管后，造影评价支架扩张效果，仔细排除血管夹层、痉挛或血栓情况

三、支架的扩张和效果评价

（1）在透视下充盈支架球囊（图 8 - 1C），达到命名压力并保持 15~30 秒后排空球囊，如果扩张到命名压时球囊仍然存在切迹，可继续增加压力直到切迹消失或接近球囊爆破压。必要时换用耐高压球囊再次进行扩张，直到球囊切迹消失。此时，应谨慎地考虑到可能出现的支架近、远端严重夹层问题。在左主干内扩张支架时，每一次球囊扩张充盈时间不宜超过 10 秒。

（2）有些术者习惯将球囊回撤 3~5mm 后，在支架近端以略微增加的压力进行一次整形扩张，目的是确保支架贴壁良好。但是，大多数术者习惯先造影评价支架扩张效果（图 8 - 1D），然后决定是否进行高压后扩张；已有研究发现，药物洗脱支架的支架内血栓和再狭窄与支架贴壁不良密切相关，因此，建议对支架扩张不充分或者弹性回缩明显的部位一定要进行高压后扩张，确保支架贴壁良好。

（3）调整指引导管位置，将深插的指引导管回撤到冠状动脉开口处。

（4）将支架的球囊撤回到指引导管内，取两个以上体位造影，评价支架扩张效果和是否出现支架近远端夹层（图8-1D）。

（5）根据造影结果，决定是否进行高压后扩张。理想的支架效果是：①支架贴壁良好，在两个以上造影体位上显示血管腔光滑，无残余狭窄；②无支架近远端夹层和支架内血栓；③前向血流 TIMI 3级。

四、注意事项

（1）当准备置入支架的血管段存在大分支血管时，应选用支架网眼疏松的支架，以免影响分支血流；或者当分支血管因支架扩张导致血流受影响时，能通过支架网眼对分支血管扩张或置入支架。

（2）当输送球囊穿过支架网眼进入分支或从分支撤出球囊时，应谨慎操作，防止因此造成支架移位；当输送支架通过主支支架的网眼时，应非常谨慎，以防分支支架被卡在主支支架网眼上或造成支架脱载。

（3）对于支架置入后，支架近远端血管出现新的狭窄或支架远端无血流的情况，应冠状动脉内给硝酸甘油，以区别是否有血管痉挛、夹层、支架内血栓或残余狭窄，以便采取合适的处理措施。

具体处理方法是：①以不同体位进行冠状动脉造影，分析发生上述情况的原因；②如果鉴别困难，可向冠状动脉内注射硝酸甘油100~300μg。如果狭窄解除，远端血流恢复，表明是冠状动脉痉挛所致；如果注射硝酸甘油效果不明显，但又没有明显的血管夹层，可对狭窄血管段进行低压（<4atm）持续扩张整形（1~2min），有利于消除严重的冠状动脉痉挛或急性血栓；③如果确定存在支架远端夹层，可先用球囊在夹层处持续低压贴靠性扩张（持续1~2min），如果扩张后夹层消失，前向血流正常，可不再做特殊处理。如果扩张后夹层持续存在且影响到前向血流，则置入支架处理；④通过支架向远端血管置入支架时，操作有一定难度，有可能造成支架嵌顿在已置入的支架上或支架脱载。因此，要充分估计发生支架嵌顿或脱载的风险，最好选择顺应性好、外径小、预装牢固的短支架解决这一问题。

（4）如果支架不能顺利到达病变部位，应尽早将支架撤出，查找原因并确认病变已被充分扩张后再次前送支架到位。注意：回撤支架时，应在持续透视监视下缓慢而轻柔地操作，如果支架在退入指引导管开口处遇到阻力，应避免强行回撤支架，以免造成支架脱载。正确的做法是将支架导管、指引导管和导丝一起撤出。

（5）一旦支架脱载，应尽量保证脱载的支架位于导丝上，以便使用圈套器或钳具将支架取出。

（朱凌华）

第三节 慢性完全闭塞病变的支架置入术

冠状动脉慢性完全闭塞（chronic total occlusions，CTO）病变约占全部冠状动脉造影的1/3，但接受经皮冠状动脉介入治疗（percutaneous coronary intervention，PCI）者少于8%，约占全部PCI病例的10%~20%。CTO病变接受PCI比例偏低的主要原因是技术上存在难点，文献报道即刻成功率多在50%~80%，平均仅约65%，远低于其他病变PCI，且其术后再闭塞和再狭窄发生率高。CTO病变PCI成功后可缓解心绞痛症状、改善左室功能、提高远期生存率，但PCI失败或术后发生再闭塞者长期预后较差。虽然近年来随着CTO专用器械的研发、推广及术者经验水平的提高使CTO病变PCI的总体成功率有所提高，但CTO仍被认为是目前PCI领域最大的障碍和挑战。

一、定义

CTO的定义主要包括闭塞时间和闭塞程度两个要素。闭塞时间可由冠状动脉造影证实，如缺乏既往造影资料则常根据可能造成闭塞的临床事件推断，如急性心肌梗死、突发或加重的心绞痛症状且心电图改变与闭塞部位一致等，但部分患者闭塞时间的判断并不十分肯定。以往文献关于CTO闭塞时间的定义差异较大，范围从＞2 周到＜3 个月不等，由于闭塞时间＜3 个月的病变 PCI 成功率较高，因此 CTO 闭塞时间的定义不统一可影响临床研究结果。2005 年在美国《循环》杂志发表的"CTO 经皮介入治疗共识"建议闭塞时间＞3 个月方可称为"慢性"，以此作为目前临床诊断的统一标准，有利于对 CTO 临床研究结果进行对比。根据冠状动脉造影结果将 CTO 闭塞程度分为前向血流 TIMI 0 级的绝对性 CTO（真性完全闭塞）和 TIMI 血流 1 级的功能性 CTO，后者尽管有微量造影剂的前向性充盈，但闭塞管腔的微量灌注血流实际上缺乏供血功能。

二、CTO 病变 PCI 的依据

绝大多数 CTO 病变都存在同向或逆向的侧支循环，使闭塞段远端保持一定的血供，但是，即使侧支循环建立充分也仅相当于功能上 90% 狭窄的血管，这些侧支循环维持心肌存活，但在心肌需氧增加时仍产生临床症状，如心绞痛等。因此，开通 CTO 病变有助于改善远端心肌供血，缓解心肌缺血症状。

此外，有临床研究表明，CTO 病变行成功血运重建并保持长期开通可显著提高左室功能、降低远期死亡率并减少外科搭桥（coronary artery bypass graft，CABG）的需要。美国中部心脏研究所对连续 2007 例 CTO 病例 PCI 结果进行分析，发现 PCI 成功者住院期间主要不良心脏事件（major adverse cardiac events，MACE）发生率低于 PCI 失败者（3.2% 比 5.4%，P = 0.02），且其 10 年存活率远高于 PCI 失败者（73.5% 比 65.0%，P = 0.001）。英国哥伦比亚心脏注册研究中，共对 1 458 例 CTO 病变患者行 PCI，随访 7 年 PCI 成功者死亡风险较失败者降低 56%。前瞻性的 TOAST – GISE 研究对 369 例患者的 390 处 CTO 靶病变行 PCI，1 年随访结果表明，PCI 成功者心性死亡和心肌梗死发生率（1.1% 比 7.2%，P = 0.005）和 CABG 的比例（2.5% 比 15.7%.P＜0.000 1）均显著低于 PCI 失败者。荷兰胸科医院报道对 10 年间 874 例 CTO – PCI 病例进行随访，结果表明，PCI 成功者 5 年存活率（93.5% 比 88.0%，P = 0.02）及无 MACE 存活率（63.7% 比 41.7%，P＜0.000 1）均显著高于未成功者。因此，对 CTO 病变行 PCI 可使患者长期获益，具有较大的临床意义。

三、患者选择与治疗策略

并非所有的 CTO 病例都适合 PCI 治疗。由于 CTO 病变实施 PCI 技术难度较大，成功率较低，应结合患者临床及造影特点，如年龄、症状严重程度、合并疾病（糖尿病、肾功能不全等）、全身重要脏器功能状况、造影所见病变复杂程度、左室射血分数、是否存在瓣膜性心脏病等因素，充分权衡获益/风险比，选择合适的病例进行 PCI。

CTO 病变实施 PCI 的主要指征如下：①有心绞痛症状或无创性检查存在大面积心肌缺血的证据，CTO 远端侧支血管直径≥2.5mm，长度≥30～40mm；②CTO 病变侧支循环较好；③闭塞血管供血区存在存活心肌；④术者根据经验、临床及影像特点判断成功可能性较大（60% 以上）且预计严重并发症发生率较低。

对单支血管 CTO，如存在心绞痛且影像学提示成功概率较高者可优先考虑行 PCI，如临床存在活动受限，即使影像学提示成功概率不高也可尝试行 PCI。如患者为多支病变且伴有一支或多支血管 CTO，尤其存在左主干、前降支 CTO 病变、复杂三支病变伴肾功能不全或糖尿病、多支血管 CTO 等预计成功率不高者，应慎重考虑 PCI 或 CABG 何者更为合适。原则上应先对引起心绞痛或局部心肌运动障碍的罪犯 CTO 病变血管行 PCI，如手术时间过长，患者不能耐受，可仅对罪犯血管或主要供血血管行部分血运重建 PCI，其后对其他病变血管行择期 PCI 达到完全血运重建；经较长时间 PCI 手术仍未成功或预计成功率不高时可转行 CABG。

四、PCI 成功率及其影响因素

受术者经验、器械选择、操作技术、CTO 定义不同及病例选择等因素影响，文献报道 CTO 病变 PCI 的成功率差异较大，在 55% ～90%，平均约 65%。近 5 年来，随着术者经验、技术水平的不断提高以及新器械的研发，CTO 病变 PCI 成功率有增高趋势，尤其一些经验丰富的术者个人成功率可达到

80%~90%甚至更高，但总体水平仍远低于非闭塞病变PCI。在所有的失败病例中，导丝不能通过CTO病变是最主要的原因，占80%~89%；其次为球囊不能通过病变，占9%~15%，球囊不能扩张病变占失败总例数的2%~5%。

CTO病变特征与PCI成功率密切相关，以往文献报道下列因素是导致PCI失败的预测因素：①闭塞时间长，尤其>1年者；②闭塞段长度>15mm；③残端呈截然闭塞状；④闭塞段起始处存在分支血管；⑤闭塞段或其近端血管严重迂曲；⑥严重钙化病变；⑦血管开口处病变；⑧远端血管无显影；⑨近端血管严重狭窄；⑩存在桥侧支（图8-2）。有学者根据临床经验总结的CTO病变特征难度分型详见表8-1，可用以预测CTO病变PCI成功率。

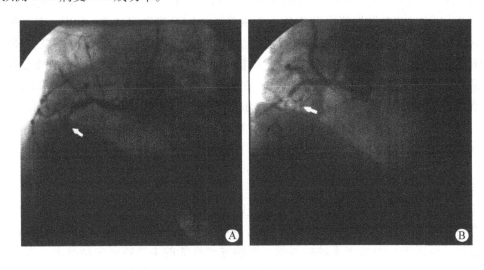

图8-2 复杂CTO病变

A. RCA中段CTO，残端呈截然闭塞，附近有分支血管开口，近端血管多处严重狭窄；

B. RCA中段CTO，伴大量桥侧支

表8-1 CTO病变特征难度分型

	简单	中等	复杂
闭塞时间	3~12个月	1~3年	≥3年
运端TIMI血流	1级	0~1级	0级
闭塞端形态	长鼠尾状	短鼠尾状	齐头
闭塞段长度	≤15mm	15~30mm	>30mm
桥侧支	无	无或微量	少量到大量
近端迂曲或钙化	无	轻度	中到重度
首次PCI	成功	首次失败无假腔	失败并出现假腔
病变处分支	无	不需要保护或易保护分支	多个需保护或不易保护分支
病变部分	近段	近中段	口部或远段
病变血管	前降支	小夹角旋支	大夹角旋支或右冠
再狭窄病变	否	是，次全闭塞	是，完全闭塞
冠状动脉开口	正常	轻度畸形或狭窄	严重畸形或狭窄
外周血管	基本正常	轻度狭窄迂曲	严重狭窄迂曲
有无同侧、对侧侧支	完好	少量	无或极少量
CTO近端血管	基本正常	轻度狭窄	多处严重弥漫性狭窄
其他狭窄或闭塞冠状动脉	无	其他冠状动脉有狭窄	其他冠状动脉有闭塞病变
病变段钙化	无	轻至中度	重度

五、通过闭塞段的技巧

CTO 病变 PCI 失败最主要的原因是导丝或球囊不能通过闭塞段，约占全部失败病例的 90% 以上。除术者的手法和经验外，适当选择器械、合理应用特殊技术有助于提高导丝/球囊通过闭塞段的成功率。

（一）器械选择

1. 指引导管　原则上应选择强支撑力的指引导管，如 XB、EBU、Amplaz 等，必要时选用双层套接指引导管（如 5F 指引导管套在 6F 或 7F 指引导管腔内的"子母型"指引导管）。左前降支（left anterior descending，LAD）病变首选 Voda、左 XB、EBU，支持力不够时可选左 Amplatz；左回旋支病变首选左 Amplatz、XB、EBU，主动脉根部扩张或 JL 4.0 顶端指向 LAD 则选 JL 5.0、EBU；右冠状动脉（right coronary artery，RCA）病变首选右 XB、EBU 或左、右 Amplatz。对较简单的 CTO 病变，指引导管的外径以 6F 或 7F 为宜，可防止导丝远端受阻时在较大指引导管腔内拱起，而且远端较细的指引导管有利于在必要时深插入冠状动脉内以便增加主动支持力。对病变复杂、需要较强支撑或需要在同一指引导管内插入双套球囊或支架导管时，应选用 7F 或 8F 外径指引导管。近年来出现的 Guidezilla 延长导管为 CTO 介入增强指引管支撑提供了新的选择。①Guidezilla 延长导管为病变部位提供了额外的导引支撑力：增加支撑力从而达到输送器械的目的。②Guidezilla 为增加后的支撑力提供了同轴校准作用：a. 防止导管意外滑脱；b. 提供经桡动脉通路支撑力的同轴性；c. 克服动脉血管异常所带来的不同轴；d. 指引导管操作时退出等任何情况。

2. 指引导丝　指引导丝（简称导丝）的选择是影响 CTO 病变 PCI 成败的关键。理想的 CTO 介入治疗导丝应具有一定硬度，在阻塞段中可被灵活旋转，不易进入内膜下，易穿过 CTO 病变两端的纤维帽，但目前尚无任何一种用于 CTO 完美无缺的导丝。影响导丝性能的主要特征包括硬度、头端形状、涂层性质等详见表 8 - 2，不同材质和结构的导丝在 PCI 术中表现出的扭矩反应、触觉感受、推进力、支持力、可操控性、尖端塑形和记忆能力也大相径庭。

硬度越大的导丝越容易穿透坚硬病变，但并非所有病变都需选用硬导丝，有些简单 CTO 甚至采用较软导丝即可开通。初学者通常首选中等硬度导丝，失败后可渐次提高导丝硬度，技术熟练者可首选较硬导丝或在中等硬度导丝失败后直接选用硬或超硬导丝，以节省手术时间和减少器材消耗。

表 8 - 2　CTO 病变 PCI 常用指引导丝的特征

制造商	导丝商品名	头端特征			
		形状	直径（in）	涂层	硬度（g）
Guidant	Cross IT 100 ~ 400	锥形	0.010	非亲水	2 ~ 6
	Whisper	平头	0.014	亲水	1
	Pilot 50 ~ 200	平头	0.014	亲水	2 ~ 6
BSC	Choice PT	平头	0.014	亲水	2
	PT Graphix Int/PT2 MS	平头	0.014	亲水	3 ~ 4
Cordis	Shinobi/Shinobi Plus	平头	0.014	亲水	2, 4
Terumo	Crosswire NT	平头	0.014	亲水	2
Asahi	Miracle 3 ~ 12	平头	0.014	非亲水	3 ~ 12
	Conquest/Conquest Pro	锥形	0.009	非亲水 *	9, 12

注：* Conquest Pro 头端 1mm 为非亲水涂层，其余部分为亲水涂层。

亲水涂层导丝的优点在于推进时阻力小、容易循新生毛细血管或微孔道到达远端真腔，尤其适合于摩擦力较大的病变；其缺点是操纵性差，导丝常沿阻力最低的路径前进，易进入 CTO 近端分支或主支血管内膜下，触觉感知亦较差，即使进入假腔仍能前进较长距离而无明显的阻力感，易于造成更大的假腔，也容易穿入细小分支或滋养血管而造成穿孔。亲水导丝常适用于闭塞段近段无分支开口、病变长度 <20mm、闭塞残端呈鼠尾状以及有微孔道的 CTO 病变。闭塞段或其近端血管有严重迂曲的病变可首

选亲水导丝。硬的亲水导丝较其他导丝更容易进入内膜下或造成穿孔，不推荐初学者使用。

非亲水涂层导丝的优点是触觉感知较好，有利于术者以微细动作精确操纵导丝穿过纤维钙化或存在桥侧支的病变。但其寻径能力不如亲水导丝，需要术者有较强的操控能力。目前常见的非亲水导丝均为头端缠绕型导丝，如 Cross IT 系列、Miracle 系列、Conquest 系列等，均适用于血管残端呈齐头或仅存在较小的鼠尾形态、长度 >20mm 且较硬的病变。在具体临床选用时几种非亲水涂层导丝之间有一定差别，有学者根据临床经验和操作体会总结于表 8 – 3。

表 8 – 3　缠绕型指引导丝的病变适应证

	Cross IT	Miracle	Conquest
TIMI 血流	0～1 级	1～2 级	0～1 级
病变近端及走行	轻中度弯曲	中重度弯曲	较直
闭塞段长度	中－长段（>30mm）	长段（>30mm）	短－中等，短更佳
残端形态	齐头或小鼠尾	小鼠尾	齐头
纤维帽硬度	有一定硬度	较硬	坚硬
钙化、纤维化	轻度	轻中度	中重度
需要穿透支架网眼	可行	不易	较佳
存在桥侧支	可试用	可试用	适合
球囊通过能力	可	最好	较好

CTO 病变 PCI 常需根据不同的病变特征，手术步骤选用不同的导丝，因此 PCI 过程中可能需要更换几种导丝。大部分病例可首选 Cross IT 100～200、Miracle 3～4.5g、Pilot 50 和 Whisper。如 CTO 血管扭曲或钙化则宜选用 PT2 MS、PT Graphix Intermediate、Pilot 50、Whisper 或 Crosswire NT 等亲水导丝。普通导丝通过失败后换用更硬的非亲水导丝（如 Cross IT 300～400）或亲水导丝（如 Shinobi 或 Shinobi Plus，Pilot 150～200），仍有 30%～60% 通过的概率。硬度更高的非亲水导丝除可选用 Cross IT 300～400 之外，还可选用日本 Asahi 公司生产的 CTO 专用导丝 Conquest 9g、Conquest pro 9g、Conquestpro 12g 以及 Miracle 6～12g 等。Asahi 推出的 Gaia 导丝具有优秀的穿透力和扭控力，与其他导丝相比，具有目前最优秀的触觉反馈，显著增强了术者对病变的手感；其预塑尖端设计避免了手工塑形带来的感觉差异，其独特的复合结构能有效地反映导丝尖部所接触病变的质地；当遇到坚硬组织时，导丝局部能很敏感地发生弯曲；是目前 CTO 介入治疗值得选择的导丝。

3. 球囊　球囊的作用在于帮助导丝通过 CTO 病变（借助球囊快速交换导丝，改变导丝尖端形状、提高导丝硬度及在病变段内的操作能力，便于其跨越病变，并证实导丝在真腔）和扩张病变。常选单标记、整体交换、直径 1.25～1.5mm、外形小的球囊，如 Maverick，Sprinter、Rujin 等。熟练术者对预计成功率较高的病变可直接选用 1.5～2.5mm 小直径快速交换球囊，如 Maverick、Sprinter、Rujin、Voyager 等。

4. 其他新型器械　近年日本及欧美研发了许多新型器械以提高开通 CTO 的成功率，如 Safe Cross 光学相干反射系统（Intraluminal Therapeutics）、Frontrunner 导管系统（Lumend）、CROSSER 导管系统（Flowcardia）、Venture 导丝控制导管（St Jude）、Tornus 螺旋穿透导管（Terumo）、ASAHI Corsair 微导管、BridgePoint 装置（Crossboss 和 Stingray）等，对常规方法不能开通的 CTO，使用上述器械后额外有 50%～85% 的机会通过闭塞段。但是上述器械的价格均较昂贵、临床应用经验不多，尚未在临床广泛推广，其有效性、安全性及效价比还有待进一步观察。

（二）操作技巧

1. 穿刺方法　要求动脉穿刺安全顺利。如病变复杂、手术过程又不需要置入大直径的器械时，通常用 6F 指引导管。需要双侧冠状动脉造影时同侧或对侧股动脉或桡动脉可插入 4～5F 动脉鞘。对髂动脉高度迂曲者可插入长鞘。

2. 术前造影　选择合适的体位充分暴露病变对开通 CTO 病变非常重要。下述影像信息对评价 CTO 病变成功率十分必要：CTO 是否位于血管口部或远端；与最近的分支血管的关系；是否存在钙化；阻塞类型（鼠尾状或刀切状）；闭塞长度；CTO病变近端是否存在高度迂曲；是否存在桥侧支等。血管造影机的"放大"功能（Zoom）对分析信息有助。某些CTO病变行同步双侧冠状动脉造影是评价病变长度的最好方法。

3. 导丝尖端塑形的方法　可根据病变形态将导丝尖端塑成不同的弯度：①渐细和同心状的断端，做成约30°角小J形弯曲以利于导丝通过CTO病变，J形头部分的长度接近参考血管直径。②渐细和偏心的断端，增大J形角度（约50°）及长度（较参考血管直径长约1/3），有利于通过CTO病变。③刀切状（齐头）的断端，需要30°小角度和较长的J形（较参考血管直径长约1/4~1/3）。

4. 导丝通过CTO病变的方法　逐渐递增导丝硬度。可将快速交换球囊、微导管或OTW球囊其中之一送至CTO闭塞段的近端处，以增加导丝支撑力，利于其通过病变近端纤维帽，但应注意除非已确认导丝走行在真腔内，不要轻易将球囊或微导管送至闭塞段内。球囊辅助下应用硬导丝的技术可增高导丝穿透血管壁的危险，需要术者有丰富经验及很强的控制远端导丝的技术。导丝在CTO中段行进时可顺时针和反时针≤90°旋转，同时缓慢推送导丝。如果CTO病变长、弯曲、超过3个月、含有钙化的混合性斑块，并有明显的负性血管重塑，则导丝通过的难度较大。触到动脉壁时可能阻力感减小，此时应将导丝退回至CTO近端换成另外的通路推进，或换为另一条导丝重新送入。在保证导丝在真腔内行进的前提下，可小心加用球囊辅助以利于通过病变。如无近端纤维帽或闭塞时间较久的CTO，则可能存在远端纤维帽。此时导丝的选择同近端存在纤维帽的CTO，有时需要更换导丝。如通过困难，可≤180°旋转导丝，并最好做一次穿刺动作以设法使导丝通过远端纤维帽。

5. 检测远侧导丝位置的方法　导丝穿过CTO病变全段之后，应当被较易推进且进入远端真腔血管内。需用至少2个不同体位投照检测导丝位置并确定导丝不在分支。如不能确定导丝是否在真腔，或球囊不能通过病变而必须用旋磨术，或应用加强型硬导丝（尤其是应用球囊支持）时，则必须应用对侧造影或OTW球囊行中心腔造影来检测远端导丝的位置，以确保导丝在真腔内。其他判断导丝位于真腔的方法还包括多体位投照；导丝穿过闭塞段时的突破感；导丝推送顺畅、转向灵活且回撤后仍能按原路径前进（进入心包腔则走行无定路）；导丝尖端塑形存在（不变直）且可进入相应分支；球囊易通过病变等。

6. 球囊通过与扩张　如果指引导管的支撑力良好，球囊的通过与扩张均比较容易。先选择尖端超细的1.25~2.5mm直径球囊，球囊可被扩张至"命名压"或以上。如CTO长度超过20mm，则最好应用长球囊。扩张之后原先消失的远端血流可被显示，但常较细小，系因缺乏长期灌流所致的负性血管重塑，需要冠状动脉内注射较大剂量的硝酸酯类以恢复远端血流。有时需要再次球囊扩张以使新开通后的血管变粗。如球囊通过失败，可试用以下方法：①改善指引导管的支撑力。交换器械时可将第二条0.035in或0.014in导丝置于指引导管内主动脉的部位，以加强指引导管支撑力。②检测导丝远端位置后应用旋磨术，需要送入较硬旋磨专用导丝，1.25~1.5mm直径的磨头足以扩大血管腔并改善斑块的顺应性。③采用Tornus导管辅助球囊通过。④多导丝挤压斑块使导丝周围腔隙变大。如球囊通过病变后扩张失败，可尝试用双导丝球囊、切割球囊、乳突球囊或耐高压（30atm）非顺应性球囊扩张，或采用旋磨术。

7. 高级技巧　在常规方法失败后可尝试采用下列技巧，有助于提高PCI成功率，但部分技术较常规方法的风险更大，仅适用于操作熟练和经验丰富的术者。

（1）平行导丝（parallel wire）或导丝互参照（seesaw wire）技术："平行导丝技术"是指当导丝进入假腔后，保留导丝于假腔中作为路标，另行插入导丝，以假腔中的导丝为标志，尝试从其他方向进入真腔，避免再次进入假腔。"导丝互参照技术"与"平行导丝技术"原理相近，以第1根进入假腔的导丝作为路标，调整第2根导丝方向；如第2根导丝亦进入假腔，则以其为参照，退回第1根导丝重新调整其尖端方向后再旋转推进，如此反复，两根导丝互为参照，直至进入真腔，必要时可用3条导丝互为参照。

（2）双导丝轨道（buddy wire或track wire）技术：PCI过程中向CTO病变远端插入两根导丝，为球囊或支架顺利通过病变提供轨道；或向另一非CTO血管插入另一根导丝，与单导丝相比，双导丝能提供更强的支撑力，使指引导管更为稳定。向同一病变血管内插入双导丝可使迂曲或成角的血管变得略直，因而促进支架通过钙化成角病变或近端的支架，在球囊扩张时还可防止球囊滑动以减少损伤。因此

"Buddy 导丝技术"适用于成角或迂曲病变、近端已经放置支架的病变、纤维化钙化病变以及支架内再狭窄病变。

（3）多导丝斑块挤压（multiwire plaque crushing）技术：用于导丝成功通过闭塞段而球囊通过失败时。保留原导丝在真腔内，沿原导丝再插入 1～2 根导丝进入真腔使斑块受到挤压，然后撤出其中 1～2 根导丝，使 CTO 病变处缝隙变大，有利于球囊通过病变（图 8－3）。多导丝斑块挤压技术的特点是较为安全、效果好，且受血管本身条件限制少，对设备要求不高。对于多数 CTO 病变，在开通时使用的导丝常≥2 根，因此使用此方法通常不会明显增加患者的经济负担，是一项安全且效价比高的新技术。

（4）逆向导丝（retrograde wire）技术：适用于正向导丝通过病变困难且逆向侧支良好的病例。在微导管或球囊支持下由对侧冠状动脉插入导丝（多为亲水滑导丝），经逆向侧支循环到达闭塞段远端。此时可将逆向导丝作为路标，操控正向导丝调整其方向从病变近端进入远端真腔，亦可采用逆向导丝穿过病变远端纤维帽到达病变近端，与正向导丝交会（图 8－4）。特定条件下应用"逆向导丝技术"可提高 CTO 介入治疗的成功率，如某些 CTO 斑块近端存在不利于 CTO 介入治疗成功的形态学特点，或近端纤维帽较硬使导丝难以通过，而远端斑块可能较松软，导丝易于通过。"逆向导丝技术"的另一优势是，即使逆向导丝进入假腔（内膜下），因正向血流方向与逆向导丝行进的方向相反，故病变开通后血管壁受正向血流压力的影响，假腔容易自然闭合。而正向导丝一旦造成假腔，因冠状动脉血流与导丝行进方向一致，可使假腔不断扩大而致血管真腔闭塞。虽然"逆向导丝技术"在特定条件下有较大的应用价值，但因其技术难度大，耗材多，且有损伤侧支血管的风险，因此不应作为 PCI 的常规技术，在实际应用中应当严格掌握适应证。

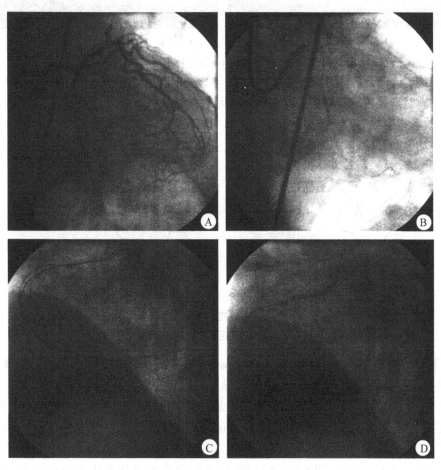

图 8－3 多导丝斑块挤压技术

球囊不能通过病变，分别通过双导丝（A）和三导丝（C）挤压斑块，其后撤出其他导丝，仅保留 1 根导丝在真腔内，使球囊顺利通过。B 和 D 为球囊通过靶血管闭塞段后的影像

（5）锚定（anchoring）技术：指引导管移位或支撑力不足是球囊不能通过闭塞段的主要原因之一。"锚定技术"是指在靶病变近端的分支血管或另一支非靶血管中扩张球囊并轻轻回拖，以此固定指引导管并增强其同轴性和支撑力，有利于球囊或支架通过病变（图8-5）。"锚定技术"适用于预计球囊或支架通过比较困难的病变，需采用外径6F以上的指引导管。潜在的风险包括导管损伤靶血管口部、锚定球囊损伤分支血管等，因此回拉球囊前应操纵指引导管使其同轴并处于安全位置，锚定球囊应尽量采用低压扩张。以上技术称为"分支锚定技术"。在CTO近端无分支的情况下，也可采用"主支锚定技术"，即在CTO病变近端扩张球囊的同时推进硬导丝，适用于病变坚硬而指引导管支撑力不够的近端CTO病变。

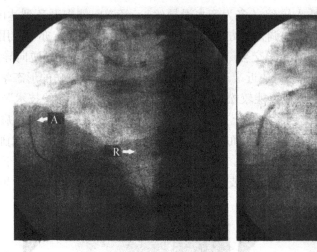

图8-4 逆向导丝技术

左图为反向导丝（R）通过间隔支侧支循环从远端真腔逆向通过RCA闭塞段，与正向导丝（A）交会。右图为球囊沿正向导丝通过闭塞段并扩张

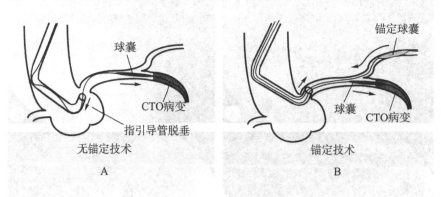

图8-5 锚定技术示意图

A. 无锚定技术，指引导管脱垂；B. 锚定技术，指引导管支撑力加强

（6）内膜下寻径及重入真腔（subintimal tracking and reentry，STAR）技术：在球囊支持下操纵导丝（通常为亲水滑导丝）进入内膜下造成钝性撕裂，导丝在内膜下行进直至进入远端真腔，然后在内膜下空间行球囊扩张并置入支架。"STAR技术"的优点是在常规技术失败后较快地经内膜下进入远端真腔，可提高成功率，但缺点是容易损伤远端分支、穿孔风险较大、再狭窄发生率高等。"STAR技术"适用于主要分支远离CTO的病变（如RCA病变），不适合用于分支较多的LAD病变，置入支架应尽量采用药物洗脱支架（drug elutingstent，DES）。"STAR技术"仅作为常规方法失败后的补救措施，初学者慎用。

（7）血管内超声指导导丝（intravascular ultrasound guiding wire）技术：在有分支的情况下，可用血管内超声（intravascular ultrasound. IVUS）确定CTO病变的穿刺入口。PCI术中一旦导丝进入内膜下假腔且尝试进入真腔失败时，可采用 IVUS 定位指导导丝重新进入真腔，但此时需先用 1.5mm 小球囊扩张假腔，IVUS 导管才能进入内膜下。此方法可导致较长的夹层，可损伤大分支，并有引起穿孔的风险，仅作为常规方法失败后的应急手段，初学者慎用。

（8）控制性正向和逆向内膜下寻径（controlled antegrade and retrograde subintimaltracking，CART）技术：采用正向和逆向导丝在 CTO 病变局部造成一个局限的血管夹层，便于正向导丝进入远端真腔。具体操作过程如下：首先，将正向导丝从近端血管真腔进入 CTO，然后使其进入内膜下，有经验的 CTO 介入医生可以从导丝头端或导丝前进时阻力减小判断导丝进入内膜下。然后从对侧冠状动脉在微导管或球囊支持下逆向插入导丝，经间隔支的侧支循环送至 CTO 病变远端。将逆向导丝从远端真腔插入 CTO，然后进入内膜下，随后用直径 1.25～1.3mm 的小球囊以 2～3atm 扩张间隔支，其后沿逆向导丝进入内膜下并扩张球囊。扩张后将球囊撤压并留置于内膜下以维持内膜下通道开放（图 8－6）。通过上述步骤，正向和逆向的内膜下空间很容易贯通，正向导丝得以循此通道进入远端真腔。"CART 技术"操作方法较复杂，与"STAR 技术"相比其优点在于可使内膜下撕裂仅限于闭塞段内，避免了损伤远端大分支的风险。与 STAR 及 IVUS 指导导丝技术一样，此技术也需在闭塞远端的血管内膜下扩张球囊，有造成穿孔的危险，不宜作为常规手段，仅用于常规技术开通比较困难和解剖特点比较适合的病变。

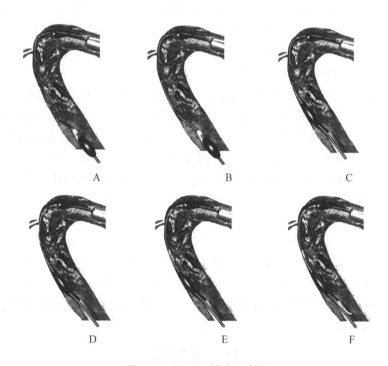

图 8－6 CART 技术示意图

六、支架置入术

1996 年发表的慢性冠状动脉闭塞支架术研究（SICCO）随机对比了单纯球囊扩张术和冠状动脉内裸金属支架（bare metal stent，BMS）植入术治疗 CTO 病变的疗效。结果发现，BMS 组患者心绞痛缓解率高于球囊扩张组（57% 比 24%，P < 0.001），接受 BMS 治疗者 6 个月造影随访再狭窄（32% 比 74%，P < 0.001）和再闭塞（12% 比 26%，P = 0.058）发生率以及 300 天靶病变血运重建（TLR）发生率（22% 比 42%，P = 0.025）均低于接受单纯球囊扩张者。GISSOC 研究对 110 例成功行 CTO－PCI 的患者进行了长达 6 年的随访，结果表明，接受 BMS 治疗者无 MACE 存活率与接受单纯球囊扩张者相比有降低趋势（76.1% 比 60.6%，P = 0.055 5），而无 TLR 存活率则显著低于后者（85.1% 比 65.5%，P = 0.016 5）。美国 Mayo 心脏中心 25 年 CTO－PCI 经验表明，支架时代治疗 CTO 病变的成功率与支架前时代相比并无显著提高，但住院期 MACE 及 1 年随访的靶病变血运重建率降低约 50%。因此，为防止再

闭塞和减少再狭窄发生，CTO 病变成功开通后均应置入支架。

尽管冠状动脉内支架的广泛应用显著降低了 CTO 介入治疗术后发生急性再闭塞的风险，但长期再狭窄率仍高达 30% ~ 40%。近年 DES 在临床得到广泛应用，且已被证实能够降低"真实世界" PCI 后的再狭窄率。新近发表的数项临床研究表明，与 BMS 相比，DES 能够显著降低 CTO 介入治疗后的长期再狭窄率和 MACE 发生率，初步证实了 DES 治疗 CTO 病变的长期疗效和安全性。SICTO 研究观察了雷帕霉素洗脱支架治疗 25 例 CTO 的长期疗效，12 个月再狭窄率和 MACE 发生率均为 4%，显著优于 BMS 时代的结果。Werner 等对比了紫杉醇洗脱支架与 BMS 治疗 CTO 的效果，接受紫杉醇洗脱支架治疗者 12 个月造影再狭窄率（8.3% 比 51.1%，P < 0.001）和 MACE 发生率（12.5% 比 47.9%，P < 0.001）均显著低于 BMS 治疗者。葛雷等报道雷帕霉素洗脱支架治疗 CTO 的长效疗效显著优于 BMS 历史对照，6 个月造影再狭窄率和 MACE 发生率分别为（9.2% 比 33.3%，P < 0.001）和（16.4% 比 35.1%，P < 0.001）。PRISON Ⅱ 研究是迄今发表的唯一的 DES 治疗 CTO 病变的随机对照研究，研究共入选 200 例 CTO 患者，随机接受雷帕霉素洗脱支架或 BMS 治疗，DES 组 6 个月造影再狭窄率（11% 比 41%，P < 0.000 1）和 MACE 发生率（4% 比 20%，P < 0.001）均显著低于 BMS 组。上述研究结果表明，DES 作为改善 CTO 病变 PCI 后再狭窄的一项有效手段，其前景已经初现曙光。但应该看到，上述研究多为注册研究或回顾性分析，不能完全排除因技术进步或支架平台改善造成的疗效差异，因此其临床证据等级不高，目前欧洲心脏协会 PCI 指南（2005）建议 DES 治疗 CTO 病变仅为 ⅡaC 类适应证。此外，对第一代 DES 的迟发不良事件如迟发血栓、再狭窄等问题目前仍存在争议，还需要大规模随机临床研究的长期随访结果来明确 DES 在 CTO 治疗中的地位。

CTO 病变的支架置入技巧与非闭塞病变相同，但考虑到 CTO 病变往往斑块负荷较重、常存在不同程度的钙化，因此应在充分预扩张及多次较大剂量硝酸酯类冠状动脉内注射使血管腔充分扩张之后置入支架。支架直径与参考血管直径的比例以 1 ∶ 1 为宜。支架与病变长度的比值目前无定论，但最好应用单个支架完全覆盖病变，已有报道证实置入单个长支架可产生理想的长期效果，多支架的支架间隙或重叠可能降低 BMS 的临床效果。葛雷等报道的一组病例中，DES 与病变长度比值为 1.8，而作为对照的 BMS 组中支架与病变长度比值仅为 1.2，每病变支架数在 DES 组为 1.4 个，BMS 组则为 1.2 个，提示在 DES 时代有采用长支架或多个支架重叠充分覆盖病变的趋势，但 Moschi 等报道支架长度是 DES 治疗 CTO 病变术后再狭窄的独立危险预测因素，病理研究则表明重叠 DES 可导致局部血管内皮化进一步受损从而增加再狭窄和血栓风险，因此，即使应用了 DES，仍宜选用合适长度的支架，尽量避免多支架重叠置入。此外，DES 置入后应以较短的球囊在支架内实施后扩张以使支架充分贴壁，在支架重叠处尤应注意充分后扩张，但应避免后扩张球囊在支架范围之外扩张，以免损伤血管内皮导致再狭窄。

七、并发症

过去通常认为 CTO 病变 PCI 的风险较小，但事实上临床研究报道其住院期主要不良事件发生率在 4% 左右，与非完全闭塞病变 PCI 相近。

1. 死亡　发生率 < 1%，可能的原因包括术中侧支循环中断、损伤近端血管或主要分支血管、血栓形成、心律失常、空气栓塞以及穿孔导致的心脏压塞和失血性休克等。

2. 心肌梗死　发生率约 2%，多为非 Q 波心肌梗死，常由开通的靶血管再次闭塞引起，早年多为血管塌陷引起的急性闭塞，支架时代则多为血栓性闭塞所致。由于 CTO 血管再闭塞后较少引起急性心肌缺血，因此后果多不严重。

3. 血管撕裂　多由导丝或球囊进入假腔导致，一旦证实导丝进入假腔，切忌旋转导丝或继续推送导丝以避免穿孔。闭塞段血管的撕裂后果多不严重，如无成功把握可停止手术，如闭塞段已开通则可置入支架。有时也可因导管操作不当或频繁操作导管引起近端血管开口处撕裂，如损伤左主干开口则应及时置入支架或行急诊 CABG。

4. 穿孔　是 CTO 病变 PCI 最常见的并发症之一，可由导丝或球囊走行至血管壁内，误扩张分支血管，以及损伤了连接滋养血管的新生孔道等多种机制而造成。通常冠状动脉造影即可做出诊断，但其后需要迅速用球囊扩张近端以限制血流流向穿孔处假腔，静脉注射鱼精蛋白中和肝素，使活化凝血时间（ACT）尽快降至 130 秒以下。根据穿孔的解剖部位考虑是否应置入带膜支架封阻破口，根据临床病情决定是否行心包穿刺放血术及自体血液回输等。心包穿刺放血后向心包腔内局部注射鱼精蛋白可能比全身应用鱼精蛋白更有效。绝大多数穿孔，如果仅是导丝穿孔而未行球囊扩张，或患者接受的肝素剂量适当，均可通过药物治疗治愈。少数情况下患者必须急送至手术室行心包切开引流术及 CABG。

5. 急诊 CABG　发生率 <1%，公认的指征是大的边支闭塞、重要血管近端损伤（如左主干）、血管壁穿孔和器械断裂、嵌顿等。器械不能通过闭塞病变或靶血管急性闭塞均不属于急诊 CABG 的指征。

6. 器械打结、嵌顿或断裂　PCI 过程中频率交换和重复使用器械、操作不当等可导致各种器械的打结、嵌顿或断裂。操作中应避免同一方向旋转导丝超过 180°，发生导丝打结或嵌顿后可小心逆方向旋转导丝，以减少扭转力。经微导管或整体交换（OTW）球囊选择性冠状动脉内注射硝酸酯或钙拮抗剂有时可帮助解除器械嵌顿。器械断裂后可通过扩张球囊将器械固定于指引导管内取出，或采用 Snare 装置抓取，如失败则转外科行 CABG 或外周血管手术，以便取出断裂在血管中的器械。

7. 其他　由于 CTO 病变 PCI 通常造影剂用量较大、X 线曝光时间长，因此可能导致造影剂肾病和放射性皮肤损害。应尽量选用非离子型等渗造影剂，轻度肾功能不全（内生肌酐清除率 30～50mL/min）者造影剂用量应控制在 150mL 以内，如 PCI 持续 2～3 小时仍无明显成功迹象者，可停止手术以免对患者造成损伤。对多支病变手术耗时较长者，可考虑分次行 PCI，以减少单次造影剂用量和曝光时间。

（朱凌华）

第四节　弥散性长病变的现代处理策略

一、概述

一般认为，对冠状动脉弥漫性长病变介入治疗的成功率低，并发症率高，出现这种反向关系的原因主要是斑块总质量大以及球囊扩张对内膜的撕裂重。此外，经常与弥漫性长冠状动脉病变合并存在的糖尿病和慢性肾功能不全也会对介入治疗结果产生不利影响。

近年来，人们研究了很多设备和药物来克服冠状动脉病变介入治疗时的限制因素。例如，采用更好的指引导管和导丝提供更好的支撑效果，研制多种导丝协助通过严重弯曲的血管和坚硬的慢性闭塞性病变；对严重钙化性病变采用旋切技术消除或减小斑块质量；生产具有很好跟随性的各种支架，加强抗血小板治疗来防止术后血小板聚集和血栓形成。但是，在弥漫性长病变的介入治疗方面则进展较少。因此，随着人口老年化程度的加重和慢性病的增加，冠状动脉弥漫性长病变仍然是介入工作必须面临的重要挑战之一。

二、定义

对冠状动脉病变长度的测量一般采用从肩部到肩部的方法，即在最能反映病变长度的透视体位上（最小的透视缩短）测量从病变近端"肩部"到远端"肩部"的距离。如果此距离短于 10mm，称为局限性病变；如果长度在 10～20mm 则称为管状病变；如果长度大于 20mm 则称为弥漫性病变。这种长度分类分别对应于 ACC/AHA 分类法的 A、B、C 三类。这三种长度的病变呈规律性的阶梯性递减，即局限性病变占 95%，管状病变占 85%～91%，弥漫性病变占 78%～89%。

根据临床观察，目前弥漫性长病变介入治疗前并发症的发生率是局限性病变的 2.6 倍（弥漫性病变为 8.5%，局限性病变为 3.3%）。但是，不同术者报道的急性闭塞性发生率各有不同，出现这种差别的原因与技术上的区别外，还与对病变长度的测量有关。目前多数术者以指引导管的内径作为参考尺寸来测量病变的长度。例如，根据所用指引导管的型号不同，参考血管的内径可以是指引导管的 0.8 ~ 2.0 倍。当采用这种方法来测量长病变时，误差会很大。根据上述测量方法，当病变长度大于指引导管内径 2 倍时，发生急性闭塞的可能性要比短病变增加 2 倍。

采用"从肩到肩"的测量方法的另外的一个限制是难以准确确定病变"肩部"的起点。有人采用狭窄程度作为"肩部"的起点，他们发现以 58% 狭窄作为起点测量病变的长度时，对急性闭塞发生率的预测价值最大。

三、弥散性长病变单纯球囊扩张术

在 20 世纪 80 年代，当采用标准的长度 20mm 的球囊扩张弥漫性长病变时，成功率很低（80% ~ 90%），并发症率高（5% ~ 20%）。有人发现，多次、反复和节段性扩张与并发症有关。于是开始采用特殊的长球囊技术来扩张弥散性长病变。理论上，较长的球囊能更好地适合于血管的自然弯曲，对动脉壁产生更好的渐进性应力分布，从而使动脉壁逐渐伸展。但是，长球囊也有其缺点。首先，长球囊更容易破裂，尤其是当病变钙化较严重时，通常需要较高的扩张压力才能完全充盈球囊和扩张病变，这样，很容易在球囊两端相对正常的血管段造成血管破裂或夹层。其次，对于一条逐渐变细的 30 ~ 40mm 长的血管，如果采用一个较长的非逐渐变细的球囊扩张容易引起血管损伤，但如果采用一个逐渐变细的球囊或用两个不同直径球囊顺序扩张，则对血管的损伤较小。

四、弥漫性长病变介入治疗并发症

由于病变本身比较长，因此病变段常常发出分支，存在弯曲段，远端逐渐变细，病变远端常累及远端分支血管。例如，右冠的长病变常累及远端的右降支和左室后侧支。这些因素都明显增加弥漫性长病变介入治疗的并发症。根据 20 世纪 90 年代初期 ACC/AHA 公布的资料，A、B、C 三类病变进行单纯球囊扩张的成功率分别为 95%、89% 和 56%，并发症率分别为 1.2%、3.7% 和 13%。弥漫性长病变患者很多是老年人，伴有糖尿病，且合并陈旧心梗和左心功能不全，常常不适合于冠状动脉搭桥手术。如果弥散性长病变多支多处病变，小血管病变和严重钙化病变同时出现，则远端血管更不适合于搭桥，即使搭桥后，其近远期效果也差。

五、再狭窄

造影测定的病变长度是再狭窄的重要预测因素之一，其他相关因素有病变部位，PCI 前后狭窄程度和血管直径。值得庆幸的是，长病变发生再狭窄时，再狭窄段一般比较短，比较容易再次扩张。

六、长病变的支架置入对策

虽然随机试验表明，支架能改善很多种冠状动脉病变的近远期预后，包括主动置入支架的病变、再狭窄病变、完全闭塞病变和大隐静脉桥病变。但支架术对长病变的影响目前尚不清楚。以前对长病变采用支架治疗不满意的原因主要有两个：一是支架内血栓发生率较高；二是序贯式置入多个支架的再狭窄率高达 70%。

但随着抗血小板药物的使用，支架设计、制作和置入技术的改进，冠状动脉内支架术的近远期效果得到了大幅度提高。

长期随访结果表明，置入支架长度 <20mm、20 ~ 35mm 和 >35mm 的患者的再狭窄率分别为 24%、35% 和 47%。

为了减少对弥漫性病变使用长支架时的再狭窄率，人们采取了很多办法。例如 Colombo 等提出采用点状支架术，即在血管内超声指引下，先根据病变处血管中膜到中膜的内径为参考选择 1：1 的球囊对病变进行扩张，然后重复血管内超声检查，如果病变处达到管腔截面积（CSA）≥5.5mm^2 或大于病变处血管截面积的 50%，则不置入支架，如果没有达到上述标准，则置入支架。通过比较分析，发现采用这种方法置入支架的长度要比采用传统方法置入支架的长度明显缩短 [（10.4±13）mm 比（32.4±

13）mm，P＜0.005］，同时，远期的并发症和再狭窄率也明显降低。点状支架术的缺点是操作时间长，基本材料费用高，且对 20mm 以内的病变效果不如传统支架术。

有人比较对长病变系统置入支架和因并发症放支架的效果。发现对长病变采用 1∶1 球囊扩张发生影响血流的夹层并发症和残余狭窄大于 50% 的比例高达 30% 以上，而且系统支架组和补放支架组两者远期效果相同。因此，对长病变进行 PCI 时，如果效果不理想或残余狭窄明显，应补放长支架。

七、对弥散性血管激光切割成形术

激光成形术曾被试用于处理弥散性长病变，即刻效果和远期临床造影结果均比单纯球囊扩张优越。但是并发率和再狭窄率高。因此，目前临床上很少采用这种技术。

八、对弥散性病变旋磨治疗

与短病变相比，采用旋磨治疗弥散性长病变手术成功率低、围手术期并发率高，远期再狭窄率高。尤其是慢血流现象发生率高。此外，旋磨后置入支架，其远期再狭窄率仍然明显高于常规支架术，因此，目前临床已较少采用这种方法。

九、病例选择

对弥漫性长病变是选择 PCI 还是搭桥，可参考表 8-4。

表 8-4　弥漫性长病变治疗对策

PCI	CABG
临床有 Comorbid 情况	无 Comorbid 情况
高龄	低龄
左室功能差	左室功能好
无糖尿病	有糖尿病
单支病变	多支病变
参考血管直径 ＞2.75mm	参考血管直径 ＜2.75mm
远端造影剂排空差	造端造影剂排空好

十、操作技术

（1）所有病例术前口服阿司匹林 100mg（1 次/日）、噻氯匹定 250mg（2 次/日）或者氯吡格雷 75mg（1 次/日），并累计剂量达到 300mg。

（2）操作前全身肝素化（70～100U/kg，使 ACT ＞300 秒）。

（3）为了获得良好的指引导管支持，建议对弥漫性病变选用股动脉径路，常规选用 8F 指引导管。

（4）对于预计需要置入支架的病变，建议使用支撑力较好的指引导丝。

（5）最后根据定量冠状动脉造影结果选择预扩张球囊的大小和长度，球囊的长度最好长于病变长度，以免在球囊—病变结合部造成夹层。

（6）逐步缓慢对球囊加压，直到透视上球囊的腰凹消失，球囊充盈时间应足够长（如大于 3 分钟），以便充分扩张病变并良好贴靠可能的血管夹层。

（7）如果长球囊通过病变有困难，可先采用短的标准球囊对病变预扩张以建立通道。

（8）球囊扩张后，造影评价扩张结果。如果病变远端血流好（残余狭窄＜30%），可以不必置入支架。如果一小段病变出现明显回缩或夹层，可采用点状支架术处理。

（9）如果出现长夹层，可置入长支架或重叠支架处理。

（10）如果是多个病变被相对正常的血管段分隔，建议采用非重叠的短球囊或标准球囊进行扩张，以免损伤正常血管段，然后，在扩张处置入短支架。

（11）对非常重要的病变部位（如前降支近端病变），建议在预扩张后常规置入支架。

（12）如果血管很细（如＜2.5mm）并伴有明显僵硬或钙化，建议最好选用旋磨术，目的是为预扩张球囊建立通道。但应采用较小的旋磨头，因为大旋磨头常引起无血流现象。

（13）在进行旋磨操作时，保护远端血流非常重要。当采用小旋磨头通过病变数次后，进行球囊预扩张。扩张压力以恰好充盈球囊为准。然后，仅在存在明显夹层或回缩的病变部位置入支架。

（14）操作结束6小时后拔除动脉鞘管，根据患者病情、支架置入效果决定术后是否持续静脉泵入GPⅡb/Ⅲa受体拮抗剂，或者是否皮下注射低分子肝素。

十一、展望

过去数十年间尽管采用了很多扩张器械来处理长弥漫病变，但仍然存在不少问题。与局限性病变相比，对长弥漫病变进行球囊扩张并以支架备用虽然存在急性闭塞和远期再狭窄率较高的危险，但仍然能取得相当比例的可以接受的成形效果。

就目前而言，处理长弥漫病变的各种复杂技术和旋磨和旋切等的效果仍然很有限。此外，采用冠状动脉支架处理非局限性病变的作用也存在争议。考虑到远期再狭窄的危险，目前不主张对长弥漫病变常规放置非药物支架。点状支架术可能有利于降低远期再狭窄。放射治疗术可能是防止长弥漫病变球囊扩张后较有前途的方法之一。目前正进行随机对照试验验证其效果。临床研究表明，药物涂层支架能明显降低局限性病变和主动支架术的远期再狭窄率。虽然关于涂有抗增生药物紫三醇或雷帕霉素的支架能否减少长弥漫病变的远期再狭窄尚存疑问，但这种新的技术可能仍将改变我们将来对长弥漫病变的处理策略。

（朱凌华）

第五节　小血管病变的支架置入术

一、小血管病变的定义

小血管病变的概念源于 Benestent 等试验，这些试验中将经过确定的参照血管内径＜3mm 的病变规定为小血管病变，也有将参照血管内径＜2.7mm 的病变规定为小血管病变的。

冠状动脉造影证实需行 PCI 的冠状动脉病变中小血管病变占30%～40%，尽管小血管支架置入术的成功率和手术并发症发生率与大血管支架置入术无差异显著，但远期再狭窄率明显高于后者。因此，如何提高冠状动脉小血管病变 PCI 的远期疗效是目前冠状动脉介入研究领域的热点之一，提高多支小血管病变 PCI 的远期疗效更是备受关注的挑战性课题。

二、小血管病变 PCI 操作要领

（1）因血管病变直径小容易嵌顿，应选择带侧孔的6F指引导管，并保持较好的同轴性和较强的支撑力。

（2）应选择头端较软的导丝，最好不用中等强度和更硬的导丝；导丝前端的J形弯头不宜太长，以利增强导丝的控制力。

（3）应选择小直径球囊以利于通过病变处；因小血管病变较硬，多需高压扩张；小血管病变近远端直径相差较大，有时需选用不同直径的球囊扩张，有时还需适当延长球囊的扩张时间。

（4）球囊扩张后理想结果应无血管内膜撕裂，残余狭窄＜20%，远端血流好并无弹性回缩。根据IVUS测量的血管内径选择球囊和支架，QCA球囊/支架/血管直径比为1∶1∶1。

（5）小血管病变往往伴随长病变，应选择尽量短的支架，以能覆盖残余狭窄＞30%的血管段为标准。

（6）支架通过病变时用力应适中，避免长时间和过度用力操作；如果支架不宜通过病变时可采用

deep sitting 技术。

（7）支架扩张以前应多体位透视使支架准确定位。

（8）对支架扩张后远端变细的血管，用较大的短球囊扩张支架近端可取得最佳效果。

（9）小血管病变置入支架后扩张应充分，远端不能有残余狭窄和血管内膜撕裂。

（10）小血管病变置入支架后应强化抗血小板治疗。

随着 DES 的广泛临床使用，对于小血管支架的应用有了新的观点。C - SIRIUS 试验对比分析了 Cypher 支架与 BMS 治疗冠状动脉小血管病变 9 个月的随访结果，发现无论是再狭窄率、靶血管重建率还是 MACE 发生率（4.0% 对 18.3%，P < 0.05），Cypher 支架组都明显低于 BMS 组。东方人种的冠状动脉直径较西方人种略小。冠状动脉小血管病变也可从置入 DES 的 PCI 治疗受益，其机制是 DES 可对抗术后早期血管壁弹性回缩和远期负性重构，并能显著降低术后平滑肌细胞和新生内膜过度增生而导致的再狭窄。

Eeckhout 等报道，直径小于 3.0mm 的冠状动脉病变置入支架后亚急性血栓发生率较高，亦有置入 DES 后数月甚至数年发生血栓的报道。因此，需要重视 DES 置入后的强化抗血小板治疗。

对于多支冠状动脉病变的 PCI 治疗，目前欧洲心脏学会 PCI 指南将此类指征列为 Ⅱb。有些研究者不主张对直径 <3mm 的冠状动脉小血管置入长支架或多个支架重叠置入。在实际临床工作中，Cypher 支架和 TAXUS 支架治疗小血管病变安全可行且疗效显著，对多支冠状动脉小血管病变也可得到较为理想的疗效。

药物涂层球囊（DCB）作为一种新的介入治疗技术已被多项临床试验证实其在多种冠状动脉狭窄病变、小血管病变、分叉病变等方面的疗效和安全性。目前的研究表明，DCB 对小血管病变的疗效优于置入 DES。

三、小血管病变 PCI 总结

（1）小血管病变药物洗脱支架置入后近期疗效与大血管相同，支架内血栓发生率并不比大血管内高，而再狭窄率则较大血管高（32% 比 20%），GPⅡb/Ⅲa 受体拮抗剂等的合理应用会使小血管病变 PCI 更安全。

（2）对无再狭窄高危因素者支架可改善长期预后，但有再狭窄高危因素如糖尿病、复杂病变及长病变的小血管病变支架置入后再狭窄发生率较高。

（3）小血管内放置支架的长度应短于 20mm，尤其对前降支病变和糖尿病患者等高危因素者，仅对残余狭窄 >30% 的血管段放置短支架。

（4）小血管病变置入支架后用球囊/血管直径（B/A）比为 1.3∶1（QCA）的球囊后扩张可获得较好的结果；若以 IVUS 测量直径，大小血管 B/A 比均接近 1∶1。

（朱凌华）

第六节　非 ST 段抬高急性冠脉综合征介入治疗策略

一、定义

（1）急性冠脉综合征：是指急性心肌缺血引起的一组临床症候群，包括 ST 段抬高及非 ST 段抬高急性冠脉综合征。

（2）非 ST 段抬高急性冠脉综合征：包括不稳定型心绞痛和非 ST 段抬高急性心肌梗死。

二、特征

（1）急性冠脉综合征的特征是突然或新近发生的心肌供氧与心肌需氧之间的平衡失调。

（2）特征表现为新近发生的胸痛或胸部不适；心电图出现 ST 段压低或明显的 T 波倒置，除外持续的 ST 段抬高；心肌坏死生物标志物没有改变（不稳定型心绞痛）或增高（非 ST 段抬高急性心肌梗死）。

三、冠脉供血不足的原因

冠脉供血不足的原因可以是：

（1）粥样硬化斑块自发撕裂、胶原暴露、局部血小板聚集、附血管壁血栓形成。

（2）或粥样硬化斑块在炎症影响下斑块体积膨胀、不稳定、侵蚀、撕裂、血栓形成。

（3）或内皮功能紊乱导致冠状动脉局限性持续强烈痉挛。

（4）也可以是粥样硬化斑块进展或 PCI 后再狭窄导致冠脉严重狭窄。

（5）或冠脉夹层（可见于围产期妇女）。

（6）或继发于其他原因导致冠脉供血不足，如低血压，贫血、低血氧状态等。

（7）心肌需氧增加：可见于如高热、心动过速、甲状腺功能亢进等情况下。"急性冠脉综合征可能性大"的患者也包括了一部分只有轻微冠脉病变，甚至没有冠脉病变的非缺血性心脏病（如急性心包炎）或非心性胸痛（如反流性食管病）患者。

四、治疗的原则

急性冠脉综合征治疗的原则是尽快恢复冠脉血流、消除冠脉血栓、减轻心肌缺血、保护心功能及防治并发症。

五、危险分层

（1）危险分层的方法如下

1）TIMI（Thrombolysis In Myocardial Infarction）危险积分。

2）GRACE（Global Registry of Acute Coronary Events）预测积分。

3）PURSUIT（Platelet Glycoprotein Ⅱb/Ⅲa in Unstable Angina：Receptor Suppression Using Integrilin Therapy）风险模型。

（2）根据患者症状、体征、心电图、心肌生物标志物及其他辅助检查指标进行分析，权重后总结而成。

六、TIMI 积分

采用的预测变量因子为 7 项，包括：

65 岁以上；

存在 3 个以上冠心病危险因素（高血脂、高血压、糖尿病、吸烟、冠心病家族史）；

既往已知冠心病；

7 天内已服阿司匹林；

24 小时内发作 2 次以上心绞痛；

心电图 ST 段变化；

血心肌标志物升高（CKMB、CRP）。

每项 1 分，0~2 分为低危，3~4 分为中危、5~7 分为高危。

七、GRACE 评分（图 8 - 7、表 8 - 5）

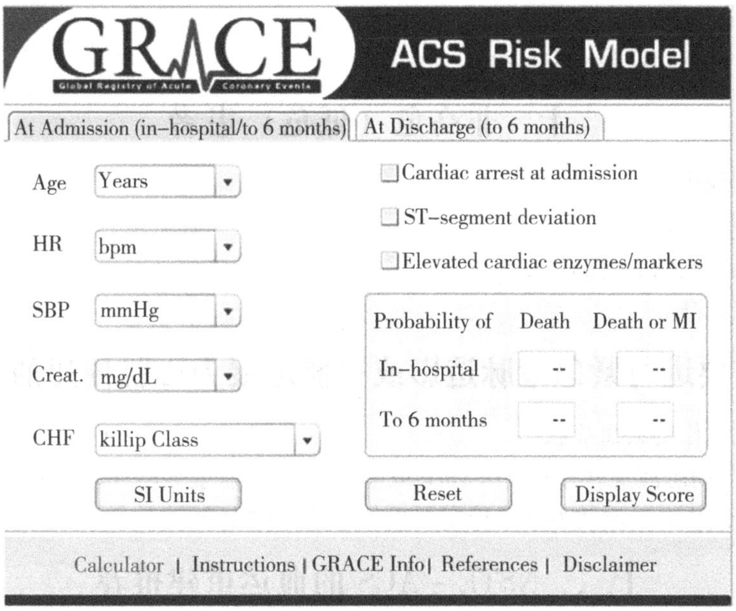

图 8 - 7　GRACE 评分

表 8 - 5　GRACE 评分

Rkk category（tertile）	GRACE risk score	In - hospital death（%）
Low	≤108	<1
Intermediate	109~140	1~3
High	>140	>3
Risk category（tertile）	GRACE risk score	Post - discharge to 6 - month death（%）
Low	≤88	<3
Intermediate	89~118	3~8
High	>118	>8

八、极高危患者

符合以下 1 项或多项：

严重胸痛持续时间长、无明显间歇或 >30min，濒临心肌梗死表现；

心肌生物标志物显著升高和（或）心电图示 ST 段显著压低（≥2mm）持续不恢复或范围扩大；

有明显血流动力学变化，严重低血压，心力衰竭或心源性休克表现；

严重恶性心律失常：室性心动过速、心室颤动。

九、高危（中、高危）

符合以下 1 项或多项：

心肌生物标志物升高；

心电图有 ST 段压低（<2mm）；

尽管强化抗缺血治疗 24h 内仍反复发作胸痛；

有心肌梗死病史；

PCI 术后或 CABG 术后；

左心室射血分数（LVEF）＜40%；

造影显示冠状动脉狭窄病史；

糖尿病；

肾功能不全（肾小球滤过率＜60mL/min）。

十、非高危（低危）患者

（1）无反复发作胸痛。

（2）无心功能不全表现。

（3）无明确心肌缺血的心电图改变。

（4）无肌钙蛋白升高。

十一、需要进行紧急冠脉造影或可能进展为心肌梗死的高危因素

（1）持续或反复发作的缺血症状。

（2）自发的 ST 段动态演变（压低＞0.1mV 或短暂抬高）前壁导联 V2～V4 深的 ST 段压低，提示正在发生后壁的透壁性缺血血流动力学不稳定严重的室性心律失常。

十二、NSTE－ACS 的血运重建推荐

（1）非 ST 段抬高 ACS 的血运重建治疗非 ST 段抬高 ACS 的抗栓治疗。

（2）非 ST 段抬高 ACS 的抗栓治疗。

（杨志宏）

第七节　临界病变的介入治疗

一、临界病变的定义

临界病变通常为冠状动脉造影评价冠状动脉管腔直径狭窄≥40%，且≤70%的病变（图 8-8）。

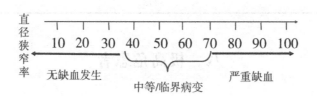

图 8-8　GAG 病变狭窄程度

二、临界病变发生率

临界病变是严重狭窄病变的 20 倍，见图 8-9。

三、存在心肌缺血的症状及客观依据

有比较典型的心绞痛症状，或虽无典型心绞痛症状，但心电图、运动负荷试验、核素等辅助检查证实有明确心肌缺血客观依据者，多提示冠状动脉"罪犯"血管的实际狭窄程度比较严重。

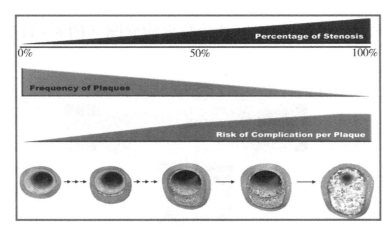

图 8 - 9　Correlation Among Frequency of Plaques，Percentage of Stenosis and Risk of Complication

四、冠脉造影的局限性

传统 CAG 是冠状动脉管腔二维投影图像，只能通过比较病变部位和近端参照血管的直径狭窄比例间接评价狭窄程度，它并不能反映斑块的真实体积和结构，无法判断病变对血流的影响，见图 8 - 10。

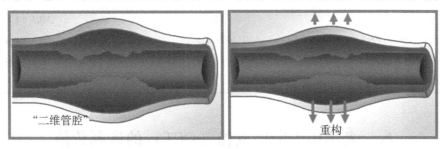

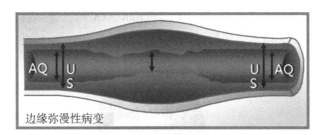

图 8 - 10　局限性：Coronary Angiography

五、IVUS 的诊断价值

血管内超声（IVUS）能够提供管腔和管壁的横截面图像，精确定量地测定狭窄程度，并能识别 CAG 上所见的临界性病变的狭窄程度和斑块性质。

六、如何利用 IVUS 评价临界病变图（图 8 - 11）

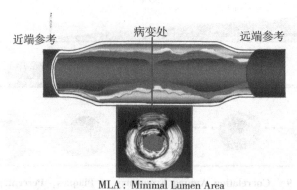

MLA：Minimal Lumen Area

图 8 - 11　IVUS 标准：MLA

七、Cut - Off 值：验证（表 8 - 6）

表 8 - 6　Cut - Off 值

	Comparison	Threshold
Abizaid, et al. （AJC 1998）	CFR	$MLA < 4.0 mm^2$
Nishioka, et al. （JACC 1999）	SPECT	$MLA < 4.0 mm^2$
Briguori, et al. （AJC 2001）	FFR	$MLA < 4.0 mm^2$
Caussin, et al. （AJC 2006）	64 - CT	$MLA < 4.0 mm^2$

八、光学相干断层成像（OCT）的诊断价值

光学干涉断层成像系统（Optical Coherence Tomography，OCT），是一种高分辨率的影像学技术，它利用近红外光，可探查生物组织微米级结构（图 8 - 12）。

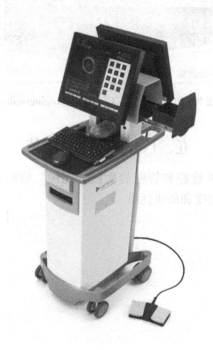

图 8 - 12　光学干涉断层成像系统

九、OCT 成像原理

干涉基本原理（图 8 - 13）：将光源分为两束，一束到参照反光镜（参考臂），一束发射到被测的物体（信号臂），当两束光的距离相等时，两束反射光就会发生干涉，形成低相干的光信号，被计算机采集获得，通过比较分析反射波和参考波即可获得关于组织反射性和距离的数据。

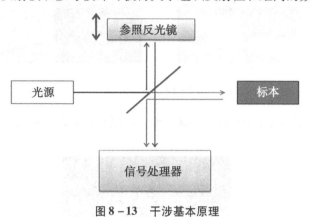

图 8 - 13　干涉基本原理

十、阻断球囊导管（图 8 - 14）

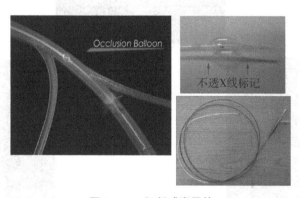

图 8 - 14　阻断球囊导管

十一、OCT 在临界病变中的价值

在临界病变的诊疗中，OCT 的优势在于对易损斑块（图 8 - 15A ~ D），血栓以及微小病变如内膜侵蚀，内膜撕裂，夹层的准确识别。OCT 检查不仅可以协助术者准确识别真正的"罪犯"病变，指导介入治疗。而且有助于对一些不稳定斑块进行早期识别，起到预警的作用。

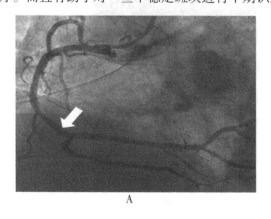

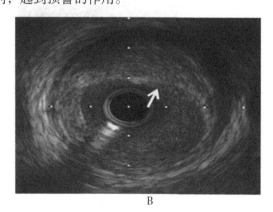

A

B

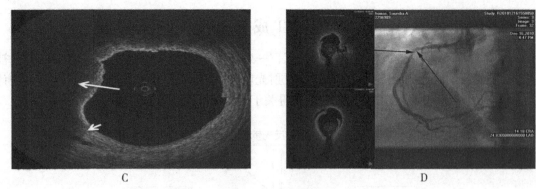

图 8 - 15　易损斑块

斑块破裂：斑块的纤维帽连续性中断或形成腔隙。按照破裂形态大致可分为内膜撕裂、溃疡和夹层（图 8 - 16A ~ C）。

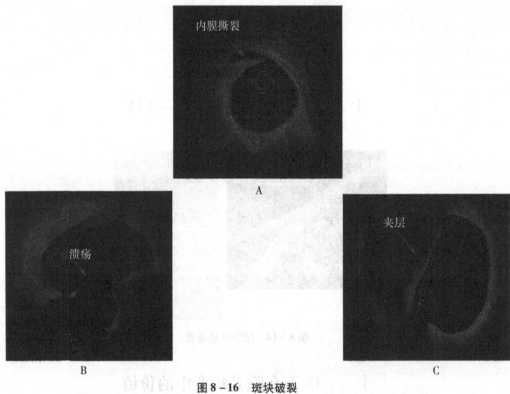

图 8 - 16　斑块破裂

（1）斑块破裂：内膜撕裂（图 8 - 17A ~ D）。

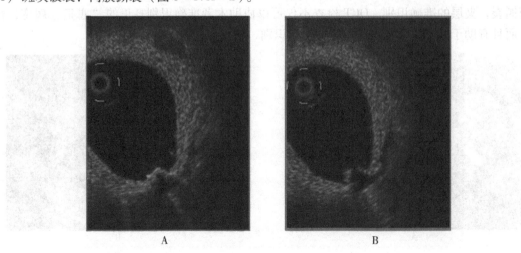

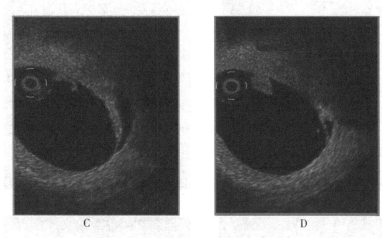

C　　　　　　　　　　　D

图 8－17　内膜撕裂
A. 破裂开始；B. 破裂；C. 破裂最大处；D. 破裂变小

（2）斑块破裂：溃疡（图 8－18A～D）。
（3）夹层：血管壁组织明显与后面的斑块组织分离形成夹层（图 8－19A～D）。

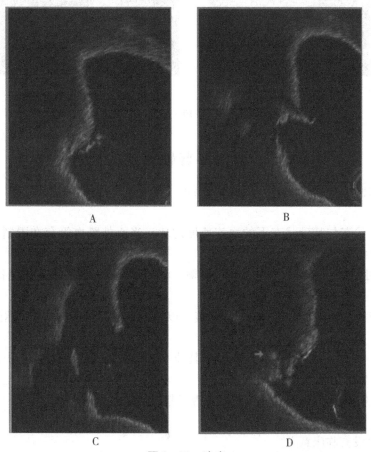

A　　　　　　　　　　　B

C　　　　　　　　　　　D

图 8－18　溃疡
A. 内膜还连续；B. 破裂；C. 破裂最大处；D. 破裂变小

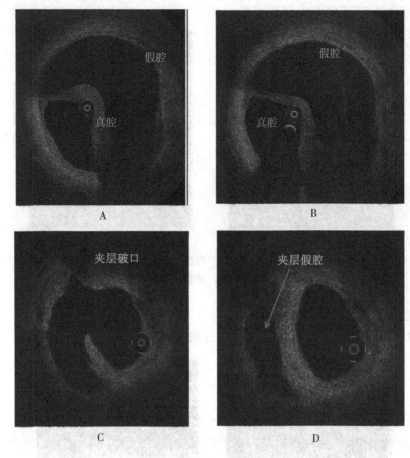

图 8-19　夹层

十二、血流多普勒测定的价值

在所有的多普勒血流测值中，冠状动脉血流储备（coronary flowreserve，CFR）对于评价临界病变最有价值。

CFR 定义为充血状态与基础状态下的血流速度之比，当心外膜血管存在限制血流的狭窄病变时，远端的微血管扩张以维持静息状态下的基础血流。

由于 CFR 和相对 CFR 的缺陷，两种技术没有被广泛接受，现已被心肌血流储备（functional floe reserve，FFR）所取代。

FFR 的定义是当狭窄存在时可获得的最大血流，以该冠脉不存在窄时预期可达到的正常最大血流值的分数（或百分比）来表示。

与 CFR 相比较，FFR 不依赖于压力的改变和其他一些影响因素，既能用于单支病变，也能应用于无正常冠脉存在的三支血管病变。

诊断性研究中，0.75 的界限值能区分狭窄是否引起心肌缺血。

1. FFR ≥ 0.75

（1）可认为狭窄没有临床意义。

（2）患者从介入治疗中获益不多，与不行介入治疗者相比还有增加事件发生的趋势。

2. FFR < 0.75 者

（1）与运动试验阳性结果相关良好，可作为病变需再通的指标。

（2）应推荐患者接受介入治疗，因其可明显改善患者的 CCS。

十三、如何处理此病变（图8-20A～F）

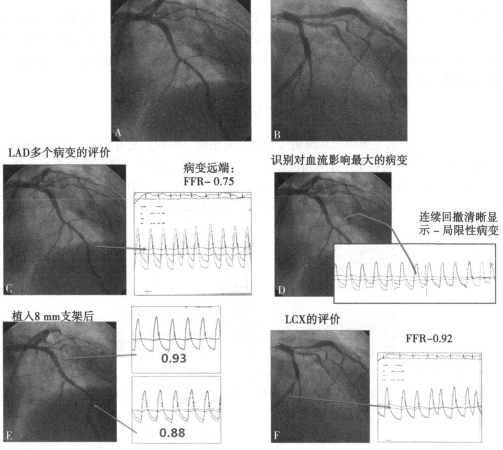

图8-20　FFR in PCI：最优化治疗

十四、药物洗脱支架（DES）的应用

DES的临床晋及应用对临界病变的处理策略提出了挑战，但至今关于DES在临界病变中应用的安全性和有效性的报道非常少。

最近的迹象荟萃研究显示：与BMS相比，DES用于临界病变是安全的，其可显著降低临床和造影再狭窄，提示在DES时代目前处理临界病变的策略需要重新评价。

十五、临界病变的注意点

（1）目前对临界病变的定义尚没有统一，通常认为为临界病变是冠状动脉管腔直径狭窄≥40%且≤70%的病变。

（2）传统的冠状动脉造影对于临界病变的评价具有明显的局限性。

（3）对于无心绞痛发作且无创检查未显示心肌缺血客观证据的临界病变患者，应该进行严格的改善生活方式、去除易患因素，可应用受体阻滞剂和ACEI、积极抗血小板和强化调脂治疗，并进行严格随访。

（4）对于有心绞痛并且临床具有客观心肌缺血证据的患者，应该进一步进行IVUS、OCT或FFR检查。

（5）对于上述高危患者，给予至少一周的强化治疗，如仍然有缺血的客观证据，则给予DES治疗，否则给予药物治疗的同时进行临床随访，必要时进行造影随访。

（6）应注重生物标志物和影像技术结合，无创检查和有创检查结合，从而建立完善的评价系统。

（杨志宏）

第八节 冠状动脉分叉病变的介入治疗

冠脉分叉病变并非少见，占所有 PCI 的 10% ~ 15%。与非分叉病变比较，分叉病变 PCI 成功率低，手术并发症明显增加，围术期心肌梗死增加，远期再狭窄发生率显著增高。在 BMS 时代，分叉病变 PCI 再狭窄率甚至高达 60%。即便进入 DES 时代，临床和造影再狭窄率仍居高不下，而且双支架技术是支架内血栓的重要危险因素。

一、分叉病变的分型

影响分叉病变 PCI 结果的主要因素是斑块位置和分叉角度，因此，现有分型主要以此作为依据。

1. 根据两分支之间的角度分型 分叉角度是处理边支、斑块移位及治疗策略的重要参考因素。Le-fevre 等根据分叉远端成角将分叉病变分为 Y 型（＜70 度）和 T 型（＞70 度）。Y 型分叉病变边支容易进入，但斑块移位明显；T 型分叉病变边支处理困难，而斑块移位不明显，并且当放置主支和边支导丝后分叉角度减小，会变得有利于操作（图 8 - 21）。

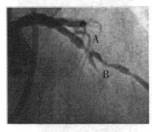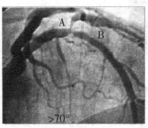

图 8 - 21 分叉病变夹角类型

A、B 分别为分叉近端和远端成角。LAD - 对角支 Y 型分叉病变（左，角 B ＜ 70 度）和 T 型分叉病变（右，角 B ＞ 70 度）

2. 根据斑块的位置分型 传统根据主支（Main branch，MB）和边支（side branch，SB）是否同时或分别存在病变对分叉病变进行分型，目前主要有 Lefevre、Duke、Safian、Medina 等四种分型方法。

3. Lefevre 分型 见图 8 - 22。

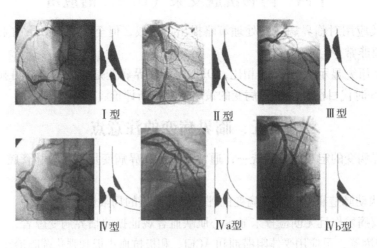

图 8 - 22 Lefevre 分型

Ⅰ型：病变位于主支分叉近端、远端及边支开口，是真正的分叉病变。
Ⅱ型：病变位于分叉处的主支，包括分叉以近和以远，不涉及边支开口。
Ⅲ型：病变仅位于分叉以近的主支。
Ⅳ型：病变位于主支和边支的开口，分叉近端主支无病变，较为少见。

Ⅳa 型：病变仅位于边支之后的主支开口。

Ⅳb 型：病变仅位于边支开口。

Lefevre 分型中的 4a 型分叉病变仅仅累及分叉后的主支起始部，该型病变通常也称为假性分叉（pseudo - bifurcation）病变。当病变位于边支起始部的近端主支时也称为假性分叉病变。

4. Duke 分型　共分为 A ~ F 六型，见图 8 - 23。

5. Safian 分型　主要根据是否存在主支狭窄及其狭窄部位进行分型，见图 8 - 24 ~ 图 8 - 25。

6. Medina 分型　依据主支近、远侧及分支顺序，按有（1）无（0）病变显示，如 1, 0, 1 即为主支近侧（PMV）和分支（SB）有病变，主支远侧（DMV）无病变。这种方法简单易记，被多数人采用（图 8 - 26）。

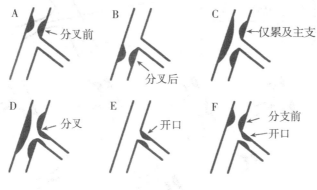

图 8 - 23　Duke 分型

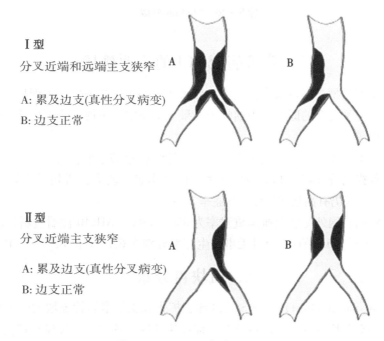

图 8 - 24　Safian 分型（Ⅰ、Ⅱ）

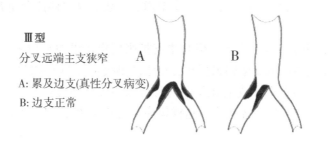

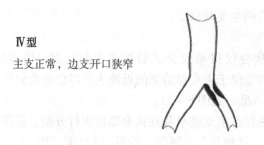

Ⅳ型

主支正常，边支开口狭窄

图 8 – 25 Safian 分型（Ⅲ、Ⅳ）

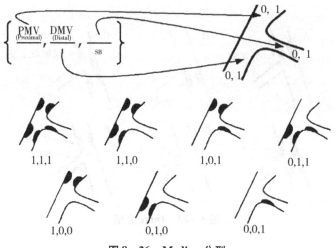

图 8 – 26 Medina 分型

二、分叉病变 PCI 的主要挑战

尽管小 profile 球囊和新型支架得以广泛应用，分叉病变 PCI 的结果依然欠理想。

消斑治疗不能改善分叉病变的即刻和中期临床结果。单纯定向斑块切除术比单纯球囊成形术即刻效果好，但是再狭窄率仍较高。

急性期并发症发生率较高：一旦发生边支闭塞，多导致非 Q 波心肌梗死。

尽管支架术可显著提高分叉病变 PCI 的成功率，但操作难度较大，再狭窄率较高（国外报道的再狭窄率为 21% ~57%），且仍有高达 9% 的并发症率。

临床事件发生率较高：国外靶病变血运重建率为 8% ~43%。NHLBI 注册资料显示，分叉病变(n = 321) 和非分叉病变 （n = 2115）的 12 个月无事件生存率分别为 67.9% 和 74.3% （P < 0.05）。

三、斑块再分布

"雪橇效应"（snow plough effect）：IVUS 发现球囊扩张和支架术后管腔增大的机制不仅有血管的弹性扩张和撕裂，而且还有斑块沿管腔纵向再分布，即斑块的纵向移位，这种斑块移位在不同类型的分叉病变均表现为斑块从被扩张支移至另一支，在 Y 型病变较 T 型病变更为明显。

虽然只有 I 型病变是真正的分叉病变，但是支架术后斑块的纵向移位会使 Ⅱ ~Ⅳ型分叉病变均成为真正的分叉病变。

Ⅱ型 Y 形分叉病变：病变仅限于主支，但是主支扩张后斑块纵向移位入边支，主支支架后往往需要行对吻球囊扩张，边支是否植入支架则根据球囊扩张结果决定 （图 8 – 27）。

Ⅲ型 Y 形分叉病变：球囊扩张主支后斑块纵向移位入边支和主支远端，支架植入后会因斑块移位导致边支和主支病变，因此支架应覆盖边支，这样斑块只能移至边支，后者通过球囊对吻扩张往往易于解决 （图 8 – 28）。

Ⅳa型病变：与3型病变类同，支架如果不覆盖边支同样会因斑块纵向移位导致主支和边支狭窄。这不仅会因斑块移位增加植入支架数目，而且影响预后。因此对这类病变主支支架应覆盖边支，然后采用对吻球囊扩张技术，边支根据其直径和对吻球囊扩张后的结果决定是否植入支架（provisional stenting）（图8-29）。

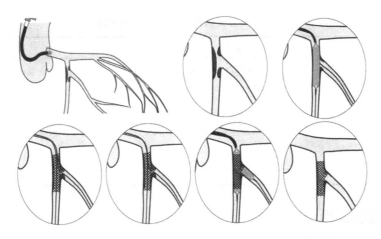

图8-27 Ⅱ型分叉病变（Y型）支架术斑块移位模式图

主支球囊扩张和支架植入后斑块向分支开口移位，需行对吻球囊扩张，必要时边支需植入支架

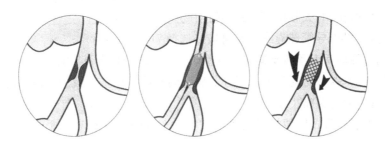

图8-28 3型分叉病变支架术斑块移位模式图

仅在分叉近端扩张和植入支架时斑块不仅向主支移位，而且也向边支移位，因此支架应覆盖边支，斑块只能向边支移位，后者通过对吻球囊扩张多可解决，必要时植入支架

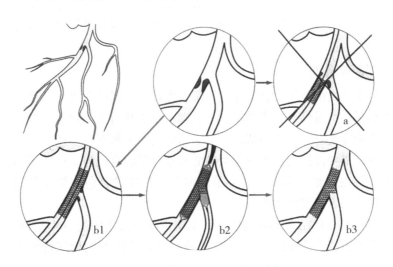

图8-29 对Ⅳa型分叉病变主支支架也应覆盖边支

四、分叉病变 PCI 基本技术

（一）投照体位的选择

投照角度对确定边支开口位置和准确植入边支支架有重要意义（表8-7）。

表8-7 分叉病变 PCI 主要投照体位

分叉病变	体位	价值
前降云支 - 对角支	RAO0 ~ 10° + Cranial 40°	主要参考体位
	LAO 45° + Cranial 25°或蜘蛛位	边支植入支架时正交参照体位
回旋支 - 钝圆支	RAO 15° + Caudal 25°	常规体位
	蜘蛛位或改良蜘蛛位（LAO 更小）	核对边支开口位置
右冠远端分叉	AP 位 + - Cranial 20°	常规体位
	LAO 40° + Caudal 10°	常规体位

（二）指引导管的选择

应选择大腔指引导管，6F 指引导管内腔应在 0.068″以上。

新的大腔 6F 指引导管可允许小截面球囊和固定导丝球囊行对吻扩张。例如，两个 3.5mm 以下的 Viva 球囊或 Maverick 2（波士顿）、两个 3.0mm 以下的 Maestro（Jomed）或 Arashi（Terumo）或 Sprinter（Medtronic）Rx 球囊均可在 6F 大腔指引导管内行对吻扩张。

使用其他不兼容 6F 导引导管球囊或支架时最好选择 7F 指引导管。

拟使用旋磨或同时释放两个预装支架时（D 型方案）选择 7F 指引导管。

定向旋切、使用 2.15 以上的旋磨头、三分叉病变同时球囊扩张等极个别情况需选择 8F 指引导管。

现有 5F 导引导管不兼容对吻扩张。

选择合适外形的指引导管，以便提供足够的支撑力。Lefevre 主张首选后座支撑力较好的指引导管（尤其是前降支 - 对角支分叉），但根据术者经验也可选择 AL（Amplatz left）。右冠首选 JR4.0，需要强力支撑时可选择 AL。Extra back - up（XB）4 指引导管对左冠，尤其是 LAD - 对角支分叉病变首选。Amplatz left（AL2）指引导管：有时用于回旋支分叉病变。

在采用保留导丝技术时或回撤球囊时指引导管容易深插，应密切注意指引导管位置。对吻球囊扩张后回撤球囊更易导致指引导管深插；另外回撤球囊时指引导管内因虹吸作用会出现气泡，因此应开放 Y 接头。

（三）边支保护基本原则

边支保护指在处理主支之前在边支放置导丝，是否保护边支取决于边支直径、处理主支时边支闭塞的可能性和边支闭塞后果的严重性。一般遵循以下原则：主支和边支的界定：当解剖边支供血意义超过主支时，应以解剖边支当主支对待，这种情况多见于回旋支 - 钝缘支分叉病变。

边支直径和重要性：需要保护的边支没有明确的直径界限，直径为 2.0 ~ 2.2mm 的边支一般列入考虑之内，直径 <2mm 的边支一般不需要保护。是否需要保护应结合边支供血范围和重要性具体分析，估计边支闭塞会有严重后果者应保护边支。

边支闭塞形态特征：对于直径≥1mm 的边支，主支支架后边支闭塞发生率与分叉病变形态特征有关。无发生边支闭塞形态特征者边支闭塞率是 4%；有发生边支闭塞的形态特征者闭塞发生率是 67%。因此，对于直径≥2mm，并且有发生闭塞的形态特征的边支应予以保护，无发生边支闭塞的形态特征者不需保护。

补救性保护：主支球囊扩张后边支有闭塞危险者可采取补救性保护。

其他：存在疑问难以做出决定者最好选择保护。

（四）导引导丝的选择

选择导丝主要依据个人经验。常规导丝适于多数分叉病变，应尽量选择操控性、扭控性和支撑力较好的导丝。可选择 ACS Guidant 的 0.014″BMW、Cordis 的 ATW 等导丝。对导丝显影程度一般无特殊要求。

存在迂曲、钙化或进入边支困难时，可选用有亲水涂层的导丝，如 Boston 的 PT Graphix 或 ACS Guidant 的 Wisper 导丝，有助于通过支架壁。

特别值得注意的是，在边支使用 PT Graphix 等亲水涂层导丝时，植入支架不宜采用保留导丝技术，否则回撤时易于折断，而采用 BMW 和 Wisper 无此现象发生。此外，若确实需要 PT Graphix 导丝进入边支，可以考虑交换导丝，即在插入 PT Graphix 导丝角度改良后，往往易于插入 BMW 或 Wisper 导丝，然后撤出 PT Graphix 导丝。

特殊的操纵性强的导丝、带亲水涂层导丝和固定导丝球囊均有助于通过已植入的支架进入边支。

（五）导引导丝的基本操作

1. 导丝塑形　导丝 J 形塑形取决于分叉角度和主支的直径。在部分病变，为进入边支，导丝 J 型头端可能需要塑形成 90°角。主支直径越大，头端应更长。部分病变复杂需要多重塑形。

2. 导丝扭结的预防　为避免导丝之间的交叉扭结，应首先将导丝放置于较难放置的血管，通常是边支，然后将第 2 根导丝放置于主支。放置第 2 根导丝操作幅度要小，旋转导丝的动作仅限于手腕转动。

3. 边支进入困难的处理

（1）有些分叉病变几乎不可能直接将导丝进入边支，可先将导丝送至主支，然后将导丝头端指向边支开口回撤导丝，导丝可能会跳入边支开口。

（2）导丝仍不能进入边支者可将 2 根导丝放入主支，并用小球囊扩张主支，这有助于导丝的操纵并进入边支，但是这种方法冒有因边支闭塞无法再进入导丝而失去边支的风险。

（3）当导丝进入主支支架或经主支支架进入边支时有阻力或摩擦力时，提示导丝经支架外走行，此时应回撤导丝并重新放置，导丝远端 U 形塑形有助于导丝通过主支。

4. 导丝改良分叉病变　T 型分叉病变在插入导丝后变为 Y 型分叉病变，边支导丝使分叉病变两分支之间的夹角得以改良。Louvard 和 Lefevre 等的研究显示，当术前主支和边支的近端成角（角 A）在 120°以下时，放置导丝后角度改良最为明显，超过 120°则变化不明显（图 8-31）。

5. 保留导丝技术（jailed wire technique）

（1）定义：对于保护边支的患者，主支支架时一般应在边支保留导丝（jailed），这样在主支植入支架后边支导丝就被压在主支支架壁外。随后，再将主支导丝沿着边支开口处的最远端支架网眼插入边支远段，再将被保留在支架外的边支导丝轻轻撤出，送入主支远段（交换导丝）。

（2）优点

1）有助于保持边支血管开通。

2）一旦边支发生闭塞可提供路标。

3）有助于使分叉病变角度保持在有利于导丝再次进入的角度形态。

4）有利于在必要时行 T 支架术（provisional T stenting）。

（3）注意事项

1）在导丝保留时释放支架球囊，动脉比例应≤1，不宜采用高压扩张，否则边支导丝有被夹持风险。

2）采用保留导丝技术时最好不用亲水涂层导丝，有报告放在边支的 PT Graphix 导丝在主支支架后回撤导丝时可发生断裂，应选择 BMW 等导丝。

3）撤出"关"在支架外的导丝时应注意，若导丝夹持明显，在回撤导丝时由于反作用力的影响导引导管可能损失前移损伤冠状动脉开口。

（4）边支导丝跨过主支支架的位点选择：主支支架后采用交换导丝技术交换导丝，首先将主支导丝弯度对着边支开口方向回撤，使导丝通过对着边支部分主支支架最远的孔进入边支并送入边支，此时支架的变形更有利于覆盖或支撑边支开口。然后撤回原边支导丝并送入主支，这步操作易引起指引导管深置，应注意（图 8－33）。

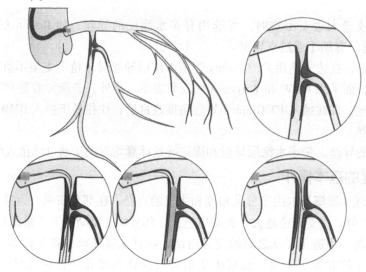

图 8－30　导丝进入边支的方法模式图
导丝送至主支远端回撤时会落入边支，有时主支球囊扩张后有利于导丝进入边支

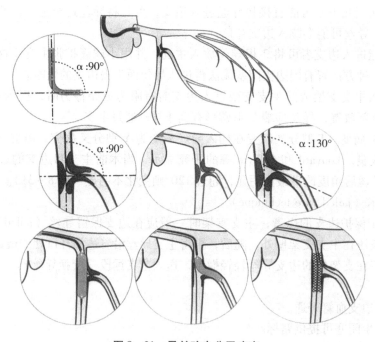

图 8－31　导丝改良分叉病变
Ⅰ型分叉病变（T 型）导丝放置后两分支夹角改良成 Y 形，有利进一步操作，主支支架植入时保留边支导丝有利于导丝再次进入边支

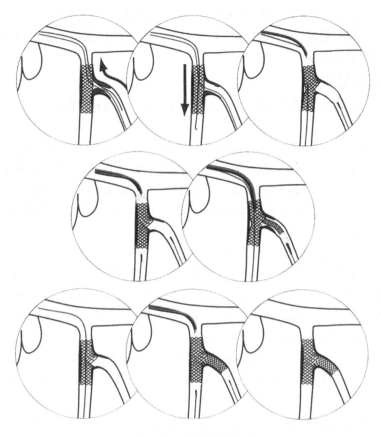

图 8 - 32 保留导丝技术

主支植入支架后，回撤导丝送入边支，然后回撤保留在边支的导丝（jailed），并送入主支，在扩张边支时支架会变形，应行对吻球囊扩张，必要时边支可植入支架

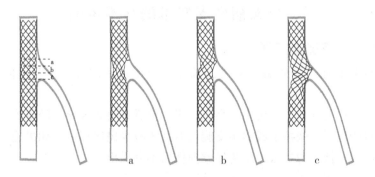

图 8 - 33 边支导丝跨过主支支架的位点选择

主支支架打开后可有 3 个支架孔（远、中、近）对着边支开口，见左图，a、b、c 分别代表导丝经近、中、远 3 孔进入边支未行对吻球囊扩张之前主支支架形状。可见导丝经最远端孔进入边支者支架形状有利于覆盖病变，因此应选择最远的孔通过边支导丝，方法是导丝弯对着边支开口方向回撤，使之落入对着边支最远的孔

（六）球囊预扩张

（1）边支扩张球囊直径不宜过大，以免因导致夹层而植入边支支架。每个球囊压力以影像上球囊腰征消失为标准。

（2）并非所有患者都需要进行预扩张。急性冠脉综合征合并软斑块时多可行直接支架术。对于慢性稳定性心绞痛，往往也只需扩张其中一个分支或两支分别进行扩张。此时无须采用对吻扩张。

（3）严重钙化病变可采用旋磨术，但只能使用一根导丝。除去偏心斑块往往有利于进入边支。也可考虑使用切割球囊。旋切对于分叉开口或前降支开口病变可能有一定用处。

（4）不稳定心绞痛和心肌梗死都反映斑块较软，不经球囊预扩张可直接植入支架，和其他病变一样分叉病变也可直接植入支架。

（七）支架选择与置入

1. 支架选择　主支支架应既能保证边支通过，又能提供足够的支撑力。许多新型支架都兼备上述要求。

Bx Velocity 为 Cypher 的支架平台（Cypher Select 为 Bx Angile）。可成功应用于分叉病变。

Boston 公司的 Express 2（TAXUS 的支架平台）经桌上和临床研究证实可用于分叉病变。其他如 Sorin 公司的 Carbostent、Orbus 的 R 支架、Abbott 公司的 Biocompatible 支架等经桌上研究可用于分叉病变支架术。有学者认为，尽管还缺乏资料，Medtronic 公司的 Driver 支架也应该适合分叉病变。Multi - link Zeta 也可用于分叉病变。

边支支架应选择跨越病变外形（profile）较小、显影良好或带有标记的支架。

2. 支架置入　主支和边支直径均≥3.0mm 时才采用完全支架术，即主支和边支均植入支架。主支支架后若行对吻扩张残余狭窄仍≥30%～50% 可考虑边支植入支架。边支直径 <3.0mm 时应避免在边支植入支架。对于边支直径≥2.5mm 者，当发生闭塞、夹层和血流障碍时可采用补救性支架术（bail-out）。如果对两支均进行了旋切，每支均应植入支架。

3. 消斑术在分叉病变的应用　分叉病变支架之前斑块切除有助于支架展开、减轻斑块移位和支架后获得最大管腔，并且随访再狭窄率和 MACE 率较单纯支架术组低，但是预先 DCA 者即刻成功率低、院内 MACE 率高。

有报告显示对 90 例分叉病变旋切后植入支架，TLR 率可低至 7.9%。但是目前旋切导管仅适合于较大的血管，Levere 等报告在分叉病变旋磨术应用率不到 2%。

对有钙化者采用旋磨有助于改善斑块的顺应性，从而使支架结果更满意。

切割球囊也有助于改善钙化病变顺应性，有利于支架展开及减少斑块移位。

五、分叉病变支架术的基本策略

（一）主支支架 + 边支球囊扩张

主支支架 + 边支球囊扩张是处理分叉病变最简单、应用最多的方法，费用低、再狭窄率比双支架低。

主支植入支架并覆盖边支开口，可用中、高压扩张，然后将第 2 根导丝经主支支架孔植入到边支并扩张边支开口，采用对吻球囊扩张技术或对主支旋切有助于减少斑块移位。如果边支用亲水涂层导丝保护，主支植入支架时应采用低压力扩张，以免导丝损伤后不易撤出。

主支植入支架后只要边支适当通畅，长期随访通畅率就会很高。

多种导丝可经主支支架植入到边支，此时导丝头端应塑形成大约 90 度，将导丝送至主支远端，然后再回撤，使导丝头端落入边支开口处主支支架最远的支架孔，旋转推送导丝便可进入分支。如果导丝仍不能进入边支，可将导丝头端弯度塑形至 90 度以上。

亲水涂层导丝阻力小，易通过支架孔进入边支，但有增加边支夹层的危险。导丝仍不能进入边支者可采用 1.5mm 经导丝球囊或端孔导管支持，将导管远端置入到分支开口处有助于导丝经支架孔进入边支。这种技术尤其对分支开口 >90 度者帮助较大。

导丝进入边支后球囊是否能进入边支与支架种类、球囊截面积、球囊直径和球囊是否打开过有关，经导丝球囊比快速交换球囊的推进性好。小幅快速推进和回撤球囊有助于球囊通过支架孔。

球囊不能完全跨过主支支架孔，以免扩张后不能撤出球囊；另外球囊压力不要超过爆破压，以免破后球囊不易经支架孔撤回；球囊直径不宜过大以免边支破裂。

最后均应采用对吻球囊扩张。

（二）Culottes 支架术

1. 定义　主支和边支全部支架，两支架近端重叠，又称为裤裙法（Trousers – stent）。主支植入支架、边支球囊扩张后有闭塞危险者采用该方法。通过主支支架植入支架于边支，Culotte 方法是其中之一种方法，近端支架环型重叠（图 8 – 34）。

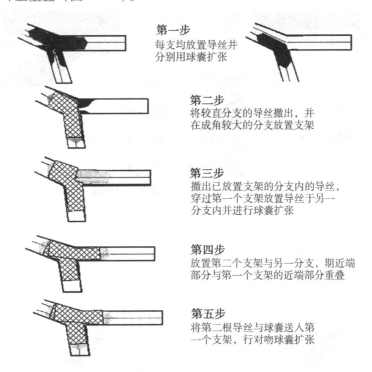

第一步
每支均放置导丝并分别用球囊扩张

第二步
将较直分支的导丝撤出，并在成角较大的分支放置支架

第三步
撤出已放置支架的分支内的导丝，穿过第一个支架放置导丝于另一分支内并进行球囊扩张

第四步
放置第二个支架与另一分支，期近端部分与第一个支架的近端部分重叠

第五步
将第二根导丝与球囊送入第一个支架，行对吻球囊扩张

图 8 – 34　分叉病变 Culotte 支架术模式图

2. 操作步骤
（1）主支和边支分别放置导丝。
（2）每支分别用球囊扩张。
（3）将较直分支的导丝撤出分支。
（4）先放置于成角较大的分支支架（有严重夹层或闭塞的一支应先植入支架）。
（5）第一个支架植入后回撤导丝与球囊，如果直径相当可将其插入另一分支（未放支架支）扩张，球囊不能通过第一支架进入边支者可换用未打开过、截面较小的球囊。
（6）未放支架支球囊扩张时球囊中点在该支开口处的支架孔。
（7）第二个支架植入于另一分支，近端部分与第一个支架的近端部分在分叉近端的血管重叠。
（8）将第二个导丝与球囊送入第一个支架，行对吻球囊扩张，对吻扩张可矫正支架变形（图 8 – 35）。
（9）两个支架可不对称重叠，完全覆盖分叉病变便可。

3. 适用范围
（1）分叉角度 30°~90°、甚至大于 90° 的分叉病变。
（2）分叉病变只计划植入一个支架，但边支严重夹层、闭塞。

4. 评价　操作有一定难度，即刻效果好，中期随访效果差。

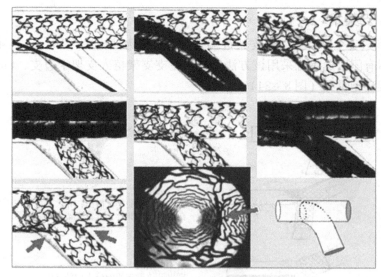

图 8－35　Culotte 支架桌上研究结果
对吻扩张后支架变形减轻

（三）对吻或 V 型支架术

1. 概念　每一分支植入一个支架，两支架近端平行并同时释放，中间形成一金属脊。必须同时植入两个支架（图 8－36）。

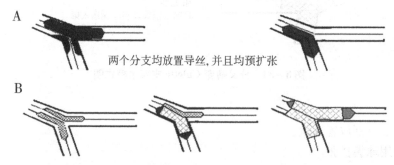

A　两个分支均放置导丝,并且均预扩张

B　将两个装有支架的球囊同时送至拟放置部位,然后依次扩张起每个支架

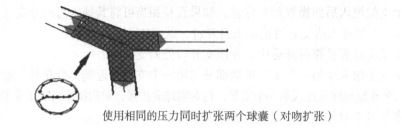

C　使用相同的压力同时扩张两个球囊（对吻扩张）

图 8－36　分叉病变对吻支架方法模式图

2. 操作步骤

（1）需要较大腔的指引导管，最少 8F 大腔指引导管。

（2）每支分支均放置强支撑导丝，并且均预扩张。

（3）每个装有支架的球囊同时送到要放置的部位。

（4）最适合的支架是两个设计相同、支撑力较好的网管状支架，以保中脊形状。

（5）同时扩张会导致球囊向前（远端）移位，因此应分别扩张起每一个支架。

（6）然后同时扩张两个球囊，即对吻扩张，两个球囊的压力应相同。

3. 适用范围　两支大分支的分叉病变，并且分叉近端血管较大，分叉角度小于70度。

4. 评价　具备安全快速、边支导丝保持不动、两个支架同时释放等特点。V支架往往要求近端血管粗大，主支和边支管腔直径最好比较接近。但往往存在支架扩张不充分、再进入较为困难（左主干除外）、再狭窄处理棘手和必须使用两个支架等缺点。此外，支架隆突有可能向近端移位。尽管两个支架之间存在缝隙，据文献报道，采用V支架术并不增加亚急性血栓发生率（图8-37）。

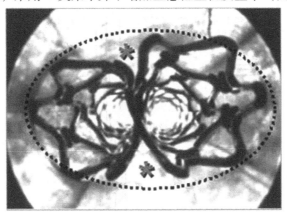

图 8-37　V支架术桌上研究效果
两支架相邻部分存在缝隙（星号）

（四）T型支架术

1. 操作步骤

（1）主支和边支分别放置导丝。

（2）分别行球囊扩张或对吻球囊扩张。

（3）将边支导丝撤回。

（4）主支植入支架，支架覆盖分支开口，并保留主支导丝。

（5）将第二根导丝经主支支架送入分支。

（6）球囊扩张分支开口。

（7）边支植入支架。

（8）对吻球囊扩张。

2. 适用范围　用于主支植入支架、边支球囊扩张后有边支闭塞危险者，与Culotte方法不同之处是两支架近端不重叠。

（五）改良T型支架术（图8-38）

操作步骤：往往需8F大腔指引导管。

（1）两分支均放置导丝并预扩张。

（2）先将分支支架送到位，然后送主支支架覆盖分支开口。

（3）将分支支架深入主支1mm，然后高压扩张使支架展开充分，以免再扩张时通过球囊困难。

（4）扩张分支支架之前主支支架应定位好，要覆盖边支开口，以免分支支架后阻碍主支支架到位。

（5）分支扩张满意后撤回分支球囊和导丝。

（6）高压扩张主支支架。

（7）必要时可重置导丝于边支并行对吻扩张。

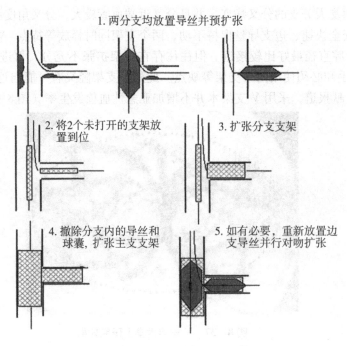

1. 两分支均放置导丝并预扩张

2. 将2个未打开的支架放置到位

3. 扩张分支支架

4. 撤除分支内的导丝和球囊，扩张主支支架

5. 如有必要，重新放置边支导丝并行对吻扩张

图 8 – 38　分叉病变改良"T"支架方法模式图

（六）分叉近端支架术（图 8 – 39）

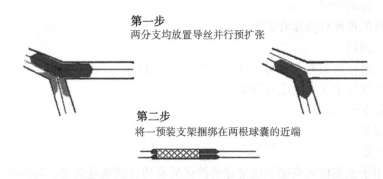

第一步
两分支均放置导丝并行预扩张

第二步
将一预装支架捆绑在两根球囊的近端

第三步
沿导丝同时送入两根球囊，未被支架覆盖的球囊远端分别进入每一分支，
同时扩张两根球囊。如有必要，某一分支还可再放置支架

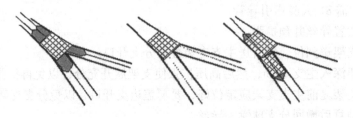

图 8 – 39　分叉病变近端支架方法模式图

1. 操作方法

（1）分别对每支并预扩张。

（2）根据每支血管直径选择两个球囊。

（3）将支架捆绑到两个球囊的近端 1/2，选用 X 线可见支架，如 NIR Royal 和 ACS Duet 支架。

（4）如果选用预装支架，可先将支架在体外扩张，将另一球囊送入支架并捆绑一起。

（5）将两球囊沿两导丝送入，直至支架远端抵达分叉病变的脊，未被支架覆盖的球囊分别送入每一分支。

（6）同时扩张两个球囊，植入支架位于分叉近端。

（7）必要时某一分支仍可再植入支架。

2. 适用范围 适用于病变仅位于分叉近端（3 型病变）、分支直径≤3mm 的分叉病变。

六、药物洗脱支架时代的分叉病变支架术

挤压支架术是药物洗脱支架时代对分叉病变支架术的新发展。随着研究的深入，目前已经发展出多种术式，包括：标准挤压（standard crush）、逆挤压（reverse crush）或内挤压（internal crush）、倒挤压（inverted crush）和逐步挤压（step crush）。

（一）标准挤压术（Standard crushing）（图 8 - 40）

1. 概念 标准挤压支架术通常简称挤压支架术（crushing stent），相对于内挤压为外挤压（external crush）。一般采用 7F 导引导管，将主支和边支两个支架均放置到位，先扩张边支支架，然后扩张主支支架（主支支架挤压边支支架）。

2. 操作步骤

（1）主支和边支支架均送至相应位置。

（2）释放边支支架。

（3）释放主支支架，挤压边支支架，此时边支开口往往存在变形。

（3）挤压支架术的评价：Colombo 等认为，挤压支架术可能存在以下优势：安全快速，缺血事件短；支架间隙（gap）小或无；一般不用再次通过边支；边支造影成功率较高，再狭窄率较低。造影显示，挤压支架术后若不行对吻扩张，边支再狭窄率为 20%～25%。挤压支架术的缺点之一是必须使用两个支架，但研究显示，分入单个支架组的一半患者最终还是需要两个支架。此外，由于边支开口有三层支架，边支事实上被"关闭"。

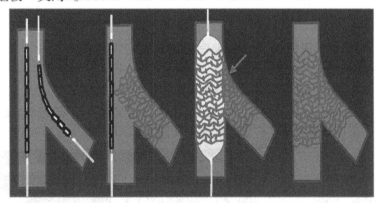

图 8 - 40 标准挤压支架术（Standard crushing stent）

（二）标准挤压后对吻扩张（图 8 - 41）

Ormiston 等进行的桌上研究显示，为矫正支架变形和良好贴壁，挤压支架后仍应进行对吻扩张，这对于药物洗脱支架至关重要。然而，对吻扩张又使得原本简单的技术变得格外复杂。

标准挤压（外挤压）后重新送入边支导丝，行对吻扩张边支开口贴附往往更好，能修复支架变形。但在挤压支架后对吻扩张难度极大。

对吻扩张时主支球囊直径至关重要，球囊大小适中可修复支架变形。

Colombo 等研究显示，2003 年来挤压支架后对吻扩张有逐渐增加的趋势。在 2004 年的 PCR 会议上，Colombo 报告了 59 例共 67 处分叉病变（真性分叉病变占 71%）采用 Cypher 行挤压支架术的 6 个月结果。在 59 例患者中共有 20 例挤压后对吻扩张。结果显示，挤压后对吻扩张的患者造影主支和边支即刻管腔增加更多，后期管腔丢失更少。对吻扩张后边支再狭窄率也有降低的趋势（图 8 - 42）。

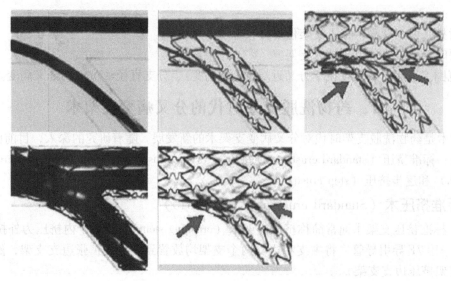

图 8-41 标准挤压支架术后对吻扩张

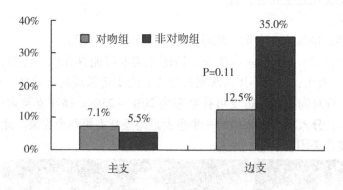

图 8-42 挤压支架后对吻扩张的 6 月再狭窄率

（三）逆挤压（reverse crush）或内挤压（internal crush）

在采取必要性（provisional）支架术时，若边支需要植入支架时可以采用倒挤压支架术。6F 导引导管，先释放主支支架，采用球囊在主支挤压边支支架（图 8-43）。

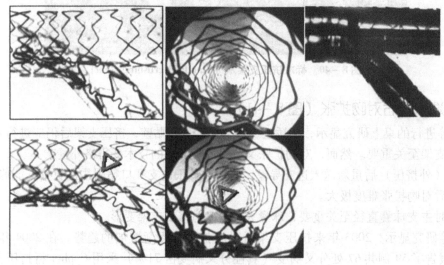

图 8-43 内挤压后对吻扩张易导致支架变形（三角）

1. 操作步骤

（1）主支置入支架。

（2）边支球囊扩张。

（3）边支结果不满意，则在主支保留球囊（balloon parking）下置入边支支架。

（4）扩张主支球囊，在主支支架内挤压边支支架，边支支架主支段被压扁在主支支架内贴向主支支架壁。

2. 评价

（1）能根据情况决定边支是否置入支架（必要性支架术）。

（2）边支开口无缝隙（gap）。

（3）边支被永远"关闭"，不可能再植入支架。

（4）内挤压后不宜进行对吻扩张，否则支架可能严重变形。

（5）目前仅停留在实验阶段，无系统临床研究结果。

（6）Ormiston 等在 2004 年的 PCR 会上报告的病例结果显示，1 年随访无再狭窄。

（四）倒挤压（inverted crush）和逐步挤压（step crush）

倒挤压可使得再次通过更加容易，边支覆盖也更好。与标准挤压相似，也使用 7F 导引导管，不同的是，边支支架比主支支架更靠近主支近端，边支支架挤压主支支架。

逐步挤压与标准挤压类似，但可使用 6F 导引导管，前送并释放边支支架。

（五）必要性 T 支架术（图 8 – 44）

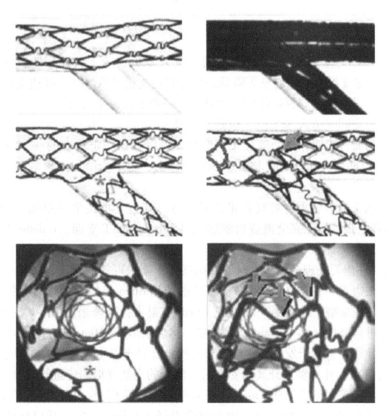

图 8 – 44 必要性 T 支架术（桌上研究）

主支植入支架后对吻扩张，若边支结果不满意则考虑植入边支支架。边支支架与主支支架之间若留有间隙（gap）则可能导致再狭窄（左中、左下）；若边支支架在主支支架内留出太多，则以后进入主支远端困难（右中、右下）

1. 定义 必要性支架（provisional T stenting，PTS）即先在主支植入支架，仅在需要时植入边支支架。

2. 操作步骤

（1）主支植入支架。

（2）通过支架扩张边支。

（3）对吻扩张矫正支架变形。

（4）若边支结果不满意，则考虑通过主支支架侧壁植入边支支架。

3. 优点　成功率较高；费用较低；并发症发生率低；再次介入更少。国外研究显示，7月靶病变血运重建率低于 15%。

4. 适用范围　法国学者 Lefevre 等认为，必要性支架术是处理假性分叉病变（包括 2 型、3 型和 4a 型）的"金标准"。多数患者仅需一个支架。

（六）药物洗脱支架用于分叉病变的局限性

即使在药物洗脱支架时代，分叉病变策略也存在一定的局限性（表 8 - 8）。

表 8 - 8　分叉病变植入药物洗脱支架的局限性

	PTS	Culotte	V（对吻）	Crush	内挤压
边支导丝安全性	+	+	-	-	-
边支支架植入困难或不可能	+	+	-	-	+
边支开口间隙	+	-	-	-	-
值入支架时边支保留导丝	-	+	-	+	+
多层支架	-	+	-	+	+
必须植入两个支架*	-	-	+	+	+

注：PTS：必要性 T 支架术；*：无法行必要性支架术；V：支架的应用范围有限。

在分叉病变植入 DES 时应采用合适的支架策略。多项研究显示，真性分叉病变 SES 支架术后，无论边支是否植入 SES，主支再狭窄率均显著降低，但若在边支也植入 SES，则边支的再狭窄率可能高于边支球囊扩张。因此，只要边支球囊扩张后结果满意，一般不建议植入支架。

若考虑在主支和边支同时植入 SES 时，应选择合适的支架术，边支支架应充分覆盖边支开口。但意大利学者 Raghu 等的研究表明，在处理分叉病变时，可以容许一定程度的"区域丢失"（geographic miss），在球囊扩张部位即使有部分区域未被 DES 完全覆盖，也不会增加再狭窄率。DES 时代的分叉病变支架术还有待探讨。

研究发现，在挤压支架术后再行对吻扩张效果更好，其边支再狭窄率更低（35% 与 12.5%，P = 0.11）。目前多数学者主张采用能完全覆盖病变的改良 Provisional T 支架、Culotte 支架、V 支架或挤压支架等方法。

Colombo 等主张，在需要处理分叉病变时，采用挤压支架术可望取得较好效果。当主支和边支均拟植入支架时，①预扩张边支和主支（必要时）；②考虑使用 6mm 长的切割球囊预扩张边支，若严重钙化，考虑使用切割球囊或旋磨；③采用 V 支架或 Crush 支架术；④若采用 Crush 支架，应在 crush 后再次将导丝送入边支并进行高压（14～16atm）后扩张，然后采用 8～10atm 进行对吻扩张（PCR，2004）。

支架变形可能会导致：①易于发生亚急性支架血栓；②易于发生再狭窄；③限制以后进入血管。因此，除个别情况（内挤压）外，多数分叉病变支架术出现的支架变形均应进行对吻扩张矫正支架变形。

多个临床研究显示，采用单支架或 Provisional 策略处理分叉病变，其效果优于双支架策略。但是，并非所有分叉病变均适合单支架策略。对于边支血管直径 ≥2.5mm，边支开口病变负荷重且涉及近段 5mm 以上，边支难于再次进入的情况下，包括 Medina 分型（1，1，1）、（0，1，1）、（1，0，1）等真性分叉病变，不可避免需要采用双支架策略，以保护边支血管，避免急性闭塞。

按照边支开口覆盖情况，主要的双支架术式包括：T 或 TAP（T and Protrusion）、Crush 或 mini - Crush、Culotte、SKS（Simultaneous Kissing Stent）。

T 或改良 T 技术不能保证边支开口的充分覆盖。标准 T 技术，先置入边支支架，然后置入主支支架；而改良 T 技术，则先置入主支支架，然后通过网眼，置入边支支架。TAP 技术的要点是边支支架定位时，比标准 T 技术略为回拉支架，部分突入主支，以确保边支覆盖。T 支架常用于主支和边支夹角大于 70 度时，能较好地覆盖分支开口。采用 Provisional 策略时，常选择此技术。但是，无论是标准或改良 T 支架，还是 TAP 技术，边支开口残余狭窄和再狭窄问题仍未解决。

在过去 10 年中，Crush 支架技术被广泛采用，包括标准 Crush、reverse – Crush、mini – Crush、DK – Crush 等。适用于主支和边支夹角小，且血管直径不匹配。同步置入主支和边支支架，先扩张边支支架，然后撤出边支球囊和导丝，主支支架挤压边支支架，并进行对吻扩张。其要点在于边支开口可以确保充分覆盖，.但是其主要缺陷也在于边支开口多层支架覆盖、边支支架变形，导致再次钢丝通过和对吻扩张困难。文献报道，未能完成最终对吻扩张者，再狭窄率和支架内血栓发生率显著增加，而对吻扩张成功率为 80% 左右。

Culotte 技术，又称裤裙技术，适用于主支和边支夹角小，但血管直径匹配时，建议先于角度大的血管置入支架，常为边支，第一个支架覆盖边支和边支开口近段的主支血管，然后穿过支架网眼，置入第二个支架，覆盖主支血管远段和近段，钢丝再次通过第二个支架网眼，完成对吻扩张。操作步骤烦琐，需要 2 次通过支架网眼，存在钢丝不能通过，甚至主支或边支闭塞风险，有术者采用球囊深埋方法，确保血管通畅。优点在于边支开口完全覆盖，且边支开口无过多金属覆盖。缺点在于主支近段 2 层支架覆盖，支架难以充分贴壁，存在再狭窄和支架内血栓风险。在 BMS 时代，由于再狭窄率过高，Culotte 技术基本被废弃。但是，进入 DES 时代，多个研究比较 Culotte 和 Crush 技术，认为其再狭窄和复合终点事件更优。

2004 年，Sharma 等报道了 SKS 技术处理分叉病变的研究结果。于主支和边支血管同步置入 2 个支架，分别高压释放后，再同步低压扩张，并对吻扩张。与其他分叉病变双支架技术比较，SKS 技术操作简单，手术时间短，并发症少。其要点在于主支血管直径必须能受纳 2 个支架，同时形成一个人工界嵴。顾虑在于支架是否能充分膨胀，人工界嵴是否能再内皮化，再次手术时支架变形甚至毁损风险。

分叉病变处理策略一直是冠心病介入治疗的焦点问题，而 Dedicated 分叉支架尚处于研究阶段。在现有的器械条件下，Provisional 策略仍然是最佳选择。相对于双支架技术而言，单支架操作更为简单，复合终点事件少，再狭窄率降低，得到多个研究支持。研究表明，BMS 时代，单支架策略降低复合终点事件，包括再狭窄率、靶病变重建和围术期心肌梗死。近年来研究显示，DES 时代，双支架策略不优于单支架策略。荟萃分析表明，单支架策略降低围术期心肌梗死和支架内血栓。采用双支架策略，意味着手术时间延长，对比剂和曝光时间增加。来自分叉病变的研究显示，使用 DES 与 BMS 比较，其造影再狭窄率和靶病变重建率显著降低。但是，仅证明在分叉病变使用 DES 更为有效，而非支持强制性采用双支架策略。

尽管多数情况下，采用 Provisional 策略更为有利，但在一些特殊病变条件下，双支架策略成为必然选择。边支血管直径小于 1.5mm 时，不需要过多考虑保护措施。而边支血管直径 2mm ~ 2.75mm 时，多采用 Provisional 策略，仅在边支血管结果不理想时置入双支架，包括内膜撕裂限制血流、残余狭窄超过 70%、TIMI 血流低于 2 级。当边支血管直径 > 2.75mm，而且开口至近中段病变时，应考虑双支架策略。

实际工作中，我们经常需要采用双支架策略处理的不外乎以下几种分叉病变：左主干分叉、前降支/对角支分叉、回旋支/钝缘支分叉。而右冠状动脉极少考虑双支架策略，如右冠脉/锐缘支、右冠脉/右室支、后三叉等。

过去，左主干病变被视为 PCI 禁区。随着 DES 的广泛使用，逐渐开始尝试左主干 PCI。多个研究显示，包括 SYNTAX 研究在内，对于左主干病变治疗，PCI 显示出不劣于 CABG 的效果。通过使用 DES，心脑血管终点事件无显著差异，CABG 组脑卒中发生率高，而 PCI 组靶血管再次血运重建率高。目前相关指南建议，SYNTAX 积分低于 32 分的左主干病变，可以考虑 PCI，为 IIa 或 IIb 推荐。实际上，左主干分叉病变是比较特殊的分叉病变，双支架技术选择取决于主干近端（Parent vessel）直径、前降支/回旋支直径（Daught vessel）和夹角。多数情况下，前降支/回旋支夹角均超过 70 度，TAP、改良 T 等 T

支架技术等可以优先考虑。如果夹角小于70度，可以使用 mini - Crush、DK - Crush 等技术。如左主干体部直径超过5mm时，T、Crush、Culotte 等双支架技术无法实施，可以慎重考虑 SKS 技术，但建议使用 IVUS 指导，尽量保证支架充分膨胀。即便使用 DES，甚至采用 IVUS 指导 PCI，左主干分叉病变双支架后再次血运重建显著高于非分叉左主干病变，回旋支开口残余狭窄、再狭窄率均高，且存在相当高的支架内血栓风险。

前降支/对角支分叉夹角多小于70度，T支架并非合适选择。近年来，对于此类分叉病变，多数术者优先考虑 mini - Crush 或 DK - Crush 技术。尽管与标准 Crush 技术比较，mini - Crush 或 DK - Crush 技术减少了分叉开口附近金属密度，提高 re - wire 和对吻扩张的成功率，但是对角支开口支架膨胀情况并非理想，残余狭窄较重，再狭窄也主要发生在对角支开口。BMS 时代，由于 Culotte 双支架技术存在再狭窄率高的弊端，并未得到重视。Nordic 研究显示，与 Crush 技术比较，Culotte 双支架技术并未增加复合终点事件，而减少再狭窄和靶血管再次血运重建。需要考虑双支架策略的前降支/对角支分叉病变，多数情况下，主支和边支血管直径差小于1mm，Culotte 技术成为合理选择，为更多 PCI 术者重视。回旋支/钝缘支分叉病变夹角多为直角，TAP 成为合理选择。夹角较小时，也可以考虑 Culotte、DK - Crush 或 mini - Crush 等技术。

（王　稳）

参考文献

[1] 熊长明，熊辉．感染性心内膜炎［M］．北京：人民卫生出版社，2011．

[2] 刘梅颜，陶贵周．心理心脏病学科进展［M］．北京：人民军医出版社，2013．

[3] 何胜虎．心血管内科简明治疗手册［M］．武汉：华中科技大学出版社，2015．

[4] 马爱群，王建安．心血管系统疾病［M］．北京：人民卫生出版，2015．

[5] 于普林．老年医学概论［J］．中华老年医学杂志，2004，23（1）：69－70．

[6] 臧伟进，吴立玲．心血管系统［M］．北京：人民卫生出版社，2015．

[7] 李学文，任洁，高宇平．心血管内科疾病诊疗路径［M］．北京：军事医学科学出版社，2014．

[8] 陈信义，赵进喜．内科常见病规范化诊疗方案［M］．北京：科学出版社，2015．

[9] 乔树宾．冠心病诊疗进展［M］．北京：人民卫生出版社，2013．

[10] 王志敬．心内科诊疗精粹［M］．上海：复旦大学出版社，2015．

[11] 郑长青，孙志军．心内科用药常规与禁忌［M］．北京：人民军医出版社，2012．

[12] 曾和松，王道文．心血管内科诊疗指南［M］．北京：科学出版社，2016．

[13] 孟靓靓，刘厚林．心血管疾病中西医治疗［M］．北京：金盾出版社，2015．

[14] 葛均波．心血管系统疾病［M］．北京：人民卫生出版社，2015．

[15] 李小鹰，林曙光．心血管疾病药物治疗学［M］．北京：人民卫生出版社，2013．

[16] 李树仁．心内科急危重症［M］．北京：军事医学科学出版社，2011．

[17] 郭继鸿，王志鹏，张海澄，等．临床实用心血管病学［M］．北京：北京大学医学出版社，2015．

[18] 石翔，王福军．老年心血管用药手册［M］．北京：人民军医出版社，2016．

[19] 任卫东．心血管畸形胚胎学基础与超声诊断［M］．北京：人民卫生出版社，2015．

[20] 庄建．心血管领域新进展［M］．长沙：中南大学出版社，2015．

[21] 李艳芳，聂绍平，王春梅．ACC/ESC 心血管疾病研究进展［M］．北京：人民军医出版社，2015．

[22] 王学红，卢雪峰．诊断学［M］．第8版．北京：人民卫生出版社，2013．

[23] 黄振文，邱春光，张菲斐．心血管病诊疗手册［M］．郑州：郑州大学出版社，2015．

[24] 胡大一．中国心血管疾病康复/二级预防指南（2015版）［M］．北京：北京科学技术出版社，2015．

[25] 沈卫峰，张瑞岩．心血管疾病新理论新技术［M］．北京：人民军医出版社，2015．

[26] 卢喜烈．301 临床心电图学［M］．北京：科技文献出版社，2010．

[27] 顾复生．临床实用心血管病学［M］．北京：北京大学医学出版社，2015．